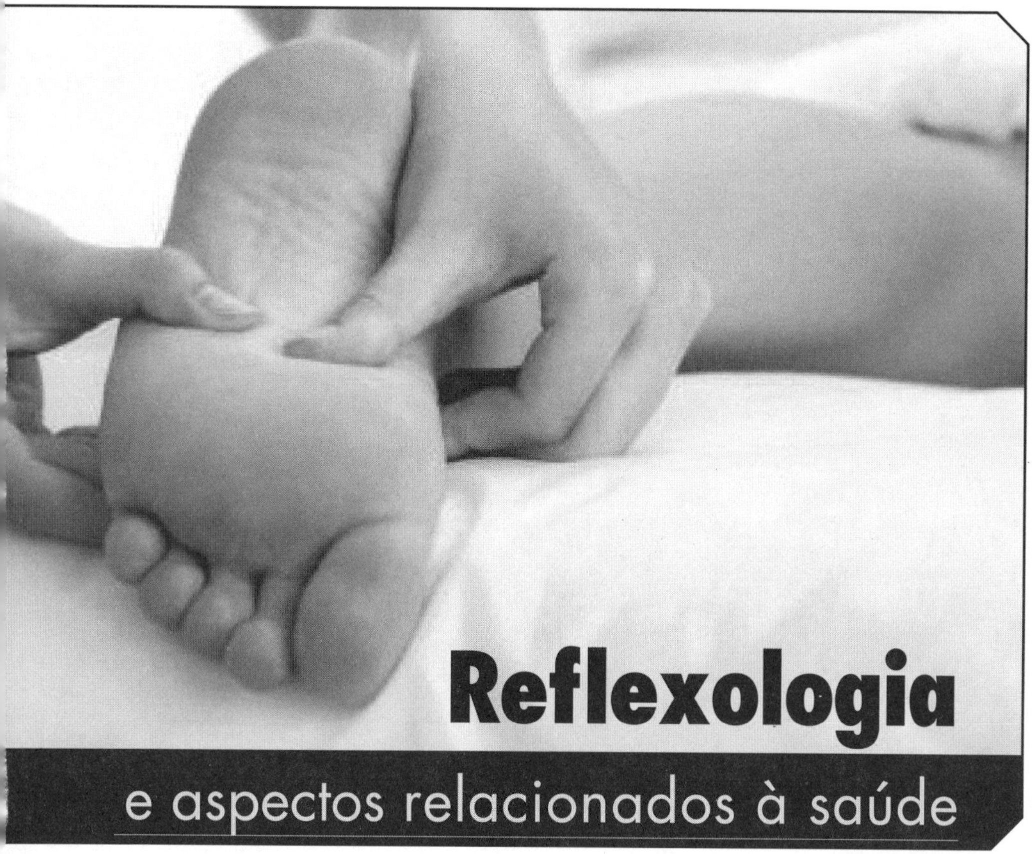

# Reflexologia
e aspectos relacionados à saúde

## Guia do praticante

# Adrian Seager

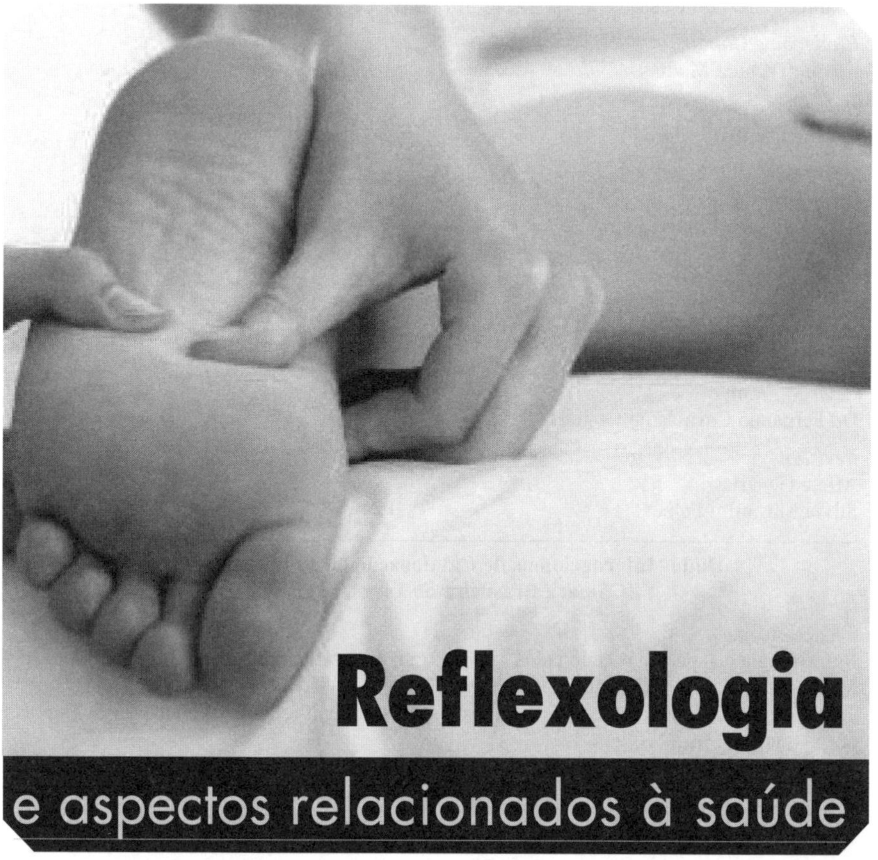

## Reflexologia
### e aspectos relacionados à saúde

# Guia do praticante

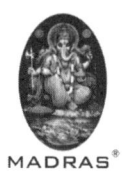

MADRAS®

Publicado originalmente em inglês sob o título *Reflexology and Associated Aspects of Health – A Practitioner's Guide*, por Lotus Publishing/North Attantic Books.
© 2005, Adrian Seager.
Direitos de edição e tradução para todos os países de língua portuguesa.
Tradução autorizada do inglês.
© 2017, Madras Editora Ltda.

*Editor*:
Wagner Veneziani Costa

*Produção e Capa*:
Equipe Técnica Madras

*Ilustrações*:
Amanda Williams

*Fotos*:
Chris Bromhead
The Wellcome Photo Library

*Tradução*:
Marcos Malvezzi

*Revisão da Tradução*:
Flávia Ramalhete

*Revisão Técnica*:
Dr. Fernando Cavalcante Gomes

*Revisão*:
Arlete Genari
Silvia Masimini Felix

---

**Dados Internacionais de Catalogação na Publicação (CIP)**
**(Câmara Brasileira do Livro, SP, Brasil)**

Seager, Adrian
  Reflexologia e aspectos relacionados à saúde: guia do praticante/Adrian Seager; [tradução Marcos Malvezzi]. – São Paulo: Madras, 2017.
  Título original: Reflexology and associated aspects of health: a practitioner's guide.
  ISBN 978-85-370-0636-8

  1. Dietoterapia 2. Massagem – Métodos
  3. Medicina alternativa 4. Pele – Doenças
  5. Reflexologia (Terapia) 6. Terapia complementar – Método I. Título.

                    CDD-615.822
10-11275            NLM-WB 960

Índices para catálogo sistemático:
1. Reflexologia: Massagem: Terapia alternativa 615.822

---

É proibida a reprodução total ou parcial desta obra, de qualquer forma ou por qualquer meio eletrônico, mecânico, inclusive por meio de processos xerográficos, incluindo ainda o uso da internet, sem a permissão expressa da Madras Editora, na pessoa de seu editor (Lei nº 9.610, de 19.2.98).

Todos os direitos desta edição, em língua portuguesa, reservados pela

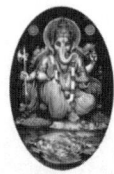

**MADRAS EDITORA LTDA.**
Rua Paulo Gonçalves, 88 — Santana
CEP: 02403-020 — São Paulo/SP
Caixa Postal: 12183 — CEP: 02013-970
Tel.: (11) 2281-5555 — Fax: (11) 2959-3090
www.madras.com.br

# Índice

**Advertência do editor internacional** ..............................9
**Agradecimentos**............................................................11
**Prefácio** .........................................................................13
**Introdução**.....................................................................15

| | |
|---|---|
| **Capítulo 1** | A origem de algumas práticas atuais de cuidado com a saúde ..........................21 |
| | Anestesia .................................................31 |
| | Ampliando a visão ..................................39 |
| | O juramento hipocrático..........................39 |
| | Medicina Ayurvédica...............................42 |
| | Medicina Tradicional Chinesa ................45 |
| | E então?...................................................46 |
| **Capítulo 2** | Técnicas para relaxar o pé e o tornozelo............49 |
| | Parte I – Verificar a mobilidade existente ...50 |
| | Parte II – Relaxar o pé e o tornozelo............53 |
| | Parte III – Verificação da mobilidade para reflexologia / movimentos relaxantes......61 |
| | Escalda-pés farádico................................65 |
| **Capítulo 3** | Uma introdução à dermatologia.........................67 |
| | Introdução ...............................................67 |
| | Estrutura da pele......................................68 |
| | Funções da pele .......................................68 |
| | Problemas de pele....................................68 |

| | Acne vulgar ..................................................69 |
| --- | --- |
| | Classificação ................................................69 |
| | Dermatite/eczema..........................................70 |
| | Eritema ..........................................................74 |
| | Infecções fúngicas.........................................75 |
| | Melanoma......................................................78 |
| | Psoríase..........................................................80 |
| | Urticária.........................................................82 |
| | Condições das unhas .....................................82 |
| **Capítulo 4** | O combustível – Aspectos da nutrição................85 |
| | Introdução.....................................................85 |
| | Radicais livres e antioxidantes .....................86 |
| | Algumas deficiências de vitaminas ..............88 |
| | Minerais.........................................................93 |
| | Outros nutrientes benéficos .......................103 |
| | Ervas – Medicina Natural...........................111 |
| | Florais de Bach............................................119 |
| | Florais da Austrália.....................................123 |
| | Sais dos tecidos ...........................................125 |
| | Água – o "remédio" mais barato da natureza..................................................130 |
| **Capítulo 5** | Energia – Das estações aos chacras e meridianos....................................................135 |
| | Energia ambiental.......................................135 |
| | Energia sazonal............................................136 |
| | Energia sutil – os chacras ...........................137 |
| | Energia do coração.....................................147 |
| | A Lei dos Cinco Elementos........................150 |
| | Pontos da acupressão..................................151 |
| | *Yin* e *Yang*..................................................152 |
| | Relógio do tempo da Medicina Tradicional Chinesa ........................................................153 |
| | Não se esqueça ............................................156 |
| | Os principais meridianos e pontos da acupressão..............................................156 |

|  |  |
|---|---|
|  | Principais pontos dos meridianos do coração, pulmão e pericárdio ............... 157 |
|  | Principais pontos dos meridianos do estômago ................................................. 158 |
|  | Principais pontos dos meridianos do baço .... 159 |
|  | Principais pontos dos meridianos do intestino grosso (cólon) ......................... 161 |
|  | Principais pontos dos meridianos do intestino delgado ..................................... 162 |
|  | Principais pontos dos meridianos dos rins ..... 163 |
|  | Principais pontos dos meridianos da bexiga ....................................................... 164 |
|  | Principais pontos dos meridianos do fígado ....................................................... 166 |
|  | Principais pontos dos meridianos da vesícula biliar ............................................ 167 |
| **Capítulo 6** | Pesquisa – Por que e como? ............................ 175 |
|  | Requisitos básicos de um projeto de pesquisa ................................................. 180 |
|  | Conselho útil ................................................. 182 |
|  | Algum material de referência ....................... 183 |
|  | Uma consideração acerca dos vários tipos de contato de reflexo para comparação na pesquisa da reflexologia ........................... 183 |
| **Capítulo 7** | Tratamento de pacientes com derrame ............... 187 |
|  | Uma definição ............................................... 188 |
|  | Tipos de derrame ........................................... 190 |
|  | Emoções pós-derrame ................................... 195 |
|  | Qualidades de recuperação pós-derrame ........ 195 |
| **Apêndice do Capítulo 6** | Dados de pesquisa ............................................ 197 |
|  | Pesquisa – Dinamarca .................................... 197 |

| | |
|---|---|
| **Apêndice do Capítulo 7** | Panorama da contribuição da reflexologia para programas de recuperação em casos de derrame ..................199 |
| | Propósito ..................199 |
| | Introdução ..................199 |
| | Derrames – Resumo ..................219 |
| **Apêndice do livro** | Condições que reagiram aos tratamentos de reflexologia ................... 223 |

**Glossário de termos médicos** ................... 227
**Endereços úteis** ................... 239
**Índice remissivo** ................... 249

## Advertência do editor internacional:

Esta publicação pretende ser um guia informativo. As técnicas descritas são um suplemento, e não um substituto, para conselho ou tratamento médico profissional. Elas não devem ser utilizadas para tratar de uma doença séria sem consulta prévia com um profissional de saúde qualificado. Embora as informações contidas neste livro sejam fornecidas de maneira idônea, tanto a editora quanto o autor são isentos de responsabilidade por qualquer dano, prejuízo ou perda, independentemente da causa, que pode resultar da utilização das informações providas.

*Reflexologia e Aspectos Relacionados à Saúde* é patrocinado pela *Society for the Study of Native Arts and Sciences* [Sociedade para o Estudo de Artes e Ciências Nativas], uma corporação educacional sem fins lucrativos, cujos objetivos são desenvolver uma perspectiva educacional e transcultural ligada a vários campos científicos, sociais e artísticos; para cultivar uma visão holística das artes, das ciências, das ciências humanas e da cura; além de publicar e distribuir literatura sobre a relação entre mente, corpo e natureza.

# Agradecimentos

Várias pessoas sugeriram e me incentivaram a escrever este livro. Um dos mais entusiasmados foi Anthony Porter, a quem eu devo meu treinamento inicial e avançado em reflexologia, e também a quem agradeço pela autorização para reproduzir aqui um sumário dos vários tipos de técnicas de contato reflexivo para comparação em pesquisa (ver capítulo 6).

Muito aprendi também com Dwight Byers, presidente do Instituto Internacional de Reflexologia e sobrinho da pioneira Eunice Ingham, e com Jan de Vries, pessoa de vasta experiência em todo o espectro da saúde e da manutenção da saúde, escritor, radialista, conferencista e experiente consultor. Agradeço a ambos por sua amizade e pela gentileza de escreverem o prefácio.

Um agradecimento especial também a Gill Volsey por sua paciência e compreensão na produção do texto original e por ser "modelo de pé" para as fotos.

Ao falecido Harry Hawes, tutor no Northern Institute of Massage, minha admiração e meu agradecimento por algumas das técnicas ilustradas no capítulo 2.

Agradeço também às seguintes pessoas por sua inestimável ajuda:

Jonathan Hutchings e Chris Jarmey, da Lotus Publishing, por sua paciente ajuda e orientação.

Keith Simmonds, da Therapy World Ltd., por ter me apresentado aos editores.

Chris Bromhead, por sua habilidade fotográfica.

Amanda Williams, pelas ilustrações.

Ros Ulderink da MR Publishing BV, Holanda, pela autorização para incluir a tabela "Programa medicinal celular básico" (ver capítulo 4).

Agradeço, com muito amor, à minha mulher, Norma, por simplesmente estar ao meu lado quando eu precisava de uma nova injeção de entusiasmo para terminar o trabalho.

Por fim, meus sinceros agradecimentos a todos os meus pacientes no passado – aos quais este livro é dedicado.

# Prefácio

Há mais ou menos quarenta anos, conheci um cavalheiro em Ayrshire, Escócia, que tinha voltado dos Estados Unidos, e ele me falou com entusiasmo sobre a reflexologia e seus benefícios. Escutei-o com grande interesse, pois nunca tinha ouvido falar de dessa técnica, para minha vergonha. Resolvi, então, informar-me acerca da longa história da reflexologia, e descobri que havia sido esquecida por muitos anos.

Alguns meses atrás, fui a um jantar. Um dos convidados era um professor muito conhecido de medicina convencional em Londres. No decorrer do jantar, perguntaram-lhe o que ele achava da reflexologia, e gostei de sua resposta. "Há muitos métodos que podem ser usados para curar as pessoas, mas é maravilhoso o fato de existirem outros modos de tratá-las sem efeitos colaterais. Certamente, eu nunca diria que a reflexologia de nada serve. Há mais confiabilidade nela do que podemos ver." Senti-me fortemente encorajado com tais palavras, pois vinham de um homem conhecido nas áreas convencionais da medicina e que tinha a mente aberta para novos meios de ajudar as pessoas.

Tive a grande honra de ser convidado para escrever o prefácio deste livro, porque, quando comecei a estudar reflexologia, fiquei decepcionado com a pouca quantidade de material científico escrito a respeito do assunto; e, hoje, temos esta obra de Adrian Seager, escrita com tremendo conhecimento do tema. Um livro magnífico e inteligente. Fiquei impressionado e também feliz por, finalmente, nessa área, termos uma obra que vale a pena ser lida.

Desejo a este livro todo o sucesso que ele merece e espero que os leitores encontrem algo em suas páginas que os ajude a aliviar seus sofrimentos.

*Professor Jan de Vries, N.D., M.R.N., D.Ac., M.B.Ac.A*

O livro de Adam Seager demonstra sua sincera dedicação ao verdadeiro significado da reflexologia. Com este guia do praticante, ele traz uma saúde melhor à humanidade de uma forma natural.

Esta obra é imperdível para todos os reflexologistas clínicos. Ela aprimora as habilidades que possibilitam ao reflexologista obter resultados mais rápidos e mais eficientes. Com esse conhecimento, o profissional pode desenvolver sua visão das próprias habilidades para promover melhor a saúde em um plano superior de entendimento da reflexologia na área da ciência. O segredo para se tornar um bom reflexologista é a educação continuada e a prática.

Adrian Seager deve ser parabenizado por sua extraordinária dedicação ao aprimoramento dos conhecimentos e habilidades do reflexologista profissional, e eu o congratulo por completar um livro que todo estudante de reflexologia deveria adquirir para sua biblioteca.

*Dwight C. Byers, presidente e fundador do*
*Instituto Internacional de Reflexologia*

# Introdução

Já existem muitos livros de reflexologia. Vários colegas e amigos meus, no entanto, me sugeriram no decorrer dos anos que eu escrevesse um também, e esse é um dos motivos para a existência deste livro. Outro motivo é que, durante meu período de praticante e de tutor, ficou-me evidente que havia um "vácuo parcial" entre o praticante qualificado e o praticante estabelecido. Foi um período daqueles em que nos sentimos inseguros quanto a nos fixarmos por conta própria. O que fazer se surgir uma condição incomum ou se um paciente curioso fizer uma pergunta para a qual não sei a resposta? Chega um momento em que nos perguntamos se nossa profissão envolve algo além do que aprendemos em nossa formação inicial. Quando já estamos estabelecidos, a curiosidade nasce a partir da autodúvida. Mas onde podemos encontrar respostas para nossa curiosidade?

Este livro é uma contribuição para preencher esse vácuo, partilhando experiências obtidas em vários anos de prática particular – alguns dos quais em trabalho junto a médicos em seus centros de saúde e alguns ocupados em treinar pessoas. Além disso, é uma oportunidade para informar ao público em geral aspectos da manutenção da saúde – diferentemente da reação à doença – quando, infelizmente, pode ser tarde demais.

Existem programas de desenvolvimento profissional contínuo (DPC) que são uma excelente ajuda. De fato, a frequência a um número especificado de horas por ano agora é uma das condições para a afiliação contínua a sociedades que, juntas, constituem o Fórum de Reflexologia do Reino Unido. Nesse sentido, há um movimento gradual e determinado com o intuito de registrar um número de terapias complementares; e é encorajador ver o momento cada vez mais próximo dessa conquista.

Nos meus primeiros dias no exercício dessa prática, havia uma tendência de trabalhar com o paciente "fazendo coisas" com os pés e as mãos. Com tempo e experiência, isso foi suavizado tanto em intensidade quanto na duração de cada tratamento.

Inicialmente, um tratamento levava quase uma hora; com a prática e maior sensibilidade de toque e sua resposta, esse tempo foi reduzido para cerca de 30 minutos sem omitir nenhum dos movimentos usados antes.

Com a experiência, veio a armadilha do saber presumido. Tornou-se um mau hábito meu tirar conclusões apressadas, escutar apenas parte do que meu paciente me dizia. Por exemplo, se uma paciente mencionasse que tinha dificuldade para dormir bem, minha mente já se apressava em concluir que ela havia tido uma refeição pesada tarde da noite, antes de ir para a cama, ou tomado muito café; ou que não tinha feito exercícios suficientes, etc. Essa deficiência em dar a devida atenção ao que os pacientes diziam era precoce e apressada. Nesse caso específico, eu ainda não tinha ouvido a paciente me falar de sua preocupação com o comportamento genioso de seu filho adolescente.

Não podemos, portanto, presumir que sabemos. Deixe o corpo lhe falar, por meio dos pés e das mãos. Sintonize-se e não force o corpo do paciente a tentar reequilibrar tudo ao mesmo tempo. A energia do corpo é finita e, por isso mesmo, há um limite para o ritmo e a extensão que ele consegue progredir até a homeostase.*

A experiência me ensinou que menos é melhor. Todo corpo repara a si mesmo ou se reajusta em seu ritmo individual, e precisamos reconhecer isso e trabalhar em harmonia com esse ritmo. Consequentemente, nos últimos anos de prática, eu podia passar talvez dez minutos só tratando as áreas de reflexo relacionadas ao principal problema do paciente. Por outro lado, alguns "tratamentos" consistiam em "terapia" de ouvir, até por uma hora – sem sequer tocar nos pés ou nas mãos. O importante era que esses pacientes precisavam falar com alguém que não fizesse parte de sua vida diária. Após esse desabafo, podíamos começar com o trabalho de toque na sessão seguinte, com o benefício da empatia estabelecida. Do mesmo modo, quando a constituição de um paciente tinha "recebido o recado" e havia sinais de que estava ocorrendo um reajuste, então o tratamento podia ser mais geral e de maior duração.

---

*N.R.T.: Termo utilizado para designar a manutenção das condições estáveis ou constantes no meio interno. Essencialmente, todos os órgãos e tecidos desempenham funções inter-relacionadas que ajudam a manter constantes tais condições.

Tem sido observado que um número de terapeutas (não necessariamente reflexologistas) tenta "curar" em vez de confiar na capacidade inata do corpo de responder, ajustar-se e reequilibrar-se. Tratar e aguardar o efeito da terapia pode ser uma abordagem muito útil e é a filosofia da Terapia Bowen, junto ao "menos é melhor". O mérito da filosofia é nos mostrar o tempo do corpo; tempo para registrar o que tem sido feito com ele por meio dos caminhos nervosos e da estrutura muscular intersticial; e tempo para reajustar e utilizar energia residual – que pode ser significativamente mais baixa quando o paciente começa o tratamento. O período necessário para o corpo do paciente se ajustar exige a confiança e a certeza em nossa habilidade que é construída por experiência.

O propósito do livro é oferecer uma leitura, bem como uma referência à qual o leitor possa recorrer de vez em quando. Além disso, foi feito um esforço para simplificar certos aspectos que os acadêmicos (em particular, aqueles dedicados à pesquisa em tempo integral) adoram complicar.

Há muitos anos tem havido um apelo aos médicos e praticantes de terapias complementares que trabalhem juntos para o benefício dos pacientes. Em nível nacional, a Fundação para Saúde Integral do Príncipe de Gales é um ponto focal que está dando grande ímpeto ao progresso na direção do estado desejável das coisas. Uma mudança significativa geralmente depende da evolução do paciente e de determinação e perseverança. Não devemos, portanto, esperar mudanças dramáticas e rápidas; leva tempo até convencer os céticos e dissolver o interesse próprio. No entanto, é útil conhecer o ponto de partida de nossos colegas na medicina convencional, e esse é o propósito do capítulo 1 ("A origem de algumas práticas atuais de cuidado com a saúde").

Parte do excelente trabalho de reflexologistas e de praticantes de terapias alternativas pode ser comprometida pela circulação insuficiente ou restrita de sangue oxigenado nos pés e nas articulações dos tornozelos, ou em volta deles. Deixar de relaxar o pé ou o tornozelo tensos e duros seria como trabalhar com o freio puxado. O fluxo sanguíneo reduzido e as impurezas acumuladas reduziriam a eficácia do tratamento. Encorajado pelas pessoas com quem trabalhei nesse sentido, e com o intuito de superar essa restrição, incluí no livro farta ilustração de técnicas de relaxamento. A intenção é oferecer apoio e referência ao treino prático nessas técnicas. O conteúdo **não** deve ser considerado um atalho do tipo faça-você-mesmo, porque seria muito perigoso.

Um reflexologista ou fisioterapeuta pode ser a primeira pessoa a encontrar um problema na pele, e é por esse motivo que incluí também uma introdução à dermatologia, esboçando as condições mais comuns. São comparáveis ao que é ensinado às enfermeiras. Do ponto de vista do praticante, é importante ter conhecimento suficiente para reconhecer manchas potencialmente perigosas e recomendar ao paciente uma consulta urgente a um médico. Em caso de dúvida, faça sempre isso.

Todos os dias, lemos ou ouvimos falar a respeito das mais recentes pesquisas sobre dieta ou algum alimento específico e seu impacto na saúde, imediato ou posterior. Há um capítulo que trata de alguns aspectos do vasto e complicado tema da nutrição, com subseções, que é uma referência rápida. Aqueles que desejarem aconselhar os pacientes devem obter certificado de qualificação nacionalmente reconhecido. Do contrário, sempre haverá perigo no conhecimento limitado. O referido capítulo é apenas uma introdução e não tem o objetivo de servir de fonte de prescrições ou de interferir na recomendação por parte de um médico, nutricionista ou dietista.

Todos nós sabemos que os alimentos são nossa fonte de energia. Parece lógico, portanto, incluir um capítulo sobre nutrição, abordando a energia do corpo em suas várias formas. É um capítulo bastante conciso e prático. As referências nas notas de rodapé dão sugestões para um tratamento mais detalhado do assunto.

Há uma exigência cada vez maior para que sejam mostrados dados com base em evidências da eficácia de toda uma sorte de terapias médicas e outras. O capítulo 6 reconhece essa tendência e traz diretrizes para quem estiver interessado em projetos de pesquisa.

O capítulo 7 dá uma visão do trabalho feito com pacientes que sofreram derrame, mostrando os conhecimentos obtidos, e se liga ao capítulo anterior, que aborda as pesquisas. Embora a população pesquisada seja muito pequena (aliás, pequena demais para fins de pesquisa), o resultado mostra alguns aspectos intrigantes. Um deles, por exemplo, é que a recuperação gradual pode continuar por muito tempo após um derrame severo e debilitante. Incluo esse tema no livro, na esperança de que outros se sintam motivados a fazer pesquisas mais amplas e disciplinadas, que sejam significativas e resultem em tratamentos mais rápidos e minuciosos para os pacientes com derrame.

Um dos temas mais populares de discussão é quanta pressão deve ser usada pelo praticante. Deve ser firme, suave ou algo no meio-termo? No capítulo 6 ("Pesquisa – Por que e como?"), há um sumário dos vários tipos e técnicas de reflexologia usados pelos praticantes e reconhecidos por seu valor terapêutico. Foram compilados para o Fundo de Pesquisa de Reflexologia por meu bom amigo, o sr. Anthony Porter, quando trabalhávamos como curadores. Pessoalmente, eu dava preferência a uma pressão firme, mas não era a única forma de pressão usada. Por exemplo, se um paciente estivesse muito doente e com baixa energia, eu aplicava uma pressão suave e, nesse caso, por um curto período de tempo, uns 10 minutos, três vezes por semana, era mais eficaz que um tratamento prolongado. Como generalização, a pressão usada era sempre ajustada ao limite de dor individual do paciente, nunca o excedendo.

Isso nos leva a duas outras questões. Uma, a questão dos honorários quando, para obter um resultado melhor, é preciso pedir que o paciente venha três vezes por semana. Em minha experiência, tal procedimento só ocorria quando a constituição do paciente não era compatível com um tratamento de meia hora, por exemplo. Nesse caso, só era cobrada uma sessão: três sessões de 10 minutos, totalizando meia hora. Se você fizer isso, cobre apenas por uma sessão. Funcionava bem comigo. A segunda questão é que, frequentemente, ex-estudantes qualificados não tinham certeza se seriam capazes de continuar com a prática porque a terapia estava prejudicando seus polegares. Sem exceção, esse problema ocorria porque eles tinham se esquecido da importância, enfatizada durante o treinamento, de usar os punhos corretamente – para aumentar a alavancagem.

Outra pergunta que todos os praticantes fazem, ainda que já tenham muito tempo de prática, é: "Que condições respondem bem ao tratamento com reflexologia?". Por causa de sua função básica de restaurar o equilíbrio, ou a homeostase, a tentação é dizer: "Todas!".

Incluí, contudo, um sumário compilado após quinze anos de prática em um apêndice no final do livro.

No fim de alguns capítulos, você encontrará algumas recomendações para um trabalho maior e mais detalhado. Como este livro visa a suprir desde os recém-qualificados até os que já têm mais experiência, achei sensato evitar outro vácuo parcial de onde ir a partir daqui. Essas recomendações são apenas daqueles com os quais tive experiência ou daqueles que conheço e respeito. Isso pode ser limitado, e estendo minhas desculpas a quaisquer pessoas ou organizações respeitáveis que não tenham sido mencionadas.

Espero que essas recomendações, juntas aos "endereços úteis" no fim do livro, coloquem esta obra em uma rede de valiosas informações e campo para avanços.

Meu objetivo, enfim, foi o de escrever em um estilo que não só interesse os reflexologistas, mas também permita uma leitura interessante para toda uma gama de terapeutas complementares, tanto no Reino Unido quanto no exterior. Também é dirigido às pessoas que vivenciaram os benefícios de outras práticas terapêuticas complementares confiáveis e àqueles que têm interesse na crescente aceitação geral de tais terapias.

O propósito geral é focar aspectos, a partir de minha experiência, que formam um suporte não só da reflexologia, mas também de uma vasta gama de terapias. Novamente, porém, precisamos nos conscientizar do equilíbrio – nesse caso, o equilíbrio do conhecimento relevante que melhora nossa efetividade com o risco de nos tornarmos generalizados demais. Já vi muitas pessoas perderem efetividade por deixar que a louvável curiosidade e a sede de mais conhecimento as desviassem por um caminho incoerente, tortuoso. Por conseguinte, acaba ficando difícil para o público em geral saber o que essas pessoas oferecem ou em que acreditam. Diante da livre escolha, cabe a nós decidir se seremos especialistas ou generalistas.

# Capítulo 1

## A origem de algumas práticas atuais de cuidado com a saúde

Algumas terapias antigas, tais como acupuntura e uma forma de reflexologia, por exemplo, existiam por volta de 2300 a.C. Há evidências de sua existência nessa época na China, no Egito e na Grécia.

Quando pensamos em medicina e história, vem-nos à mente Hipócrates – considerado por muitos o fundador da atual prática médica convencional – por volta do ano 450 a.C. Poucos sabem, porém, que ele viveu cerca de 2 mil anos após algumas dessas terapias antigas. Essas e outras terapias complementares, contudo, são vistas como alternativas modernas à prática da medicina alopática. Na verdade, elas é que foram as fundadoras; a medicina moderna é a alternativa baseada em ciência às práticas antigas. Naqueles tempos, usavam-se fartamente ervas e remédios naturais. Na Europa, isso acontecia em um sistema feudal de "medicina nos mosteiros" (por volta de 400 d.C.). O sábio ou sacerdote era o professor de sua sociedade, de onde a palavra doutor tem suas raízes: doutor significa *professor*.

Um dos reconhecidos gigantes da medicina foi o químico e microbiólogo francês Louis Pasteur (1822-1895). Embora não fosse médico, ele foi muito respeitado em vida e reverenciado após sua morte como o cientista pioneiro da bacteriologia. Estudou química na Ecole Normale Supérieure, em Paris. Posteriormente, sua curiosidade o levou a questionar e explorar por que o vinho e a cerveja "estragavam" e o leite azedava. Para impedir esse processo, ele inventou um tratamento por calor que conhecemos como *pasteurização*. Suas dedicadas pesquisas e numerosas investigações da fermentação levaram-no a concluir que existiam micro-organismos (micróbios e germes).

Essas ideias foram aplicadas à medicina. Pasteur tinha certeza de que as doenças de sua época eram causadas por bactérias infecciosas que, antes da invenção do microscópio, eram invisíveis. No entanto, ele demonstrou que a imunidade poderia ser fortalecida por inoculação com uma fraca variedade do agente que causava a doença. Observe a semelhança com a filosofia da homeopatia. Pasteur demonstrou a validade de suas ideias por meio de um teste com antraz, perto de Paris, em 1881. Um grupo de controle de ovelhas, sem tratamento, morreu, enquanto aquelas que ele havia inoculado com a vacina contra antraz sobreviveram.

Seu sucesso mais espetacular, porém, foi com a raiva, que ainda é uma doença letal. Em julho de 1885, ele tratou e curou um menino chamado Joseph Meister, que fora mordido por um cão raivoso. A vacina foi adotada no mundo todo, ele se tornou um herói nacional, recebeu muitos fundos e pôde estabelecer seu famoso Instituto Pasteur em Paris. Ele foi o fundador da ciência da bacteriologia, rivalizado talvez, pelo menos no lado teórico, pelo alemão Robert Koch (1843-1910).

Após séculos de especulação, concordou-se que as doenças contagiosas eram causadas por micro-organismos vivos. Começou então a vacinação contra as doenças perigosas, difteria e cólera. Mas foi só na década de 1940 que os antibióticos se tornaram disponíveis em quantidades suficientes (bem como os meios de produzi-los em grandes lotes) e a penicilina foi considerada uma panaceia em sua época. Lembro-me também de que existia a sulfanilamida (M e B693),* mas pouco mais além de remédios homeopáticos ou herbais e o atencioso médico de família não dispensava nenhum efeito placebo.

A varíola, outra peste que assolou o mundo até o fim do século XVIII, e o trabalho pioneiro do médico inglês Edward Jenner foram dois eventos significativos, muito distanciados um do outro, um em Constantinopla e outro em Gloucestershire, Reino Unido, que ocorreram mais ou menos na mesma época.

A primeira resposta excitante não veio de um médico, mas da esposa do cônsul britânico em Constantinopla, *lady* Mary Wortley Montagu (1689-1762), que tinha marcas causadas pela varíola. Ela contou que as mulheres turcas partiam a pele e introduziam minúsculas

---

*N.R.T.: Remédio que era utilizado no combate a infecções (ainda é, porém com muito menos frequência).

quantidades de matéria infectada. O propósito era induzir uma dose moderada da doença que proporcionasse proteção sem as feias marcas permanentes que eram características das pessoas que sobreviviam à doença. Quando uma epidemia assolou a Inglaterra em 1721, *lady* Mary "inoculou" sua filha de 3 anos e a prática se espalhou.

Jenner usou a vacinação após ter notado que, em Gloucestershire, era comum ver leiteiras que contraíam uma doença benigna das vacas das quais elas cuidavam e se tornavam imunes à varíola. Consequentemente, ele inoculou um garoto de 8 anos, James Phipps, com matéria tirada de uma pústula da vaccínia (varíola bovina) de uma leiteira, Sarah Nelmes. James desenvolveu uma ligeira urticária e febre, mas se recuperou em poucos dias. Após um período que Jenner considerou seguro, ele "inoculou" James com uma dose potencialmente letal do vírus da varíola e o menino não pegou a doença – o que mostrou que estava imunizado.

Em 1799, Jenner relatou que 5 mil pessoas tinham sido vacinadas contra a varíola e o Parlamento o recompensou com uma verba de 10 mil libras. A vacinação contra varíola se tornou obrigatória em muitos países europeus no século XIX. Na Inglaterra, muitos protestaram, alegando que o Estado não tinha o direito de impor tal intervenção médica, e ganharam a causa. A doença estava praticamente erradicada em toda a Europa Ocidental até 1900, e a Organização Mundial de Saúde (WHO) coordenou um programa de vacinação que levou à eliminação da varíola até junho de 1979.

Vale salientar que houve um surto preocupante na Grã-Bretanha no início da década de 1960. Lembro-me disso porque minha condição era suspeita até que o Departamento Médico de Saúde, consultado por meu médico, confirmou que era apenas um caso severo de rubéola. O último caso relatado foi em 1975, afetando uma menina de 3 anos em Bangladesh. Como as bactérias e os vírus parecem ter uma forte capacidade de sobrevivência contra alguns tratamentos prescritos, não devemos baixar a guarda, e sim continuar aprimorando e sustendo as boas condições de moradia e os bons hábitos higiênicos.

Antes do trabalho dessas pessoas famosas, o primeiro avanço científico significativo foi a vitória da *antissepsia* (o princípio de destruir germes) e da *assepsia* (o princípio da prevenção da formação de germes), que foi, em muitos sentidos, a culminação de um longo desenvolvimento empírico.

Os primeiros praticantes da química antisséptica de que se tem registro foram os embalsamadores que preservavam os corpos de animais e humanos. Seus métodos podiam ser um tanto toscos pelos padrões atuais, mas foram tão eficazes que já foram encontradas múmias com 200 ou 300 anos cujas solas dos pés ainda estavam moles e elásticas, com articulações flexíveis! Os preservativos usados continham betume, óleo de palma, mirra, cássia, óleo de cedro e às vezes cera e mel. Alexandre, o Grande, por exemplo, foi preservado em cera e mel. (2) Acho interessante o uso do mel porque sei de casos de ulceração, por exemplo, que foram curados com a aplicação de mel sob um curativo esterilizado.

Outros exemplos da velha prática antisséptica são o antigo costume de defumar peixe e de salgar carne de porco (importantes na época pré-refrigeração, para as longas viagens marítimas).

Na prática da medicina, o desenvolvimento de métodos antissépticos foi lento. Hipócrates recomendava que se deixasse sangrar as feridas, e que elas fossem limpas cuidadosamente. De modo semelhante, Celsus fazia a mesma recomendação e sugeria que fosse aplicada sobre as feridas uma esponja umedecida com vinho e vinagre. Novamente, vemos o uso atual do vinagre de cidra como um cataplasma que, quando aplicado da noite para o dia sobre uma torção ou contusão semelhante, reduz grandemente a área da inflamação e do inchaço locais. Também pode ser bebido para curar alguns distúrbios digestivos; há muito tempo, criadores usam vinagre para tratar porcos doentes.

Embora lorde Lister tenha sido o primeiro a reconhecer o significado cirúrgico da teoria antisséptica e o primeiro a entender as possibilidades do ácido carbólico, ele não estabeleceu a teoria nem descobriu o ácido. Para compreendermos as realizações de Lister, precisamos considerar o desenvolvimento da teoria antisséptica e a história do ácido carbólico.

A teoria da antissepsia e da assepsia baseia-se na fermentação – a ideia de que toda putrefação é causada ou processada por germes vivos.

Em 1721, o sr. Place observou e ventilou a hipótese de que os insetos poderiam ser um fator que contribuía para a disseminação da peste que varria a Europa. Se os antissépticos conseguissem, de alguma forma, excluir os insetos do contato físico, seriam então um material promissor para a medicina. Ele escreveu: *"Pelas mesmas virtudes (antissepsia e assepsia) que preservam corpos mortos dos insetos e da putrefação, não vejo razão para não preservarem corpos vivos da mesma coisa".* Levou algum tempo, porém, até essa ideia produzir frutos. Surpresa? Até hoje, ainda temos problemas de comunicação dessa natureza. Infelizmente, a disseminação e possível aceitação – ou pelo menos a devida consideração de novas ideias – às vezes é lenta por causa da proteção profissional do *status quo*. Pouca coisa mudou.

A verdadeira semente da teoria antisséptica científica – baseada em fatos incontestáveis – foi mostrada pela descoberta de Cagniard Latour de que o fermento continha células vivas e que a fermentação do vinho e da cerveja se devia à química dessas células. Mencionamos estudos e teorias semelhantes de Pasteur. Enquanto tais passos eram dados, a teoria da antissepsia estava sendo estabelecida. Desenvolvia-se o ácido carbólico, o mais importante antisséptico, e começava-se a estudar sua ação sobre a supuração.

O betume, ou piche, foi um dos primeiros antissépticos conhecidos, e era usado para preservar cadáveres e vinho, e o ácido carbólico derivava do alcatrão do carvão. Até hoje temos sabão dessa substância, fácil de encontrar, embora não seja tão usado quanto no início da década de 1960.

Em 1844, o dr. Boyardee inventou um pó contendo alcatrão de carvão, sulfato de ferro, etc., que ele usava para matar insetos e preservar alimentos. Talvez devêssemos borrifar as vigas dos telhados de nossas casas com esse alcatrão?

Foi em agosto de 1859 que Lemaire experimentou o uso de um preparado de alcatrão de carvão em um caso de gangrena. Os resultados foram significativos e ele continuou com suas experiências em outros casos, até que em 1863 – quando foi descoberto o primeiro micróbio de doença – ele publicou seu livro sobre o ácido carbólico.

Lemaire foi um dos grandes pioneiros da antissepsia. Foi um químico que investigou as propriedades do ácido carbólico (constituinte do alcatrão e descoberto por Lange em 1834). Como pensador, ele soube da teoria antisséptica e viu a relação entre fermentação, supuração e doença. Entretanto, ele teve apenas uma participação pequena na exposição prática das possibilidades cirúrgicas da antissepsia.

Outro pioneiro da antissepsia carbólica foi o cirurgião italiano Bottini, que em 1866 publicou um artigo a respeito do uso do ácido carbólico em cirurgia e taxidermia. Considerando o número de casos tratados por Bottini, somado ao seu evidente entendimento dos princípios antissépticos, ele merece partilhar com Lister a honra da aplicação prática da teoria.

Lister iniciou sua obra imortal em 1865. Ele era grato a Pasteur, cuja pesquisa demonstrou a validade da teoria da putrefação por germes. Ele reconheceu sua dívida em 1874, comprovando os princípios da antissepsia a numerosos cínicos de sua época. É importante notar que na década de 1800 era comum 80% das feridas gangrenarem; em 1868, o índice de mortalidade após amputação em hospitais era superior a 60%.

Algumas pessoas querem diminuir a fama de Lister simplesmente porque outros realizaram experimentos bem-sucedidos e anteriores, quando o ácido carbólico era usado em feridas. Sua fama, porém, não se deve tanto à descoberta das propriedades antissépticas do ácido carbólico quanto às suas demonstrações conclusivas de seu uso ligado a métodos antissépticos disciplinados. Os resultados foram notáveis e justificam seu lugar na história.

Na Enfermaria de Glasgow, Escócia, antes da introdução desses métodos, o índice de mortalidade em suas alas após amputação era de 45,7% (2), comparado a uma queda de 15% durante os três primeiros anos de seu tratamento antisséptico. A julgar por algumas das histórias de horror que ouvi no exercício da profissão, é sábio nos lembrarmos da importância da prática antisséptica disciplinada. Entre elas, inclui-se a limpeza total das alas hospitalares o tempo todo, sem deixar de observar com cuidado os parentes e amigos visitantes que hoje em dia entram e saem a qualquer hora dos hospitais. As enfermeiras são vistas fora do hospital ainda usando o uniforme, e depois retornam às salas para continuar com seu valioso trabalho. Parece-me óbvio que essa prática deveria ser proibida, pois o propósito do uniforme é justamente bloquear uma possível contaminação invisível, inevitável.

Lister venceu a oposição e o sarcasmo e ganhou a briga. Uma cena familiar a muitos dos aspirantes a pioneiros, hoje em dia. Ele venceu, dizem, porque combinou ciência com arte, teve a coragem de suas convicções e a determinação para ser bem-sucedido.

Para mim, a combinação de ciência com arte permanece válida até hoje. É um aspecto vital da saúde, da assistência e da manutenção. Se pudermos acrescentar um pouco de psicologia prática, cortesia, empatia e humildade (quanto ao nosso conhecimento e experiência) na hora de "encontrar e tratar", então teremos uma ótima receita para o progresso bem-sucedido.

A varíola foi uma das grandes pragas do século XVIII e várias ideias e métodos foram elaborados para tentar contê-la. Mencionamos aqui que a inoculação era um método praticado de forma primitiva. Basicamente, a técnica era romper uma pústula de uma pessoa infectada, quando estava "madura", e inserir o pus infectado em uma pequena incisão – geralmente na veia de um braço. A criança, pois geralmente era uma criança, não era afetada por cerca de oito dias, quando então padecia e era colocada na cama. Depois, as pústulas – em média, umas 20 – apareciam e se curavam, a criança se recuperava e desfrutava uma imunidade à doença. Entretanto, a prática gerou muito debate entre os médicos. Naqueles primeiros oito dias de incubação, a criança entrava em contato com muitas outras pessoas que não tinham a proteção contra a varíola e, por conseguinte, sucumbiam e morriam. É compreensível por que havia tanto medo e resistência à inoculação, assim como havia seus defensores. Além disso, as más condições de moradia e sanitárias, comuns na época, permitiam uma disseminação de infecções muito maior que hoje em dia.

Foi por isso que alguns médicos, tais como o dr. Wagstaff, M. D., F.R.S de St. Bartholomew's, Londres, e o dr. Dolbonde de Boston, Estado Unidos, condenavam a prática da inoculação, taxando-a de perigosa. Outros, junto ao público em geral, eram a favor do tratamento.

Após experimentos com algumas crianças em instituições de caridade em 1722, a princesa de Gales mandou inocular dois filhos seus contra a varíola. Além disso, ela convenceu o rei a revogar a sentença de morte de alguns prisioneiros de Newgate, se eles concordassem em ser inoculados. Consequentemente, experimentos bem-sucedidos foram feitos em seis criminosos condenados.

A despeito da oposição, a prática fez progressos. Em 1746, um hospital de inoculação foi fundado e, oito anos depois, o Colégio dos Médicos emitiu uma declaração de apoio.

Não havia dúvida de que a inoculação diminuía a severidade da varíola; mas, como não eram tomadas precauções contra infecção, a doença superava os esforços de contê-la, uma vez que cada pessoa inoculada servia para disseminar varíola.

Em um relatório das doenças de Londres, 1796-1800, o dr. Willan citou o caso de uma criança que foi inoculada em abril e cujos pais tinham uma loja que atendia a cerca de 20 casas locais. Os moradores usavam a loja diariamente, o que levou 17 deles a contrair varíola dali a 15 dias, e oito morreram vítimas da doença.

O índice de mortalidade anual médio da varíola para a Europa era de 210 mil. Durante a epidemia, esse índice aumentava um pouco. Na Rússia, só em um ano, mais de dois milhões morreram da doença!

O dr. Lettson relatou ao Comitê Parlamentar que, nos 30 anos anteriores à inoculação, o índice de mortalidade por varíola chegava a 72 por mil e, nos 30 anos após a introdução do tratamento, aumentou para 89 por mil. O comitê concluiu que, embora a inoculação preservasse a vida de quem recebia a vacina e mais pessoas sobrevivessem à doença, o resultado global era uma disseminação e multiplicação da doença.

O elo perdido era a necessidade de quarentena rigorosa para as pessoas inoculadas durante aqueles oito dias críticos, quando o paciente corria o maior risco de infectar outros. Essa precaução era defendida pelo dr. Hayward em 1777. Infelizmente, enquanto a prática não foi difundida, era evidente que as pessoas se beneficiavam à custa da maioria. Por conseguinte, sua abolição seria em nome do bem maior do maior número de pessoas. De fato, na França e na Espanha, a prática da inoculação foi suprimida. Embora decepcionante, a "conquista" da varíola era iminente.

Edward Jenner, o homem cujo trabalho venceu o mal de Weil (ou leptospirose), nasceu em 1749, na paróquia de Berkeley, Gloucestershire, Reino Unido, e foi inoculado contra varíola simplesmente porque era moda, na época. Ele estudou medicina sob os auspícios do dr. Ludlow, em Sodbury, perto de Bristol, Reino Unido, e de John Hunter, em Londres, a que se atribui o crédito de estimular o zelo e a pesquisa científica de Jenner.

Essa ideia que levou ao combate bem-sucedido da varíola ocorreu por acaso, embora os primeiros pensamentos e curiosidade tivessem surgido enquanto ele se encontrava em Sodbury. Devemos esse relato ao seu biógrafo, John Baron.

Em Sodbury, uma jovem campesina o consultou e, no decorrer da conversa, a varíola foi mencionada. A jovem teria dito, então: *"Não posso pegar essa doença, pois já tive a vaccínia"*. Jenner não se esqueceu desse comentário, e quando foi ver John Hunter, conversou a respeito do assunto com ele. Investigações subsequentes entre os médicos rurais foram inconclusas, mas Jenner ainda estava curioso e fascinado pela possibilidade de poder, talvez, vacinar as pessoas contra a varíola usando a vacina contra a varíola bovina.

Naquela época, a ordenha era feita à mão. A vaccínia é uma doença pustulenta das tetas das vacas, e fazia aparecer feridas nas mãos das moças que ordenhavam, quando tinham contato com uma vaca infectada.

Jenner experimentou a vacina em seu filho mais velho, que tinha 18 meses, com varíola suína. Ele inoculou o filho com essa forma de varíola a princípio e, em vários intervalos, com a varíola humana. Posteriormente, a criança parecia estar imune à varíola. Mas ele não tinha certeza se isso se devia à vacina da varíola suína ou à segunda inoculação, contra varíola humana.

Em 1796, Jenner fez sua primeira experiência significativa. Escolheu um menino de 8 anos, saudável – James Phipps –, e inoculou-o com varíola bovina tirada da ferida da mão de uma moça da ordenha. Apareceu uma pústula em um dos braços do garoto e, algumas semanas depois, ele foi inoculado com o vírus da varíola, mas se mostrou imune à doença.

Jenner registrou por escrito essa experiência e, no fim da década de 1790, enviou o relatório do caso à Royal Society, com suas conclusões. O texto foi publicado depois sob o longo título de *"Investigação das causas e efeitos da vacina contra Variolae Vaccinae, uma doença descoberta em alguns dos condados na região oeste da Inglaterra, particularmente Gloucestershire, e conhecida como varíola bovina"*. Pelo que se sabe, essa foi a primeira tentativa de se estabelecer uma ligação entre a vaccínia e a varíola.

Embora Jenner tenha sido o primeiro a lidar com o problema de uma maneira científica, há indicações de que ele não foi o único a fazer experiências, algumas das quais não foram amplamente divulgadas. Um desses experimentos não oficiais foi o caso bem autenticado e muito famoso do fazendeiro Benjamin Jesty. Há evidências conclusivas de que, na primavera de 1774, o fazendeiro Jesty, de Yetminster, Dorset, Reino Unido, preocupado com a segurança de sua família durante uma epidemia de varíola, inoculou sua mulher e seus dois filhos com vacina de suas vacas.

Quinze anos depois – em 1789 – os filhos foram inoculados contra varíola por um cirurgião de Cerne Abbas, em Dorset. A inoculação foi feita também em outras pessoas que não haviam recebido a vacina contra vaccínia antes. Os braços de seus dois filhos ficaram inflamados, mas logo melhoraram, e os meninos não tiveram febre nem sofreram reações adversas. Os outros, porém, tiveram febre, erupções cutâneas e outras reações comuns à época.

A contribuição do fazendeiro Benjamin está registrada nas inscrições de uma lápide no cemitério da aldeia de Worth Matravers, perto de Swanage, em Dorset. Talvez seja o caso de um leigo que, por acaso, se antecipou à ciência. Se assim for, é trágico o fato de que a atual hierarquia médica parece adotar uma atitude de "nós sabemos tudo" e costuma descartar as visões de um leigo e as preocupações dos pais: vacina contra sarampo, caxumba e rubéola *versus* três injeções separadas a intervalos regulares, que permitem que o sistema imunológico dos bebês, ainda imaturo, lide bem com o desafio.

Lembro-me, na época da publicidade dada à EEB (Encefalopatia Espongiforme Bovina), que o professor Lacey sugeriu que a doença podia pular espécies – do animal para o humano – e sua posição foi ridicularizada. Na verdade, ele foi escorraçado e creio que perdeu o emprego. Caiu logo no esquecimento.

Ao expressar sua opinião, ele ameaçou não apenas um, mas dois poderosos interesses: a indústria de carnes e os fornecedores de organofosfatos que também estavam sob suspeita de terem iniciado a doença. Era um parecer defendido também pelo fazendeiro Purdey em Somerset, Reino Unido, que tinha visto colegas fazendeiros adoecerem misteriosamente após uma espectroscopia com o método Lamb Dip, e sugeriu que se deveria investigar alguma ligação com os organofosfatos usados nesse método. O tempo provou que ambos estavam certos, até certo ponto.

Retornando a Edward Jenner (1749-1823), ele defendeu a vacinação contra varíola desde 1796 até sua morte, 27 anos depois. Mas foi com muita luta e determinação. Naquele tempo, o mundo tinha medo de novas ideias, e a prática de infectar um ser humano com a nojenta doença de uma vaca era repulsiva; os médicos escreviam a respeito de grotescas contorções faciais que apareciam naqueles que recebiam "essa temível" inoculação contra a varíola da vaca. O sr. Ring afirmou que sua filha, desde a inoculação, tossia como uma vaca. Outros diziam que mugiam como touros. Parece que havia um grande elemento de fantasia entre aqueles que se opunham à inoculação com vaccínia.

Contra esse clima de oposição, o progresso até a aceitação da vacina foi inevitavelmente lento. Em 1802, Jenner solicitou ao parlamento uma remuneração por sua descoberta. A solicitação foi encaminhada a um comitê, que por voto de maioria (só três foram contra) lhe concedeu 10 mil libras, uma quantia vultosa na época. Mesmo assim, a verba lhe foi dada em meio a palavras de cautela, e a batalha continuou entre os pró-inoculação e os anti-inoculação. Aos poucos, contudo, as pessoas sensatas foram convencidas e, assim como uma pedra rolada devagar morro acima ganha velocidade do outro lado, também a reputação e o reconhecimento de Jenner cresceram velozmente, em paralelo à crescente difusão do uso da inoculação e seu sucesso no combate à grave doença da varíola. Ele recebeu a liberdade de Dublin, Edimburgo e Glasgow e o reconhecimento de povos tão diversos como os Indianos Vermelhos, os russos e o próprio Napoleão. Infelizmente, porém, morreu no auge de sua fama, em 1823, de apoplexia (isto é, um derrame).

Cabe aqui colocar sua conquista na perspectiva de sua época. O sucesso da vacinação nos fez esquecer essa conquista. Hoje, a varíola foi reduzida a uma doença inconveniente, em vez de uma ameaça, embora, claro, possa ser letal a quem contraí-la sem a devida proteção. Na época de Jenner, porém, era uma doença endêmica no mundo todo e significava morte, dor, deformidade e cegueira para milhões de vítimas. Apesar da prolongada oposição, a descoberta de Jenner e a expansão de seus benefícios devem ser vistas naquele sombrio cenário. Temos uma dívida de gratidão para com ele e seu lugar na história da medicina é justificado.

## Anestesia

Um antídoto à dor é algo que incita nossa mente há gerações. Do mesmo modo, a definição de dor é tema de debate que envolve as conversas nos bares das universidades já há algum tempo – até se embriagarem; uma espécie de anestesia à dor. Sabemos o que é dor de dente, dor de cabeça, dor de ouvido, dor nas costas, hemorroidas, torção muscular, fratura óssea, etc., mas o que é a dor, exatamente? Podemos explicar que se trata de um sinal eletroquímico ao longo dos caminhos neurais, desde o ponto onde há um desequilíbrio fisiológico até uma parte do cérebro que nos informa da sensação de dor.

Agindo assim, a natureza garante que paremos para descansar, etc. A dor aguda prolongada, porém, pode ser muito debilitante. Em todos esses casos, a necessidade de suprimir a dor, ou até melhor, remover a causa, é óbvia.

Portanto, historicamente, como nossos predecessores combatiam a dor? Uma droga usada era o linho indiano ou haxixe, que causa alucinações de tempo e espaço – qualidades que o tornam atraente para aquelas pessoas que querem "viajar", em nossos tempos atuais. Em várias nações, o haxixe era tomado ou receitado antes da tortura ou da morte. Diz-se que um famoso chefe árabe drogava seus seguidores com haxixe para que eles se tornassem incapazes de sentir medo ou dor. Os atos desses seguidores drogados – comedores de haxixe – deram origem à palavra "assassino". Às vezes, a droga era inalada, o que pode ter sido um dos primeiros exemplos de anestésico por inalação.

Outra droga usada para amortecer a dor era a mandrágora, da qual escreveu Apoleius em 200 d. C.: *"Se uma pessoa deve ter um* *membro mutilado, queimado ou cortado, que beba antes meia onça\* de mandrágora com vinho e durma até o membro ser removido, sem dor ou sensação"*. Tal procedimento sugere que a mandrágora, tomada desse modo, fazia a pessoa "perder a consciência", ficando profunda e suficientemente desacordada para o tempo de superar a dor cirúrgica.

Ópio era outra substância usada para reduzir dor por meio de inalação.

Métodos mecânicos eram empregados para induzir insensibilidade. Nos séculos XV e XVI, foi descoberto que os seres humanos e os animais podiam ficar inconscientes por meio de pressão exercida sobre as artérias que levam sangue ao cérebro, isto é, a artéria carótida. Tal método não era usado com frequência. Com certeza, seria preciso muito cuidado para evitar dano cerebral permanente devido ao corte de oxigênio.

A anestesia moderna começou com a descoberta das propriedades benéficas do óxido nitroso (gás do riso) por *sir* Humphry Davy. No início – fim do século XIX – um dentista, o dr. Riggs de Hartford, Estados Unidos, tirou um dente de um colega (dr. Wells) e quis provar a eficácia de tal procedimento, pois ouvira falar do anestésico em uma exibição em Hartford. Infelizmente, o ácido nitroso tem efeito apenas transitório, e outros médicos e dentistas começaram a procurar uma substância com efeito anestésico mais duradouro, que permitisse a prática de cirurgias mais demoradas.

Dois médicos de Boston, dr. Jackson e dr. Morton, afirmaram ter descoberto as propriedades anestésicas do éter, o que levou à controvérsia entre os defensores de cada técnica. Mas talvez a questão principal não fosse tanto qual médico descobriu o uso do éter, e sim quem aplicou a teoria primeiro. A literatura dá crédito ao dr. Morton, afirmando que ele iniciou seus experimentos em 1846. O primeiro sucesso foi com um cão spaniel, uma interessante sequência de verificação em animais antes de aplicarem a descoberta em humanos, como fazemos atualmente com os produtos farmacêuticos. Após o experimento com o cachorro, o dr. Morton aplicou a substância em si mesmo. Embebeu um lenço em éter e conseguiu anestesiar a si mesmo. Talvez o efeito mais agradável do óxido nitroso – o riso – seria uma aplicação maior para uso "recreativo". A nós, só resta especular, enquanto eles talvez soubessem.

---

\* N. T.: uma onça equivale a 28,7 gramas.

Creio que devemos ser gratos pela curiosidade e a coragem de médicos pioneiros como o dr. Morton. Para dar uma ideia do risco que ele correu, o melhor que posso fazer é citar parte de seu relatório enviado à Academia de Artes e Ciências, em Paris:

> *"Após pegar o tubo e o frasco, tranquei-me em minha sala, sentei-me na cadeira cirúrgica e comecei a inalar. Achei o éter tão forte que parcialmente me sufocou, mas não produziu nenhum efeito definitivo. Em seguida, saturei o lenço e inalei-o. Olhei meu relógio e logo perdi a consciência. Quando recobrei os sentidos, sentia os membros amortecidos, com uma sensação de pesadelo, e teria dado o mundo a alguém que viesse e me acordasse. Pensei por um momento que morreria naquele estado e que o mundo só se compadeceria de mim ou caçoaria de minha insanidade. Por fim, senti um leve formigamento de sangue na extremidade do meu dedo médio e fiz um esforço para tocá-lo com o polegar, sem sucesso. Com um segundo esforço, toquei-o, mas parecia não haver sensação alguma. Aos poucos, levantei o braço e belisquei a coxa. Mas percebi que a sensação era imperfeita. Tentei levantar-me da cadeira, mas caí de volta. Devagar, recuperei a força dos membros e a consciência total. Imediatamente olhei o relógio e descobri que tinha estado inconsciente entre sete e oito minutos."*

Eu convido o leitor a se colocar na situação do dr. Morton, sozinho, sem saber se o experimento daria certo; se ele exagerasse na dose, quem o teria encontrado e quando? Ele sentiu medo de morrer ou de não recuperar o uso dos sentidos e dos membros, e até de um possível efeito adverso mais prolongado, mental ou físico – que coragem!

Compare tal atitude com a insistência atual na necessidade de evidências "científicas" – estudos rigorosos, etc. Meu medo é que o aumento de litígios e, de um modo mais específico, o medo deles, produza uma geração inteira de médicos que só façam o que é seguro. Assim, de onde virão os futuros médicos pioneiros?

Enquanto escrevo este livro, houve dois casos nos quais o Conselho Médico Geral convocou dois médicos – antes trabalhando para o Sistema Nacional de Saúde e hoje em seus consultórios particulares. Um deles prescreveu tiroxina natural, em vez do produto sintético recomendado, e usou testes para disfunção da tireoide que eram adicionais aos exames de sangue padrão. O outro médico ofereceu aos pacientes a alternativa de vacinar os filhos contra sarampo, caxumba e rubéola (tríplice), uma de cada vez com intervalo, em contraposição à dose combinada.

O médico da vacina só levou um "tapinha" na mão; o outro foi suspenso por "prática perigosa" – apesar de ter ajudado milhares de pessoas a ter uma melhor qualidade de vida. Subsequentemente, ele preferiu se afastar, desolado. Sofreu prejuízos financeiros e seus pacientes sofreram uma perda da qualidade de vida que vinham desfrutando sob os cuidados dele. Triste.

Ambos os médicos, a meu ver, estavam colocando o interesse dos pacientes em primeiro lugar e, ironicamente, tinham um histórico de milhares de resultados positivos. Entretanto, tornaram-se vítimas: foram denunciados por "colegas" do sistema. Isso não é nada encorajador para as futuras gerações de médicos, que são treinados para reagir à doença e não proteger e manter a boa saúde. De um modo geral, a pior perda não é a ameaça à segurança do paciente, mas a perda de justiça e integridade.

Voltando agora à tranquilidade da anestesia, o dr. Morton foi o primeiro a realizar uma operação com o uso do éter, sem referência – pelo menos que saibamos – a qualquer prática do tipo naquela época, no mundo ocidental, particularmente o efeito anestesiante da acupuntura, por exemplo. Parece que o dr. Morton costumava enfeitar os fatos. Devemos, então, nos precaver contra afirmações extraordinárias. Entretanto, ele anestesiou um paciente para uma remoção cirúrgica de um tumor, no Hospital Geral de Massachusetts, Estados Unidos, na presença de colegas céticos. Fazer esse experimento perigoso em público significava que o dr. Morton devia ser um homem de coragem inabalável e grande autoconfiança. Toda a sua carreira dependia do sucesso da experiência, bem como a vida do paciente.

Resumindo esses eventos, em 1844 foi Horace Wells, de Hartford, Connecticut, Estados Unidos, que estabeleceu as propriedades do gás do riso (óxido nitroso); e dois anos depois, o dr. Morton, de Boston, provavelmente encorajado ou inspirado pelo dr. Jackson, também de Boston, definiu as propriedades anestésicas do éter. Devo mencionar, porém, o humor de Oliver Wendell Holmes, que sugeriu que deveriam ser construídas estátuas dos doutores Morton e Jackson sobre a mesma plataforma, com a inscrição: "To E(i)ther".*

---

* N. T.: "To E(i)ther" traduz-se literalmente como "a um ou outro" (*To either*). A letra "i" entre parênteses assinala o humor, pois sem ela se lê "*to ether*" (ao éter).

O éter foi usado na Inglaterra pela primeira vez de uma maneira um tanto casual. Ainda hoje, a hierarquia médica estabelecida tem muita dificuldade para reconhecer pesquisas realizadas por qualquer pessoa fora do Reino Unido. Descarta pilhas de evidências não oficiais, com desdém, e parece só considerar as pesquisas feitas por pessoas associadas às Escolas Médicas Britânicas, independentemente de estudos semelhantes conduzidos na Rússia, na China ou nos Estados Unidos.

A primeira operação na Grã-Bretanha com o uso do éter foi testemunhada no Hospital Universitário em Londres. Liston havia concordado em tentar o procedimento, afirmando – segundo se diz: *"Cavalheiros, vamos agora experimentar uma peripécia ianque para deixar as pessoas inconscientes"*. A perna amputada caiu no chão em menos de um minuto, incitando o seguinte comentário: *"Essa peripécia ianque, cavalheiros, é melhor que o hipnotismo"*. Um grande elogio.

Entretanto, mesmo esses pioneiros foram superados por James Simpson, filho de um padeiro e estudante na Escola de Medicina da Universidade de Edimburgo. Testemunhar a cirurgia feita em uma mulher das terras altas (sem anestesia) foi algo que deixou uma impressão profunda em Simpson. Ele ficou tão chocado pela dor que a mulher sofreu que quase desistiu dos estudos. Felizmente não fez isso e se comprometeu a procurar algum meio de aliviar dores tão lancinantes. Quando o éter foi introduzido, ele usou-o na prática obstétrica, mas com sucesso limitado, e prosseguiu nas buscas por uma substância que tivesse um efeito anestésico mais confiável.

Ele era um homem ocupado, com um consultório cheio, e atendia aos pacientes até a meia-noite, se preciso. Só então ele experimentava vários inalantes, auxiliado por seus bons colegas, os doutores George Keith e Matthew Duncan, que também arriscaram a própria vida.

Labutaram sem parar, até que uma noite, em novembro de 1847, o dr. Simpson e seus assistentes experimentaram o clorofórmio. Sucintamente, o resultado era sentir euforia – ficar com os olhos brilhantes, muito alegre e falar alto – seguida de completa inconsciência. A experiência inicial foi quase cômica, com os três homens causando caos na clínica, pois não eram capazes de controlar suas ações enquanto os efeitos do clorofórmio iam se dissipando. Simpson tinha tantos pacientes que em poucas semanas ele já havia administrado clorofórmio a mais de 50 pacientes, estabelecendo – para satisfação dele e de seus assistentes – a segurança e confiabilidade da substância.

Até mesmo essa significativa descoberta, porém, foi recebida com crítica, oposição e, podemos desconfiar, ciúme profissional. Parece que a natureza humana muda muito pouco com o tempo. Assim, Simpson teve de lutar, como haviam lutado Jenner e Harvey, para convencer a humanidade a acreditar na eficácia de seu trabalho e aceitar os subsequentes benefícios.

Uma senhora irlandesa se confrontou com Simpson, dizendo-lhe que era antinatural os médicos de Edimburgo tirarem a dor das pacientes! O dr. Simpson respondeu que seria tão antinatural quanto ela ter ido da Irlanda à Escócia de barco, em vez de nadar, a despeito do vento e da maré!

A maior oposição vinha dos teólogos: causar inconsciência era visto como bruxaria; um clérigo chegou a afirmar que o clorofórmio era um artifício de Satanás.

O dr. Simpson, por sua vez, retrucava a todas as objeções com paciência, lógica e perspicácia. Hoje em dia, estamos tão acostumados com os imaculados centros cirúrgicos que podemos não dar o valor devido ao trabalho do dr. Simpson e de outros de sua época que abriram o caminho.

Não podemos considerar a história da medicina convencional sem mencionarmos Pasteur e sua contribuição, com a bem-sucedida inoculação contra a raiva. Na época em que ele começou seus trabalhos, ninguém sobrevivia à mordida de um cão raivoso. Em um período de dez anos, 18.645 pessoas foram tratadas no Instituto Pasteur, e o índice de mortalidade caiu para menos de 5 por mil (0,5%). O instituto era procurado por pacientes de várias partes do mundo, incluindo Brasil, Egito, Grécia, Índia e Estados Unidos.

Até hoje, é mais simples proteger feridas contra infecção ou matar os germes em locais acessíveis a livrar o corpo de doenças infecciosas – tuberculose, varíola, malária ou tifo, por exemplo. A higiene escrupulosa constante pode minimizar e confinar um surto sem necessariamente eliminá-lo. Essas medidas simples nos permitem ganhar tempo, durante o qual podemos introduzir mais procedimentos significativos para vencer a doença, além de fortalecer o sistema imunológico do paciente. A identificação do portador é vital na luta contra a malária, por exemplo, que se espalha pela picada de mosquitos. Se pudermos matar as larvas, reduziremos o risco. Se pudermos impedir que os pacientes com tuberculose tussam indiscriminadamente na frente dos outros, diminuiremos a chance de a doença se espalhar.

Essas precauções simples, de autoajuda, são conhecidas há anos. Mas será que nos tornamos complacentes? Se tivéssemos um surto grave de tuberculose, onde encontraríamos sanitários nos quais poderíamos isolar os pacientes?

Os avanços na cirurgia têm sido profundos. Do assistente de barbeiro à atual habilidade para transplante de órgãos, ao reimplante de membros pela meticulosa junção de vasos sanguíneos e tecidos nervosos, à substituição de articulações.

No começo, a antissepsia era rudimentar, como na cauterização de feridas por meio de carbólico puro, por Lister. A anestesia era primitiva e não eram poucos os casos de pacientes que recobravam a consciência antes de completados os procedimentos cirúrgicos. Hoje, anestesiologia é uma disciplina científica, junto a outros aspectos da medicina. A anestesia é necessária, se levarmos em conta o tempo em que o paciente precisa estar "apagado" e monitorado no decorrer de operações demoradas e intricadas.

Ronald Campbell Macfie, em seu livro *The Romance of Medicine* (Cassel & Co. Ltd., 1907), apresenta alguns casos iniciais impressionantes. Muitas pessoas célebres, por exemplo, tiveram o apêndice retirado em uma época na qual os cirurgiões tinham se tornado muito populares e cortavam o abdome como um costureiro cortava um vinco de calça.

O dr. Harry Grey, de Aberdeen, Escócia, abria abdomes simplesmente para palpar o coração. Ele conseguiu tal proeza em uma mulher, aparentemente morta ou quase morta. Abriu-lhe, primeiro, a traqueia, para aliviar a asfixia. Inseriu a mão, apertou e massageou o coração e salvou a vida da paciente.

Ele retirava o estômago inteiro, e o duodeno ligado ao esôfago. Entretanto, o doutor registra que nenhum de seus pacientes parecia sentir falta do órgão e que alguns até engordaram!

Importantes cirurgias e tratamentos do coração foram feitos no fim do século XIX, notadamente por Pagen-Stecher, um cirurgião muito conhecido na época.

A duquesa de Kent foi uma das primeiras pessoas a receber raios X de uma das mãos, em 1896. Os raios X permitiam localizar balas e removê-las cirurgicamente. De modo semelhante, tumores podiam ser localizados pelos métodos sugeridos por Galen e, posteriormente, removidos.

Os cirurgiões do fim daquele século cortavam apêndices, costuravam corações, aumentavam cabeças, encurtavam intestinos, transplantavam pele e faziam cirurgias de estética, tais como endireitar o nariz e suavizar rugas.

Uma história da medicina seria incompleta se William Harvey não fosse mencionado. Ele nasceu em 1578, formou-se em artes em Cambridge, Reino Unido, em 1597, e estudou medicina em Pádua, Itália, onde se diplomou como doutor de Medicina em 1615.

Quando Harvey iniciou sua carreira, os ensinamentos de Galileu afirmavam que o sangue e o ar passavam dos pulmões pela veia pulmonar até o átrio esquerdo. Harvey questionou tal noção e conseguiu convencer seus contemporâneos de que não era ar que passava pela veia, e sim sangue oxigenado (a troca ocorria nos pulmões), e que era esse sangue oxigenado que chegava ao ventrículo esquerdo inferior quando a valva mitral se abria, como parte do ciclo de bombeamento do coração.

Essa prova veio à tona porque, em suas palavras, *"Professo aprender e ensinar anatomia não com os livros, mas a partir da dissecação; não pela posição dos filósofos, mas pela malha da natureza!"*. Portanto, quando ele abriu a artéria pulmonar, não encontrou ar nem vapor, e perguntou: *"Por que sempre encontramos esse vaso cheio de sangue lento, nunca de ar, enquanto nos pulmões vemos abundância de ar restante?"*. Além disso, ele demonstrou que, mesmo quando os pulmões se inflavam por meios artificiais, não passava ar algum pela artéria pulmonar até o coração. Assim nasciam sua curiosidade e seu entusiasmo por aprender mais a respeito do sistema cardiovascular.

Suas habilidades e investigações cirúrgicas do funcionamento do coração destruíram a teoria e as crenças existentes. Em seguida, ele se empenhou em descobrir como realmente o coração funcionava. Com o uso de sua astuta e forçosa lógica, convenceu a comunidade médica de que esse conjunto vital de músculos e vasos sanguíneos funcionava de modo sequencial, como sabemos hoje – como uma bomba muscular, incansável e eficiente.

O enigma seguinte era: de onde vem e para onde vai o contínuo suprimento de sangue? Por um lado, parecia que as veias se esvaziariam enquanto, por outro lado, as artérias se encheriam até romper. Na época, afirmava-se que o sangue vinha dos sucos de alimentos ingeridos. Além disso, acreditava-se também que o sangue só se movia dentro do sistema pulmonar. Após muito e estrênuo trabalho, com uma boa dose de determinação para convencer os críticos, Harvey provou que o sangue circulava por todo o corpo, ao mesmo tempo em que passava em volta do sistema pulmonar. Foi graças a essa descoberta que Harvey conquistou um lugar merecido na história da medicina.

## Ampliando a visão

Os antibióticos fazem parte da prática médica atual no Ocidente. É surpreendente, portanto, descobrirmos que os médicos egípcios usavam antibióticos por volta de 2500 a.C., colocando pão mofado sobre as feridas. O antibiótico (penicilina) estava contido no mofo.

De maneira semelhante, associamos o nome de *sir* William Harvey à descoberta do sistema circulatório no corpo todo e não confinado ao circuito pulmonar. Era a época da Revolução Industrial na Grã-Bretanha, por volta de 1750/60. Os chineses, porém, conheciam o conceito da circulação completa antes disso.

Já no século V, a Índia tinha hospitais cívicos onde os mais pobres eram tratados sem pagar.

Em uma tentativa de dar um contexto maior a esse resumo da história da medicina, devemos nos lembrar dos antigos médicos e da prática médica em partes do mundo fora dos países ocidentais. Esse é um passo necessário para compreendermos o fascinante, porém lento, progresso até uma abordagem médica integrada à saúde, ou, em um escopo maior, ao bem-estar.

## O juramento hipocrático

Hipócrates viveu na segunda parte do século V e foi contemporâneo de Sócrates. Nasceu por volta de 460 a.C. na pequena ilha grega de Kos. Por estranho que pareça, não existe nenhuma estátua ou busto que eu me lembre de ter visto na ilha, durante um agradável período de férias na década de 1980, embora haja uma árvore sob a qual dizem que ele aconselhava as pessoas. Alguns anos depois de sua morte, a biblioteca de Alexandria realizou um trabalho gigantesco chamado o *Corpus Hipocrático*. Alexandria havia se tornado um centro de aprendizado médico e atraía médicos da Grécia e de Roma, que lá aprofundavam seus estudos. O pesado trabalho foi provavelmente um compêndio de numerosos ensaios médicos e é considerado um relato do trabalho de Hipócrates, um ícone – "*O Pai da Medicina*" – que culminou no padrão ético expressado no Juramento Hipocrático. Tradicionalmente, o juramento foi incorporado nas cerimônias de formatura de Faculdades de Medicina, da seguinte forma:

*"Eu juro, por Apolo, médico, por Esculápio, Hígia e Panaceia, e tomo por testemunhas todos os deuses e todas as deusas, cumprir segundo meu poder e minha razão a promessa que se segue: estimar, tanto quanto a meus pais, aquele que me ensinou esta arte; fazer vida comum e, se necessário for, com ele partilhar meus bens; ter seus filhos por meus próprios irmãos; ensinar-lhes esta arte, se eles tiverem necessidade de aprendê-la, sem remuneração nem compromisso escrito; fazer participar dos preceitos, das lições e de todo o resto do ensino, meus filhos, os de meu mestre e os discípulos inscritos segundo os regulamentos da profissão, porém só a estes. Aplicarei os regimes para o bem do doente segundo meu poder e entendimento, nunca para causar dano ou mal a alguém. A ninguém darei por comprazer, nem remédio mortal nem um conselho que induza a perda. Do mesmo modo não darei a nenhuma mulher uma substância abortiva. Conservarei imaculada minha vida e minha arte. Não praticarei a talha, mesmo sobre um calculoso confirmado; deixarei essa operação aos práticos que disso cuidam. Em toda a casa, aí entrarei para o bem dos doentes, mantendo-me longe de todo o dano voluntário e de toda a sedução, sobretudo longe dos prazeres do amor, com as mulheres ou com os homens livres ou escravizados. Àquilo que no exercício ou fora do exercício da profissão e no convívio da sociedade eu tiver visto ou ouvido, que não seja preciso divulgar, eu conservarei inteiramente secreto. Se eu cumprir este juramento com fidelidade, que me seja dado gozar felizmente da vida e da minha profissão, honrado para sempre entre os homens; se eu dele me afastar ou infringir, o contrário aconteça."*

Esculápio era um antigo deus grego da medicina. Segundo a lenda, era filho de Apolo e foi treinado por Chiron na arte da cura. Tornou-se tão proficiente que não só curava os doentes, mas trazia os mortos de volta à vida. Como Zeus temia que Esculápio ajudasse as pessoas a escapar totalmente da morte, ele matou o curandeiro com um relâmpago. Posteriormente, Esculápio foi elevado ao posto de deus, sendo venerado pelos romanos, que acreditavam que ele poderia impedir a pestilência. As serpentes eram consideradas sagradas por Esculápio, e ele é simbolizado na medicina moderna por um cajado com uma serpente enrolada.

Hígia era a deusa grega da saúde. Seu nome deriva de higiene; os princípios e a ciência da saúde e da ciência da preservação da saúde e prevenção de doenças.

Quando estudamos o princípio do Juramento Hipocrático, compreendemos mais claramente o comportamento da profissão médica como um todo, bem como sua relutância em lidar com algumas das questões que vieram à tona graças à pressão da opinião pública e da ação. As implicações das últimas palavras são preocupantes e seriam perfeitamente aplicáveis a qualquer pessoa que quisesse criar ou operar uma seita exclusiva e secreta! Você, o leitor, deve julgar.

Sob um olhar mais animador e otimista, é interessante perceber como o juramento faz repetidas referências à prática da medicina como uma "arte". Perguntamo-nos como veem esse conceito os devotados radicais dos testes aleatórios e controlados! Justiça seja feita, a referência à arte pode ser um reflexo dos tempos em que o juramento foi elaborado.

O juramento, sem dúvida, compromete a profissão em uma comunidade fechada, e é fácil entender como aquele que "fala demais" pode cair no ostracismo. O trágico disso, contudo, é que o "falador" pode estar simplesmente zelando pelo bem maior dos pacientes. A quem esse indivíduo deve ser leal? Ao "clube" ou à maioria dos pacientes? A resposta deveria ser óbvia. Na prática, só um profissional corajoso e dedicado rompe as patentes. Aqueles que o fizeram me parecem ser os indivíduos capazes de pensar e agir exclusivamente no interesse de seus pacientes. Quando os empresários do mundo médico os jogam para fora do "clube", a profissão faz a si mesma e a nós um desserviço.

Talvez a maior contribuição de Hipócrates tenha sido o fato de ele separar medicina da magia, a influência religiosa e as superstições mencionadas neste capítulo. Ele era um praticante holístico. Proclamava que a doença era causada pelo estado mental e físico do corpo e por suas condições ambientais. Por conseguinte, levou em conta causas de doença tanto dentro quanto fora do corpo. Considerava que os remédios auxiliavam a habilidade inata do corpo para se curar. Já ouvimos isso antes? Com certeza, pois é a filosofia das terapias complementares atuais. A prática médica científica parece ter se esquecido de suas raízes.

Para um relato mais detalhado de sua obra, bem como de Galeno e Avicena, sugiro que o leitor consulte o livro do dr. Mosaraf Ali, *The Integrated Health Bible* (Vermilion, Londres, 2001).

Basta-me, por ora, mencionar a medicina humoral de Hipócrates, que consistia em quatro humores: sangue, fleuma, bílis amarela e bílis preta. Ele reconhecia também quatro tipos de constituição humana; sanguínea, fleumática, colérica e melancólica, dependendo de qual humor predominasse. Note a semelhança com a medicina ayurvédica. Parece-me que todas as variadas e amplas práticas médicas e terapêuticas se encontram e partilham de um objetivo comum: aliviar ou remover a doença e a dor. São como telhas em um telhado: encontram-se em suas fronteiras quando, coletivamente, nos protegem dos elementos (da doença). Separadas, podem não ser suficientes. Juntas, seu efeito pode ser profundo.

## Medicina Ayurvédica

Do sânscrito, "ciência da vida", ou "conhecimento de viver", Ayurveda deriva de *veda*, que significa "ciência", e *ayur*, "vida". É a medicina indiana tradicional. A ênfase é em saúde – manutenção –, uma abordagem mais razoável e justificável do que a mera reação à doença. A segunda é mais dolorosa e cara. A Ayurveda concentra-se nos itens, nas qualidades e ações que podem nos suster e nos alertar quanto ao que pode ameaçar ou prejudicar nossa saúde. De um modo geral, ela nos aconselha a respeito da higiene (limpeza do eu e do ambiente), do exercício apropriado e do estilo de vida compensador que leve à satisfação. A ênfase é moderação e diversidade balanceada.

Aos poucos, o folclore difundido na Índia se moldou em um sistema mais unificado, mais ou menos na época de Hipócrates.

*Dhanvantari* era considerado o ícone da Ayurveda e, embora pouco se saiba a respeito dele, é frequentemente citado por médicos e escritores. Um compêndio, semelhante ao *Corpus Hipocrático*, e que definia diretrizes para o uso por parte dos médicos de 600 drogas em uso na época, foi compilado por Charaka, enquanto o cirurgião Sushrat escreveu um livro baseado na obra de Dhanvantari e citou a inoculação por meio de um arranhão na pele.

Em 600 d.C., Vagbhata escreveu uma obra de grande importância, intitulada *The Heart of Medicine*, que foi traduzida em várias línguas. Ela continha um número de características interessantes, incluindo um regime sazonal que prescrevia mudança de atividades em equilíbrio com as várias estações. Sempre tive a visão de que temos muito que aprender se vivermos com a natureza e as estações do ano. Ele reuniu uma miscelânea de dados médicos e lhes conferiu uma ordem lógica. Além disso, identificou mais de 100 pontos reflexo no corpo, semelhantes aos pontos de acupuntura. Alguns desses pontos, ou *marmas*, eram letais se fossem perfurados; outros podiam paralisar e ser incorporados em algumas formas de combate não armado. Outros ainda poderiam ser usados com fins terapêuticos para deficiências e ainda são usados hoje por uma minoria de praticantes indianos.

A Ayurveda engloba uma teoria de Humores ou *Doshas*; observe novamente a semelhança com a filosofia de Hipócrates. Na medicina indiana, há três Doshas principais. *Vata* (vento), *Pitta* (cólera) e *Kapha* (fleuma), que são três qualidades energéticas constantemente mutáveis que definem todas as coisas na Terra. Elas auxiliam o praticante a considerar a constituição completa do paciente, bem como seu estilo de vida e o ambiente como parte integrante da diagnose. Cada uma é composta de uma combinação de dois dos cinco grandes elementos da Ayurveda: Terra, Água, Fogo, Ar e Éter.

Os indianos também estabeleceram um elo entre esses Doshas e os cinco sentidos. Kapha, que se forma de Terra e Água, é ligado ao olfato e ao paladar; Pitta, que é formado de Água e Fogo, é ligado à visão; e Vata, que é formado de Ar e Éter, é ligado ao tato e à audição.

Kapha cria energia vital e afeta a reprodução, hidratação e lubrificação das articulações do corpo, a regulação de gordura, o perfil da estrutura do corpo e a proteção contra doença e envelhecimento. Segundo o dr. Bagwan Dash (que já foi conselheiro de Ayurveda no governo da Índia), Kapha está localizado nos pulmões e no sistema gastrintestinal, no nível do estômago, e controla a absorção de alimentos.

Alguns dos sintomas de disfunção do Kapha são:

- Perda de apetite
- Indigestão
- Excesso de muco e expectoração (bronquite, asma, tuberculose)
- Excesso de gordura
- Bócio
- Sensação de peso ou amortecimento
- Problemas cardíacos e de pele
- Obesidade
- Anemia
- Inflamação de veias

Pitta utiliza energia vital; auxilia a oxidação, digestão, função metabólica, regulação da temperatura do corpo e a visão. Localiza-se no intestino delgado, fígado, baço, pâncreas e vesícula biliar. Alguns dos sintomas da disfunção do Pitta são:

- Suor excessivo
- Úlcera (dos olhos, garganta e boca)
- Fome ou sede excessiva
- Febre
- Diarreia
- Doença de pele
- Sintomas hepáticos
- Sangramento

Vata controla a distribuição de energia vital. Tem um desempenho no movimento muscular voluntário e involuntário; na respiração; no fluxo de fluidos vitais – sangue, plasma, e na eliminação de dejetos. Está localizado no nível do intestino grosso. Os sintomas são:

- Distúrbios digestivos
- Gás e inchaço
- Problemas circulatórios
- Dores de cabeça
- Agitação, ansiedade
- Insônia
- Dor aleatória, difícil de localizar

No século XIV, Sarngadhara escreveu um livro para o público em geral e, como consequência, teve grande aceitação e ele ainda existe em algumas bibliotecas do mundo. Muitas de suas prescrições eram adotadas pela indústria farmacêutica até o século XX. Ele escreveu a respeito de numerosos avanços, incluindo o uso médico do ópio e do desenvolvimento da inoculação. Enquanto escrevo este livro, há movimentos no Reino Unido para legalizar o uso da canábis, a qual, afirma-se, é benéfica para pessoas que sofrem de distúrbios neurológicos – particularmente a esclerose múltipla (EM). Enquanto prossegue o debate em torno da segurança ou não do uso combinado de inoculação contra sarampo, caxumba e rubéola em uma única dose, percebemos a verdadeira importância pioneira e a visão ampla daqueles indivíduos que lidavam com questões semelhantes mais de quinhentos anos atrás!

Hoje, muitas faculdades na Índia ensinam a abordagem médica ayurvédica à saúde e sua manutenção, e ela é formalmente reconhecida naquele país, tendo a aprovação do governo. A qualificação para a prática leva quatro anos e inclui anatomia, fisiologia, farmacologia, patologia, etc., tudo comparável com a medicina "convencional" do Ocidente.

## Medicina Tradicional Chinesa

A Medicina tradicional Chinesa (MTC), como o nome implica, desenvolveu-se independentemente da prática médica ocidental. Sucessivas dinastias ordenaram a destruição de grandes corpos de conhecimento registrado, em uma tentativa de purgar o passado e avançar o dogma da época. É significativo, portanto, que certas formas mais permanentes de escrita sobreviveram; e a necessidade provavelmente determinou o método. Um método permanente de escrita era o uso de inscrições em ossos ou casca de tartaruga. Foi usado na dinastia Shang, dos séculos XVI-XI a.C. Eles se referem a doenças que afetam o coração, a cabeça, os intestinos e o estômago (que se alinham com os quatro diferentes fluidos desenvolvidos mais tarde).

Os médicos, mencionados pela primeira vez por volta de 850 a.C., tinham identificado numerosas doenças sazonais – incluindo malária no verão/outono e tosse no inverno. Todas eram tratadas com ervas. Eles usavam quatro formas de diagnóstico – inspeção da língua; escutar o tom e o padrão de voz do paciente, bem como sua respiração e tosse; questionar o paciente; sentir os pulsos. Tubos de bambus eram usados como estetoscópios.

O uso de agulhas para estimular as linhas energéticas do corpo (meridianos) ou anestesiar tem origem por volta de 4000 a.C. Os efeitos analgésicos da acupuntura deram aos médicos chineses grande vantagem sobre seus contemporâneos ocidentais, de um modo particular em procedimentos cirúrgicos, embora não se saiba com certeza se os instrumentos eram suficientemente desenvolvidos para um aproveitamento pleno dessas propriedades.

Provavelmente, o cirurgião mais famoso daquela época foi Hua Tuo, que viveu no século I d.C. (dinastia Han). Ele era conhecido como o "médico realizador de milagres" por causa de seu domínio de muitos ramos da medicina, incluindo cirurgia, pediatria, ginecologia e acupuntura. Realizou numerosos procedimentos cirúrgicos importantes usando anestesia herbal. Ele acreditava também que a circulação suficiente de sangue era necessária para a manutenção da boa saúde.

Outra coincidência com a obra e a época de Hipócrates foi a produção do clássico médico chinês *Cânon de medicina de Huangdi*, publicado entre 475 e 220 a.C., a era da Guerra dos Estados.

Foi mais ou menos nessa época que os chineses desenvolveram uma teoria humoral baseada em quatro fluidos no corpo: sangue, fleuma, bílis e fluido preto.

A identificação do *Chi* (Qi) – a fonte de energia do corpo –, do qual se fala tanto hoje em dia, também ocorreu nesse período. Os chineses mapearam o fluxo do *Chi* por meio de uma atenciosa observação dos pontos reflexos usados na acupuntura. De acordo com a filosofia oriental, a energia é o principal elemento do ser humano e de todos os seres vivos, e é composta de dois polos complementares, *Yin* e *Yang* – como os dois polos opostos de um ímã. Eles eram cientes da temperatura do corpo, bem como de sua constituição, e até hoje prescrevem diferentes ervas e forças de acordo com esses dois aspectos. O trabalho do dr. Bach na década de 1930 é semelhante a essa abordagem e reconhece o valor do delicado equilíbrio do bem-estar físico e emocional.

Uma obra clássica a respeito de diagnóstico do pulso ainda existente na China era *O clássico do pulso*, de Wang Shuhe (210-285 a.C., dinastia Jin). Mas o maior desenvolvimento da ciência médica na China se deu durante a dinastia Ming (1368-1644), e incluía a publicação de *Prescriptions for Universal Relief*, de Teng Hong. Compunha-se de 168 volumes, incluindo numerosas ilustrações e mais de 60 mil prescrições!

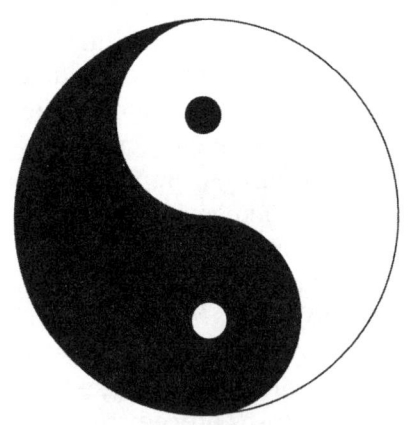

*Figura 1/1: O símbolo Yin-Yang.*

## E então?

Podemos perceber a extraordinária semelhança entre alguns avanços e fases da medicina independentemente e, em alguns casos, em épocas aproximadas de nossa história. Penso que as coincidências são muito próximas a ponto de sugerir certo grau de significância para os desafios atuais, e que essas coincidências não teriam ocorrido sem alguma base para sua validade coletiva. No entanto, a medicina ocidental – com certeza, a prática médica no Reino Unido a partir da Guerra de 1939-1945 – tem ignorado ou descartado boa parte dessa rica história.

Desde o advento do microscópio, por volta de 1860, e seu furor em torno da recém-descoberta habilidade humana para ver de fato a existência de micróbios, parece que nos tornamos preocupados com uma abordagem microscópica de questões ligadas à saúde, em detrimento da confiança e da coragem para usarmos os olhos, ouvidos e instinto e, acima de tudo, escutar o paciente, cujas opiniões e preocupações costumam ser negligenciados simplesmente porque eles não tiveram a oportunidade de estudar em uma escola de medicina. Há todo um exército de pessoas bem instruídas em outras disciplinas que são capazes de pensar por conta própria e possuidoras de suficiente segurança para desafiar algumas das práticas da medicina convencional. É o típico caso de: "Estamos falando do meu corpo, da minha vida; portanto, por favor, deem-me uma razão lógica para seu diagnóstico, prognóstico e prescrição. Além disso, será que podem me alertar quanto a quaisquer reações adversas que eu possa ter, como efeito colateral de suas prescrições?".

Muitos de nós somos perfeitamente capazes de ter um pensamento lógico, e nossa curiosidade nos leva a pedir explicações que os médicos deveriam ter a segurança de dar, sem medo de processos legais.

Se soubermos um pouco mais a respeito da origem do pensamento e da prática atuais, teremos uma base sobre qual construir respeito mútuo e entendimento. Espero que os outros capítulos, juntos, formem parte desse processo de construção.

## Referências

1. Glanze, W. D. (org.): 1998. *Mosby's Nursing and Allied Health Dictionary, 5th Edition*. London (ISBN: 0 8151 4800 3).

2. Macfie, R. C.: 1907. *The Romance of Medicine*. Cassell & Co. Ltd., London.

3. Mosaraf, Dr. Ali: 2001. *The Integrated Health Bible*. Vermilion, London. (ISBN: 0 09 185626 4).

4. Warrier, G., e Gunawant, D.: 1997. *The Complete Illustrated Guide to Ayurveda*. Element, UK. (ISBN: 1 8523 0952 0).

# Capítulo 2
## Técnicas para relaxar o pé e o tornozelo

Todos nós já lidamos com o "pé de concreto". Geralmente, é o caso do paciente tenso por natureza (com frequência, é um perfeccionista) ou que está sofrendo grande estresse na vida pessoal/profissional. O grau em que a reflexologia pode ajudar, apesar de restrito pela rigidez, aparece, com certeza, nos primeiros estágios do tratamento. Parte dessa restrição (se não toda) pode ser removida, a princípio, com o relaxamento do pé e do tornozelo. Isso aumenta a circulação sanguínea e a efetividade do tratamento subsequente, seja com reflexologia ou massagem.

Este capítulo dá uma boa noção de algumas dessas técnicas. Elas variam desde as usadas por osteopatas até aquelas que formam parte do treino básico de um reflexologista qualificado.

A natureza do assunto exige farta ilustração, mas você precisa estar ciente do perigo de usar este material de um modo "faça-você-mesmo", pois é impossível transmitir em um livro a sensação vital do toque, da força e da coordenação aplicáveis a alguns dos movimentos. Os movimentos mostrados na Parte I seriam reservados para os osteopatas qualificados, quiropráticos e fisioterapeutas, ou para indivíduos que frequentaram seminários de conteúdo designado especificamente para ensinar-lhes as técnicas e colocá-las em prática sob orientação e supervisão. Os frequentadores devem receber um certificado de competência para praticar tais técnicas. O uso delas por parte de pessoa não qualificada ou treinada pode causar lesões. Está incluído aqui mostrar aos reflexologistas o que é possível. As fotos servem de ajuda à memória e como referência. Para aqueles com quem trabalhei estes anos, elas são uma resposta ao seu pedido.

Os números de referência dos parágrafos subsequentes com subtítulos correspondem às referências das fotos. Todas mostram um terapeuta destro.

## Parte 1 – Verificar a mobilidade existente

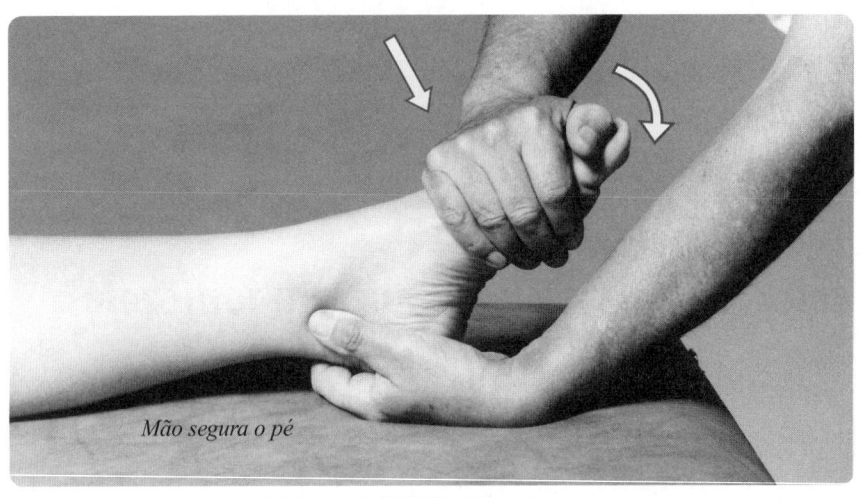

*Mão segura o pé*

*Figura 2/1: Flexão plantar*

A mão esquerda apoia e segura o pé; a palma da mão direita é colocada na área metatarsal dorsal do pé do paciente. Aplicando pressão suave, a mão direita "que trabalha" curva o pé para baixo e, com sensibilidade, sente e julga toda a curva, evitando dor.

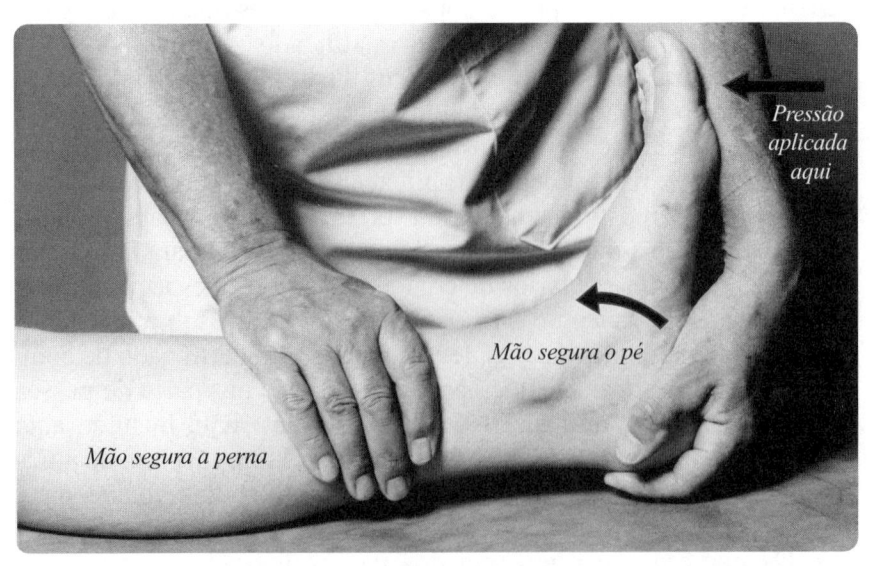

*Pressão aplicada aqui*

*Mão segura o pé*

*Mão segura a perna*

*Figura 2/2: Dorsiflexão*

*Foto mostra perna esquerda. Fique de pé, ao lado da perna, e trabalhe pela lateral. Cubra o calcanhar com a mão esquerda (como na foto) de modo que a parte inferior do antebraço se apoie na almofada metatarsal do pé do paciente. A mão direita descansa sobre a canela com pressão suficiente para segurar a perna enquanto é aplicada pressão com a parte inferior do braço subindo pela perna até a cabeça do paciente, como na foto. De novo, é preciso cuidado para sentir e julgar a "parada" da extensão do movimento total, sem dor.*

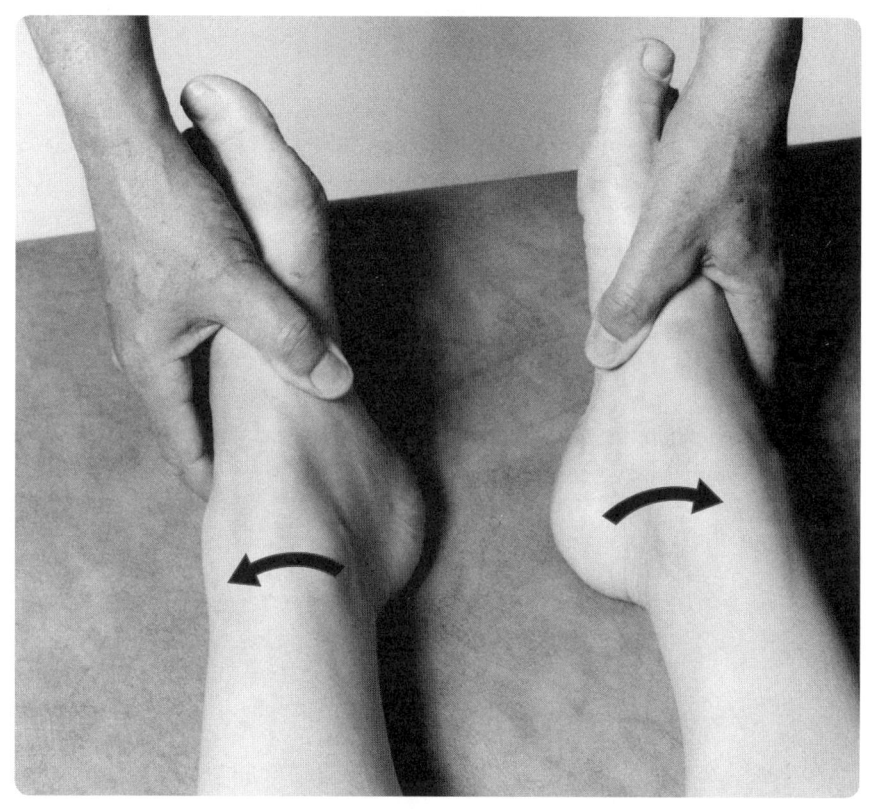

*Figura 2/3: Abdução*

*Fique de frente para o paciente e segure-lhe os pés, um em cada mão (como na foto); gire os pés para fora o quanto for possível, sem causar desconforto; guarde na memória a extensão do movimento máximo na abdução.*

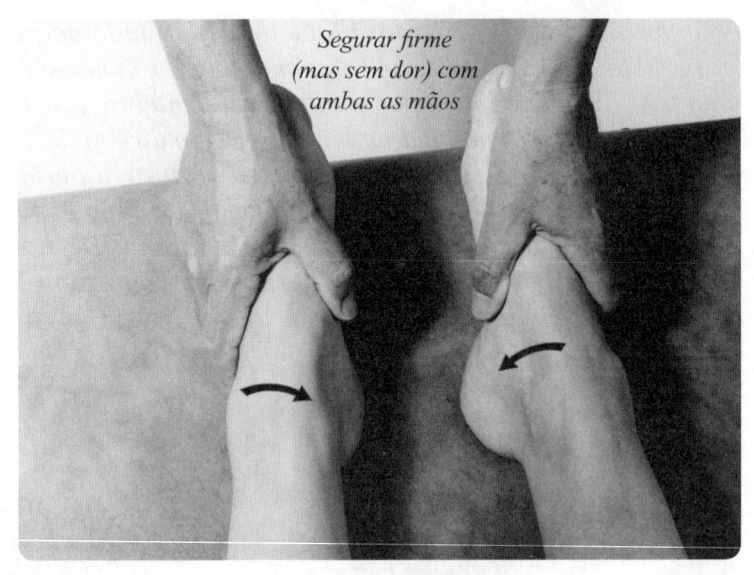

*Figura 2/4: Adução*

Como antes, segure um pé em cada mão; agora, gire-os para dentro, isto é, aduza os pés para verificar a extensão total do movimento e registre isso na memória.

## Continuando a verificar a mobilidade existente

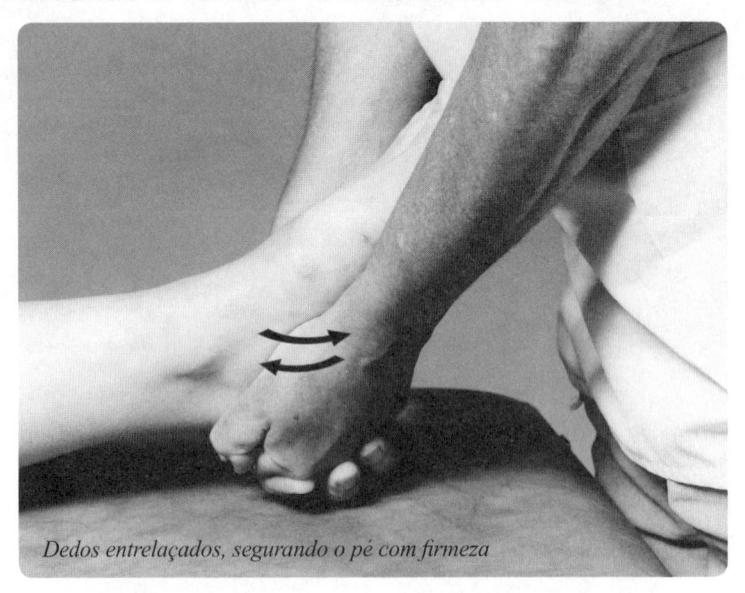

*Figura 2/5: Virar o pé de um lado para o outro*

*Fique de frente para o paciente. Segure o calcanhar (osso calcâneo) com as mãos em concha (como na foto). Segurando firme, com os dedos entrelaçados, vire o calcanhar da esquerda para a direita e de volta, em um plano horizontal. Repita o movimento três ou quatro vezes, ou até sentir algum movimento extra. Mas lembre-se de que o propósito principal do movimento é julgar a mobilidade existente sem dor.*

### Mobilidade existente concluída

## Parte II – Relaxar o pé e o tornozelo

*Movimento vertical apenas*

*Esta mão continua ancorando o pé em extensão*

*Espaço criado ao deslizar a tíbia e fíbula sobre o talo do tornozelo – compare com a Figura 2/7 (abaixo)*

*Movimento vertical apenas*

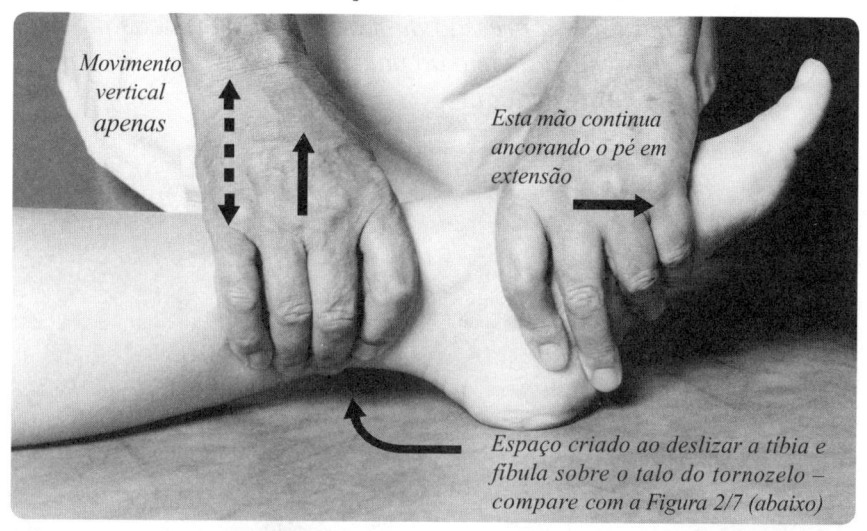

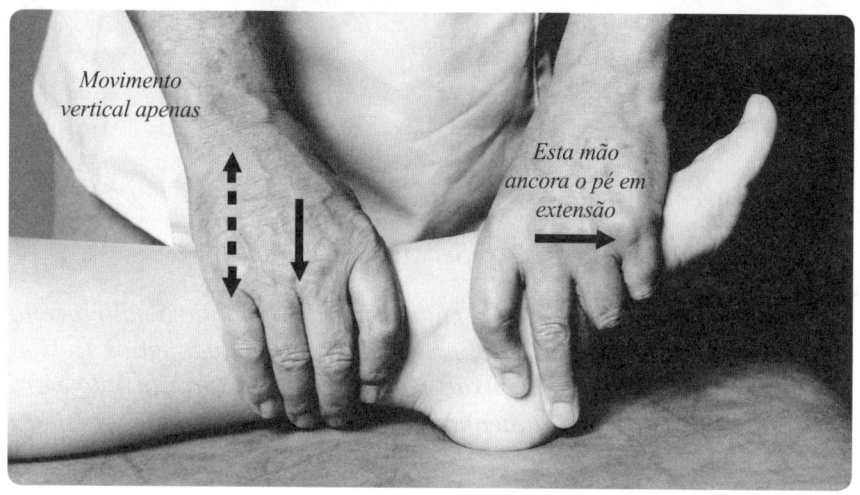

*Esta mão ancora o pé em extensão*

*Figuras 2/6 e 2/7: Relaxar o talo*

*Este movimento permite que a articulação formada entre a tíbia e a fíbula (sobre o talo) deslize facilmente. A mão esquerda segura o pé com firmeza suficiente para manter toda a articulação na extensão, enquanto são feitos os movimentos primários. A mão direita, que "trabalha", dobra-se sobre a parte inferior da perna, acima e adjacente aos maléolos (como mostra a foto) e a segura com firmeza para erguê-la verticalmente enquanto a mão esquerda ancora o pé. Repita o movimento vertical (subindo e descendo) até sentir um movimento deslizante maior; provavelmente após um mínimo de cinco/seis movimentos, mas não mais que sete ou oito. Tome muito cuidado para que a pressão da mão direita não belisque nem cause desconforto desnecessário ao paciente e para que o movimento da mão seja sempre vertical.*

*Segure firme, estendido; agora, puxe rápida e simultaneamente com o movimento da outra mão.*

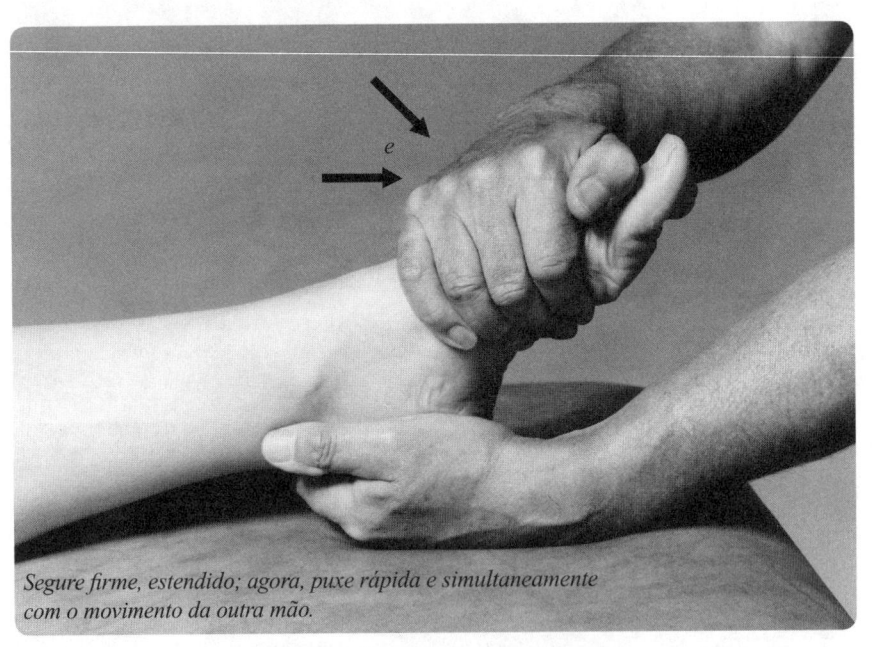

Figura 2/8: Separação do talo

*Segure o calcanhar com a mão esquerda, coloque a mão direita sobre a superfície dorsal do pé. Estenda com as duas mãos (puxão leve) antes de aplicar um puxão rápido e um puxão abrupto para baixo (mão direita) simultaneamente, como se fosse puxar o pé para fora da perna.* **Isso não deve ser feito com pacientes que tenham problemas nos quadris ou que tenham próteses totais ou parciais.** Sinta *com cuidado, o tempo todo.*

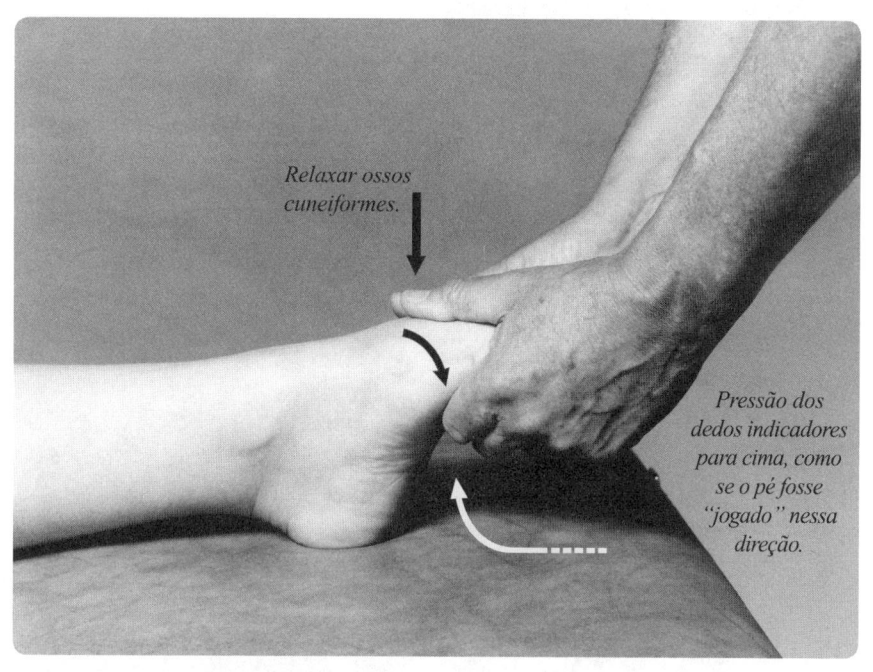

*Relaxar ossos cuneiformes.*

*Pressão dos dedos indicadores para cima, como se o pé fosse "jogado" nessa direção.*

*Figura 2/9: Pressão para baixo*

Coloque a borda interior dos dedos indicadores sob a área dos ossos cuboides. Aplique tração e um movimento rápido dos dedos para cima, enquanto os polegares pressionam para baixo, simultaneamente, para quebrar as aderências. Repita algumas vezes, trabalhando o pé até os pododáctilos. Mais uma vez, é preciso prática para que essa "jogada" coordenada seja feita de modo correto e também para evitar contusão.

56     Reflexologia e aspectos relacionados à saúde

*Pressão do polegar e movimento*

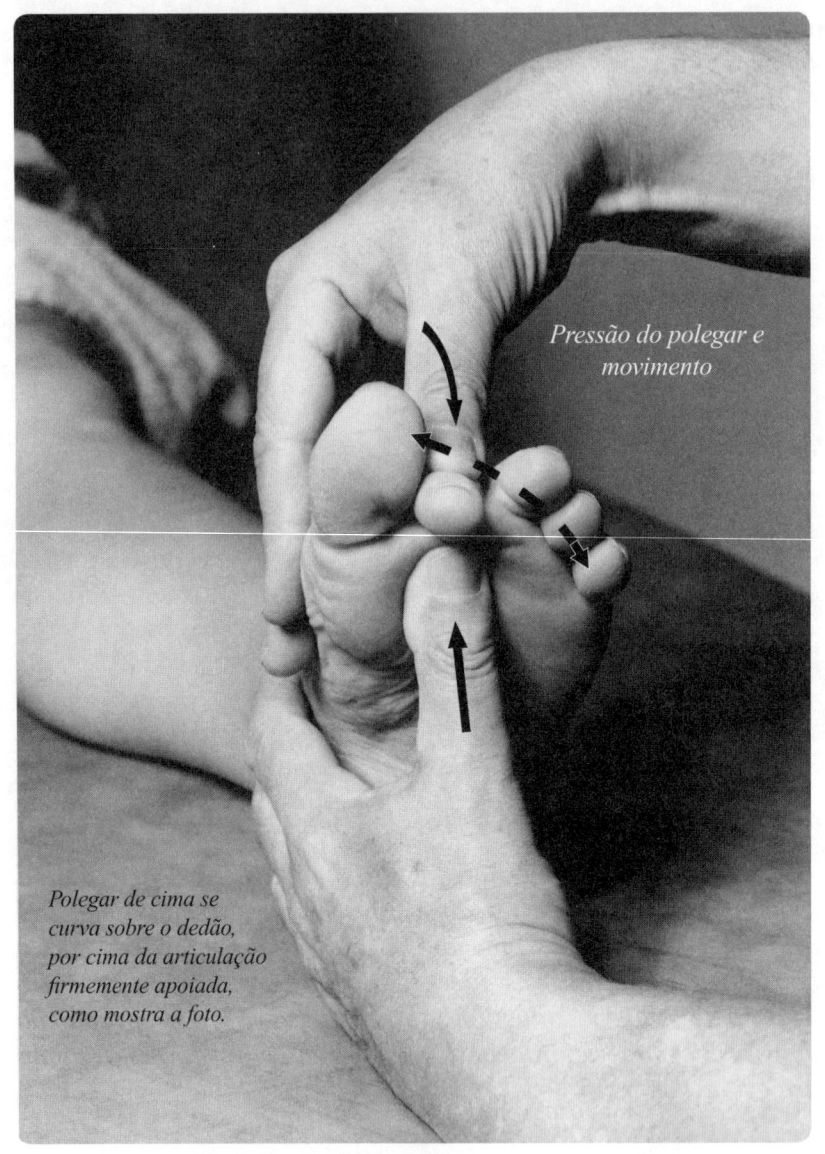

*Polegar de cima se curva sobre o dedão, por cima da articulação firmemente apoiada, como mostra a foto.*

*Figura 2/10: Relaxar articulação metatarsofalangeal dos pododáctilos menores\**

**Atenção: este movimento nunca deve ser feito com o dedão (hálux), por causa de sua articulação.** Com os pododáctilos menores apenas. Movimento excelente para relaxar as articulações. Trabalhe

---

\*N.R.T.: Pododáctilo significa dedo do pé. O primeiro pododáctilo (dedão) é o hálux.

*com qualquer um dos polegares, sobre os pododáctilos, do modo que for mais confortável. A foto mostra o polegar direito; o polegar esquerdo apoia a articulação metatarsal respectiva e resiste à pressão do polegar direito para baixo. O movimento "folgado" é feito antes da pressão rápida para baixo, ao mesmo tempo em que o polegar apoiador dá um pequeno impulso para cima, em oposição. Repita com cada uma das quatro articulações, uma por vez. O movimento costuma ser acompanhado por um som de estalo, à medida que o vácuo parcial da articulação é liberado. Mas isso não precisa acontecer para que os pododáctilos sejam relaxados.*

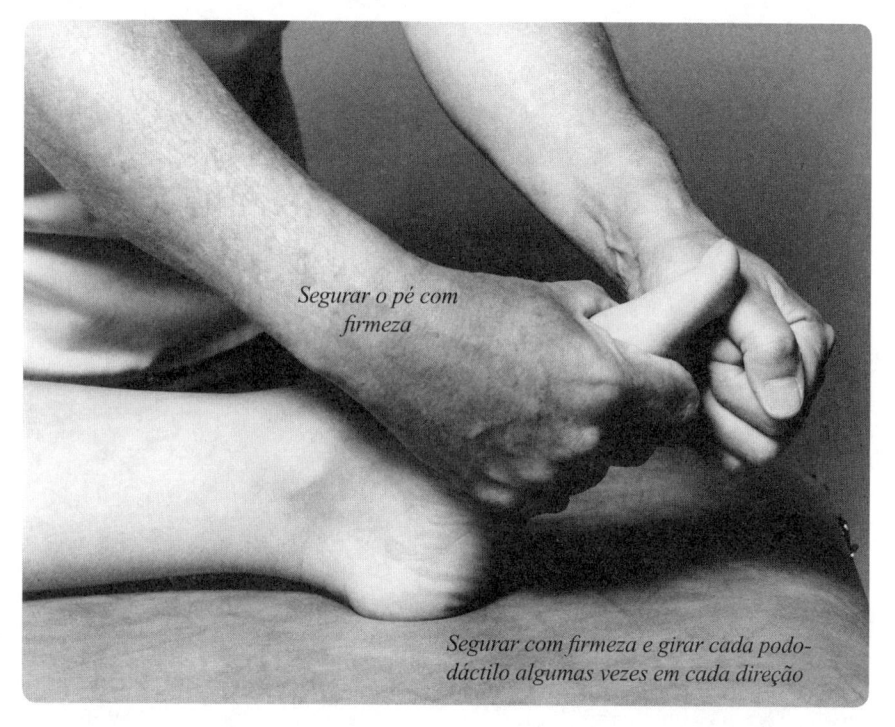

*Segurar o pé com firmeza*

*Segurar com firmeza e girar cada pododáctilo algumas vezes em cada direção*

*Figura 2/11: Relaxamento coletivo dos pododáctilos menores*

*Fique ao lado da perna e segure com firmeza todos os pododáctilos menores (não o grande) com a mão esquerda (como na foto). Gire todos eles em sentido horário e depois anti-horário duas/três vezes, enquanto segura o pé com a mão direita. Isso promove um relaxamento dos pododáctilos e incentiva uma maior circulação e remoção de possíveis depósitos resultantes do relaxamento das articulações metatarsofalangeais, anterior.*

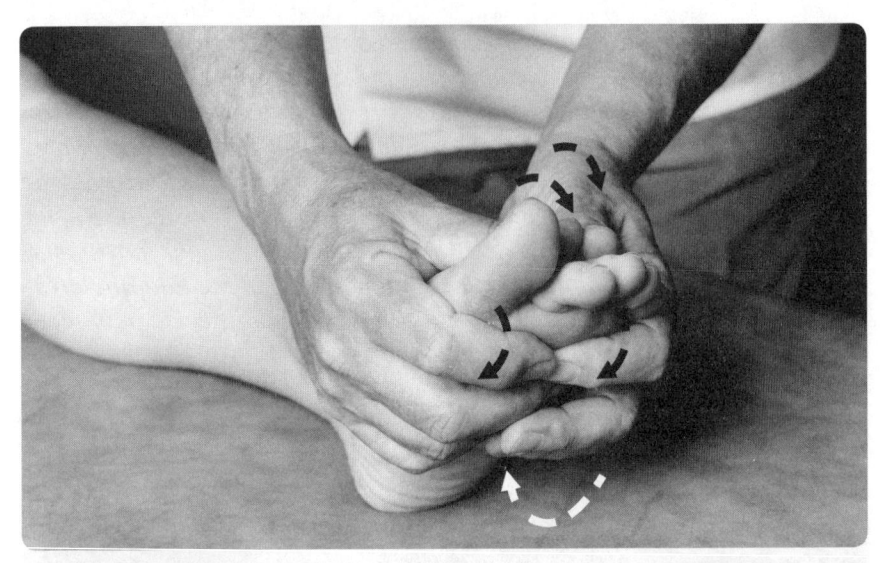

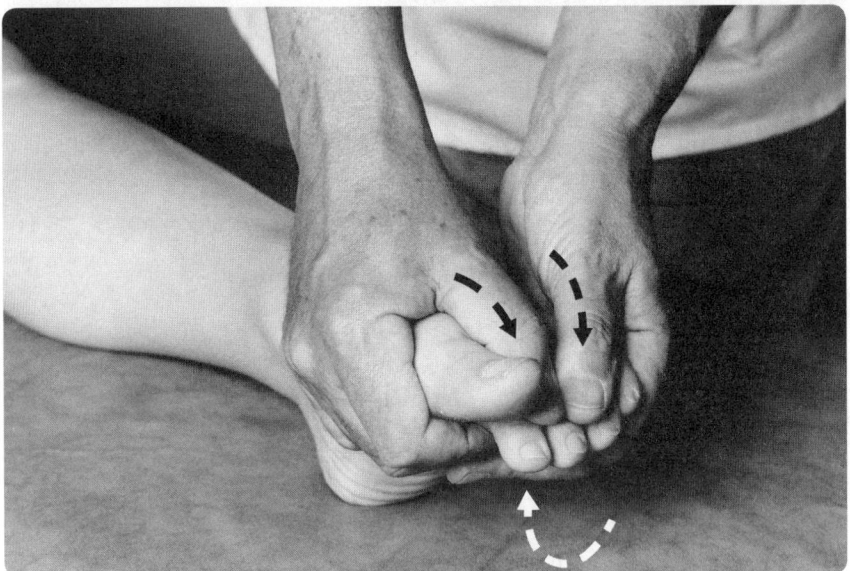

*Figuras 2/12 e 2/13: Relaxamento/massagem dos metatarsos e pododáctilos menores*

Fique ao lado da perna do paciente e segure o pé com as duas mãos, como se vê na foto. Ao mesmo tempo, flexione os pododáctilos para baixo; os dedos por baixo do pé empurram para cima enquanto os polegares "rolam" por cima dos pododáctilos.

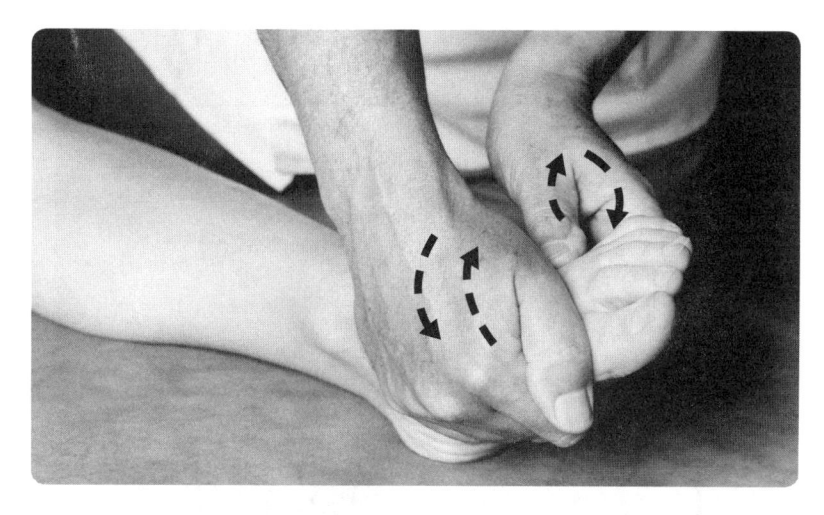

*Figura 2/14: "Balançar" e relaxar os ossos metatarsais*

Ficando ao lado do pé, segure-o como mostra a foto e trabalhe com uma combinação de flexionar/balançar (pequenos movimentos verticais) para separar e relaxar todos os ossos metatarsais.

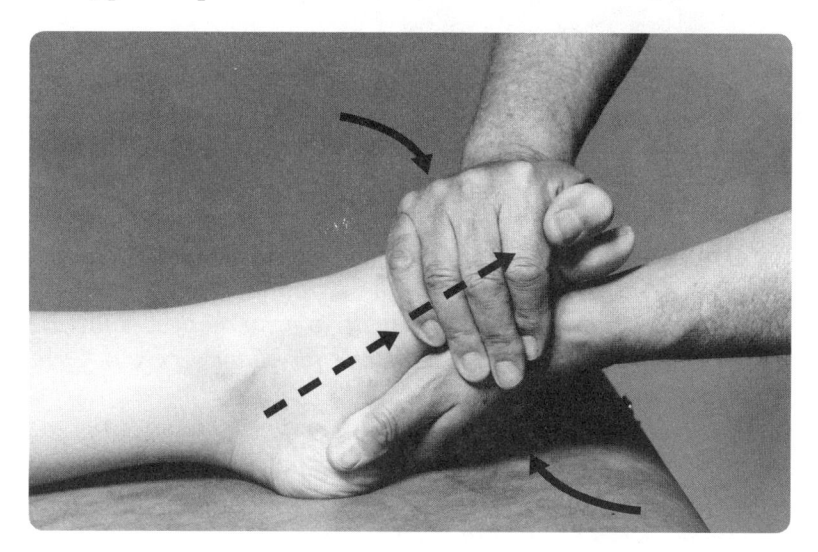

*Figura 2/15: Relaxar/liberar a fáscia*

Mão esquerda por baixo da superfície plantar do pé; mão direita cobrindo a superfície dorsal. O pé está no meio do "sanduíche". Passe a mão pelo pé, depois suba e desça, fazendo pressões firmes e uma leve flexão plantar, com movimentos de apertar, relaxando todo o pé.

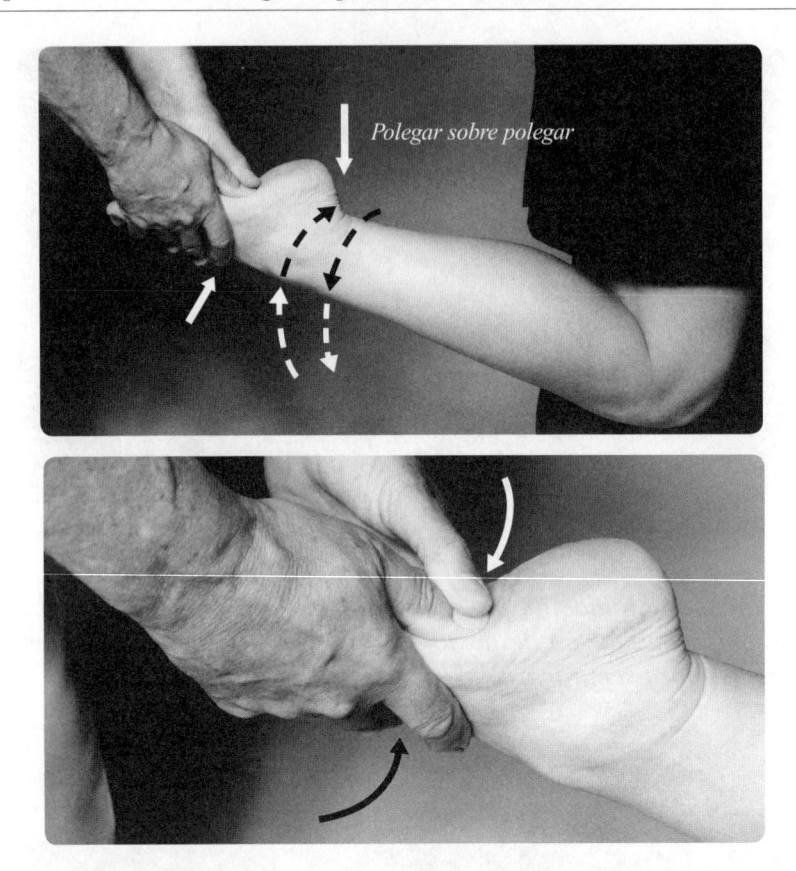

*Figura 2/16 e 2/17: "Sacudir" o cuboide*

Esse procedimento é uma técnica autônoma que é usada apenas quando o paciente apresenta dor no pé (e, às vezes, na região lombar). Apalpe o osso cuboide e avalie o grau de desconforto. Se o osso está saliente, abaixo da superfície plantar do pé e dolorido, é necessário encaixá-lo.

Peça ao seu paciente para levantar a perna, como na foto. Ficando atrás do paciente, segure o pé com as duas mãos em forma de concha, e, com os polegares, um sobre o outro, colocados sobre o osso cuboide. Mova a perna para cima e para baixo até que o paciente esteja relaxado (e distraído!). Confira se os polegares estão contatando o cuboide antes de lançar o pé para cima e trazê-lo firme e rapidamente – pressionando o cuboide enquanto flexiona o pé com a borda do dedo indicador para cima simultaneamente – como indicado. Existe um jeito de obter esse movimento correto, não experimente. Compare a mobilidade do pé e tornozelo que acabou de ser relaxado com o que ainda precisa ser tratado.

*Melhor ainda, peça para que seu paciente compare e perceba a diferença, balançando os pés e dando alguns passos. Em seguida, repita todo o procedimento para relaxar o pé e tornozelo não tratado.*

## Parte III – Verificação da mobilidade para reflexologia / movimentos relaxantes

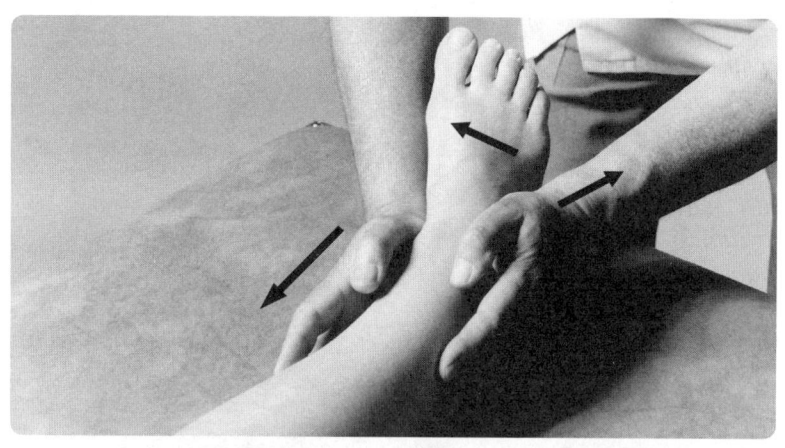

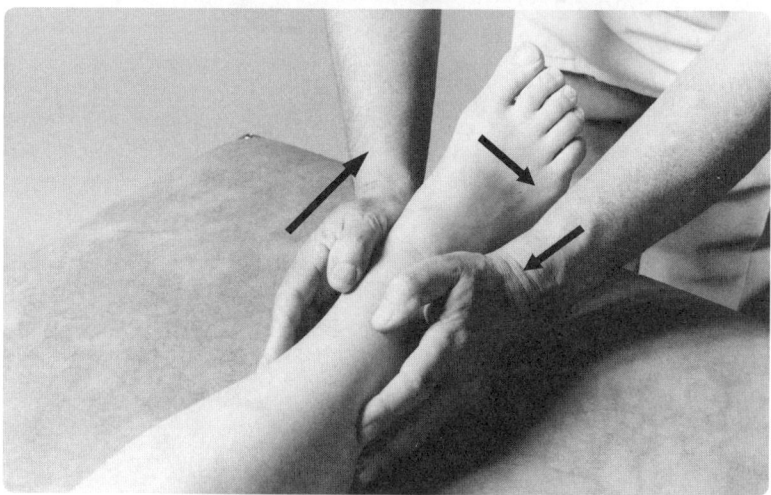

*Figuras 2/18 e 2/19: Relaxamento do tornozelo*

*A parte fofa de cada uma das mãos deve se apoiar naturalmente na concavidade bem abaixo dos maléolos. Agora, relaxe as mãos antes de fazer os movimentos familiares de "vibrar" o pé para a esquerda e para a direita, enquanto o movimento vai ganhando amplitude de movimento.*

Movimente a parte de cima do pé com cuidado, em toda a sua extensão, antes de puxá-la com o apoio do dedão (ver figura 2/20). O movimento é feito de través, pelo pé, apoiando cada um dos extremos metatarsais por vez e fazendo o alongamento máximo da parte superior do pé. O movimento coordenado deve ser rítmico e agradável ao paciente.

A familiaridade com a técnica às vezes faz o reflexologista se esquecer do principal im-

*Figuras 2/20 e 2/21: Relaxamento do diafragma/do metatarso*

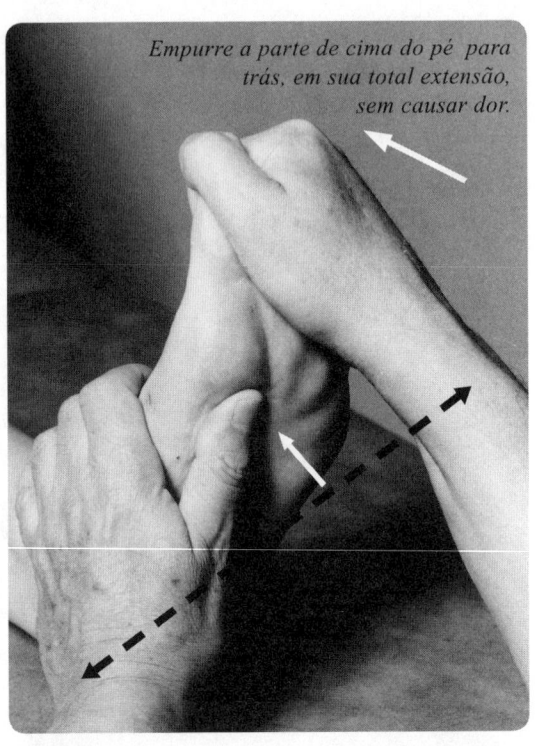

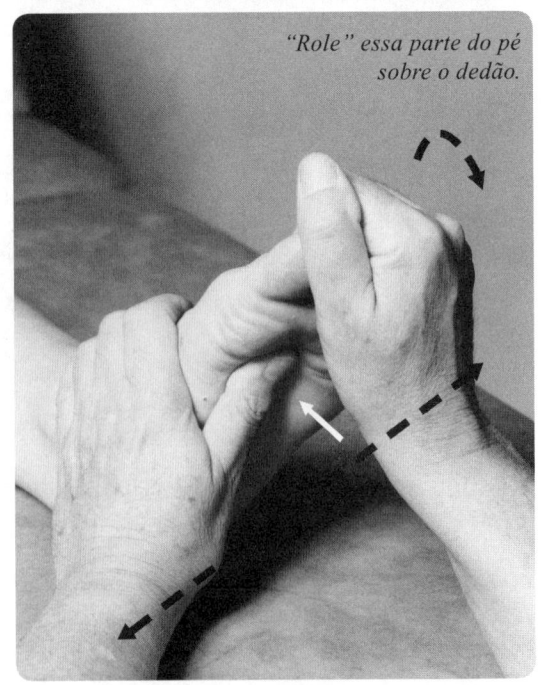

*Empurre a parte de cima do pé para trás, em sua total extensão, sem causar dor.*

*"Role" essa parte do pé sobre o dedão.*

Técnicas para relaxar o pé e o tornozelo 63

*Rotação reversa, uma por vez*

*Manter impulso com a parte fofa da mão*

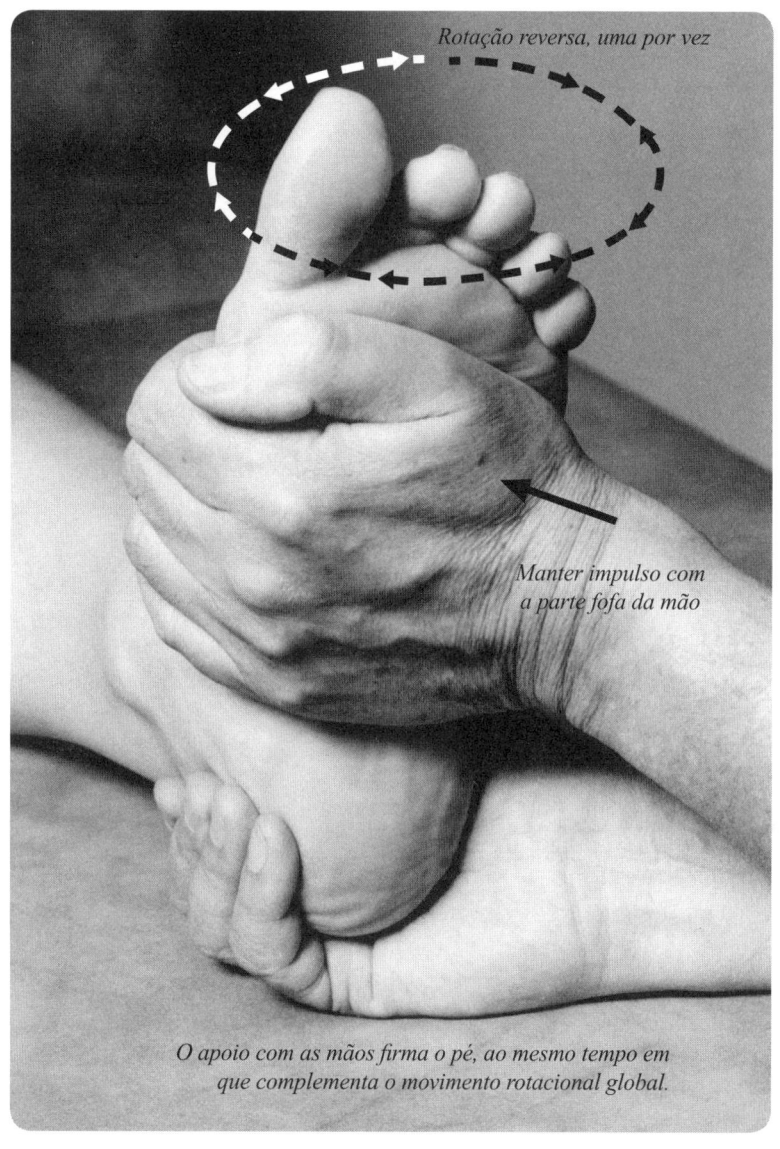

*O apoio com as mãos firma o pé, ao mesmo tempo em que complementa o movimento rotacional global.*

*Figura 2/22: Rotação do tornozelo*

pulso com a parte fofa da mão apenas (não pode passar por ali nem um pedaço de papel). Se mantiver o impulso por toda a perna, na direção do paciente, o pé será girado, em um sentido e em outro de cada vez, relaxando ao mesmo tempo o pé e o tornozelo.

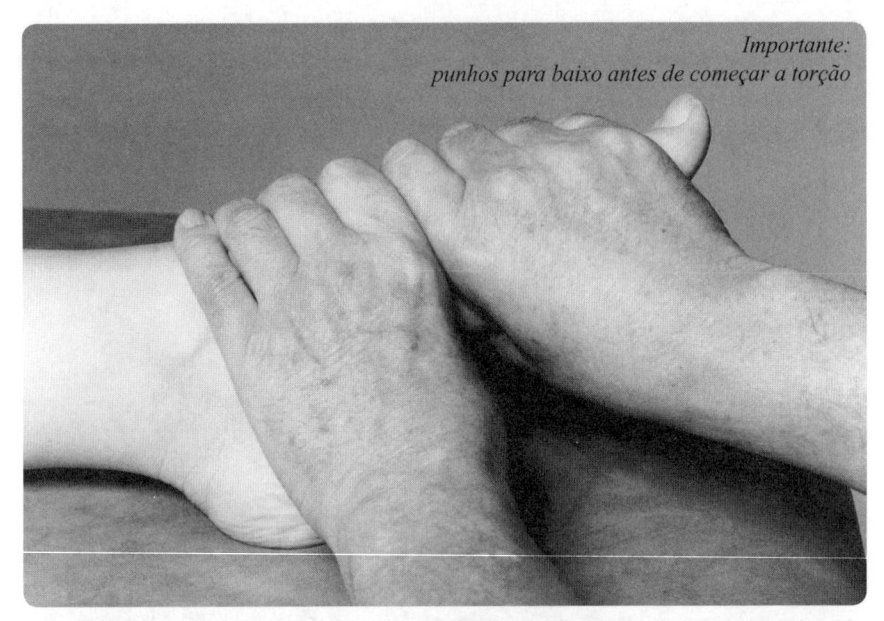

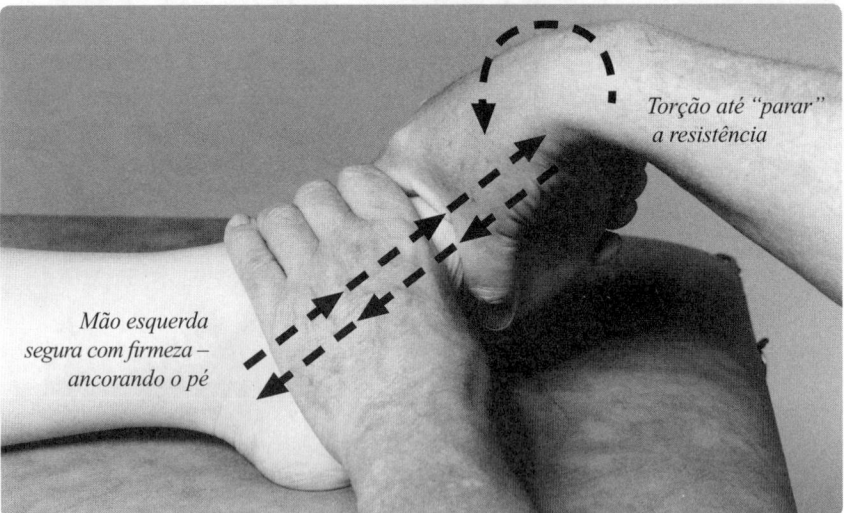

*Importante: punhos para baixo antes de começar a torção*

*Torção até "parar" a resistência*

*Mão esquerda segura com firmeza – ancorando o pé*

*Figura 2/23 e 2/24: Torção espinhal*

Tenha o cuidado de soltar os punhos antes de começar a rotação que torce o reflexo espinhal. O pé é girado até se sentir uma "parada" definitiva. A incerteza pode não deixar o pé girar totalmente, o que resulta em uma redução proporcionada. Certifique-se de que uma mão toque a outra e que a mão em posição mais baixa esteja apoiando, enquanto a outra faz a torção, em um movimento fluente, coordenado, subindo ou descendo pelo pé.

*No fim de cada varredura, o hálux é estendido*

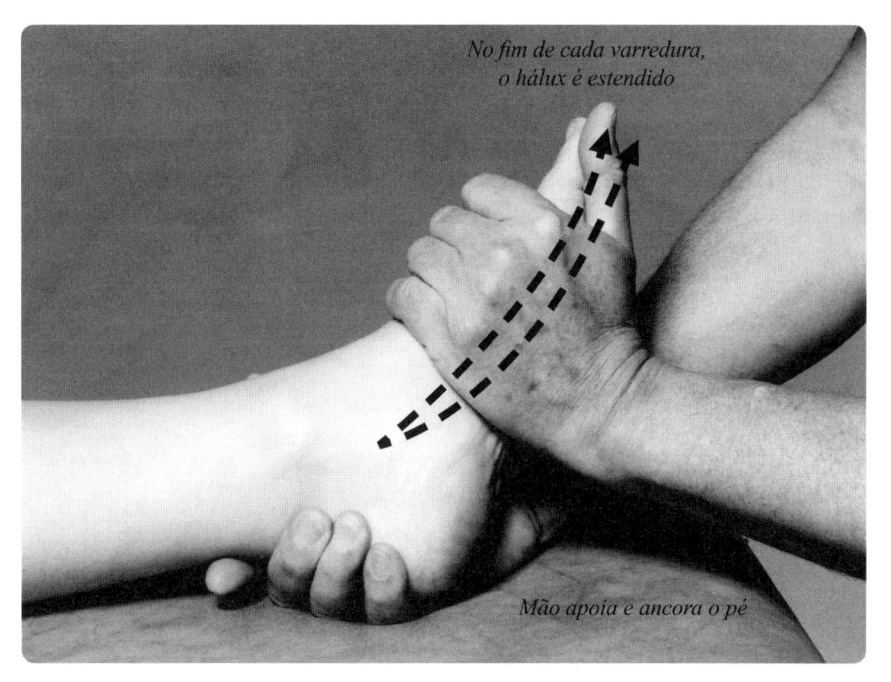

*Mão apoia e ancora o pé*

*Figura 2/25: Varredura espinhal*

Esse movimento é comprovadamente relaxante, agradável e benéfico para pessoas que sofrem de dores nas costas. O pé é ancorado pela mão direita, como mostra a foto. A esquerda, a partir da área de reflexo lombar – bem em frente ao maléolo medial –, dobra-se sobre a borda medial e o reflexo espinhal e "varre" o pé, usando a borda plantar da mão para aplicar pressão firme, suficiente para alongar o pé enquanto a mão o percorre em sentido ascendente. No dedão (hálux), também há alongamento para completar a varredura, que pode ser repetida cinco ou seis vezes em cada pé para o tratamento; é a versão reflexológica da tração espinhal.

## Escalda-pés farádico

Uma sequência muito útil do trabalho manual com movimentos relaxantes no pé e no tornozelo é o Escalda-pés Farádico. Use duas bacias com água e um suporte farádico em cada uma. O paciente coloca um dos pés em uma das bacias e a corrente elétrica é aumentada até os músculos pulsarem ligeiramente. O escalda-pés dura mais ou menos 10 minutos, dependendo do problema a ser tratado. É uma parte excelente do tratamento para pés chatos e para casos de arco metatarsal caído.

Se você não tem um Escalda-pés Farádico, peça a um quiropodista ou fisioterapeuta, ou indique ao seu paciente algum em cujas habilidades profissionais você confia.

# Capítulo 3
## Uma introdução à dermatologia

### Introdução

Dermatologia é a ciência que lida com a pele, sua estrutura, suas funções, doenças e seu tratamento. A palavra deriva dos termos gregos *derma*, que significa pele, e *logos*, discurso. Uma tradução literal seria, portanto, que a dermatologia é uma "discussão a respeito da pele". O propósito destas observações é familiarizar os reflexologistas e semelhantes terapeutas com os distúrbios comuns de pele e suas características distintas. **Esta introdução não pode ser considerada como substituto para a habilidade e o julgamento de um clínico geral registrado, ou especialista, os quais devem ser consultados pelos pacientes.**

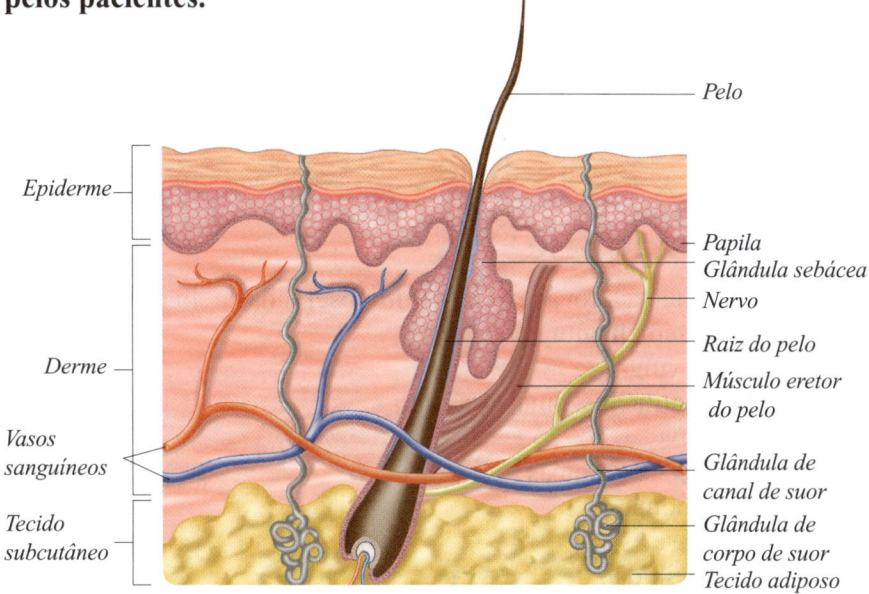

*Figura 3/1: Estrutura da pele*

## Estrutura da pele

A epiderme consiste em um número de camadas de células intimamente próximas (ver Figura 3/1). Sua espessura depende do local do corpo e de onde a exposição à fricção é maior.

A derme se localiza entre a epiderme e o tecido gorduroso subcutâneo (ver Figura 3/1). Ela sustenta a epiderme nos sentidos estrutural e nutricional e contém colágeno (a proteína que ajuda a manter as células e o tecido coesos). A parte superior da camada da derme tem fibras elásticas dentro dos tecidos conectivos; possui também terminais nervosos que são sensíveis ao toque. A porção inferior da derme contém folículos capilares, nervos e os canais glandulares de óleo das glândulas de suor e nervos que são sensíveis à pressão.

## Funções da pele

- Regulação da temperatura do corpo.
- Camada exterior protetora; protege o corpo de desidratação, de bactérias e do efeito de radiação e luz ultravioleta.
- Receptáculo de estímulos; por meio de terminais nervosos da pele que sinalizam toque, pressão, dor e temperatura.
- Excreção por perspiração que transporta água, sais e compostos orgânicos.
- Síntese de vitamina D da luz do sol. Há substâncias na pele que convertem vitamina D da luz do sol em vitamina D3, que se torna ativa nos rins.
- Resistente à água.
- Produção de melanina que dá cor à pele e absorve luz ultravioleta.

## Problemas de pele

As condições prováveis de serem observadas pelo reflexologista ou terapeuta semelhante são:
- Acne vulgar
- Dermatite / eczema
- Eritema
- Infecções fúngicas
- Melanoma
- Psoríase
- Vermelhidão

Essas condições serão abordadas a seguir, em ordem alfabética, por facilidade de referência, e não pela ordem de frequência mais comum.

## Acne vulgar

Afirma-se que mais de 1,5 milhão de pessoas no Reino Unido recebe tratamento, em algum momento da vida, para acne vulgar.

## Classificação

1. Há três categorias principais:. Acne leve: pequenas pápulas (nódulos ou caroços) e cravos (pontos negros).
2. Acne moderada: lesões inflamatórias, algumas pústulas profundas e, às vezes, escamação.
3. Acne severa: numerosas lesões inflamatórias, pústulas, pápulas (pequenas elevações da pele localizadas), nódulos e escamação extensa.

Dentro dessas categorias, há cinco tipos de lesões:

1. Cravos abertos: (pontos negros) coloração preta, e contêm sebo e melanina, que é um pigmento preto encontrado nos pelos, na pele e na membrana externa do olho; geralmente não inflamam.
2. Cravos fechados: (pontos brancos) geralmente inflamam.
3. Pápulas: lesões pequenas, inflamadas, vermelhas.

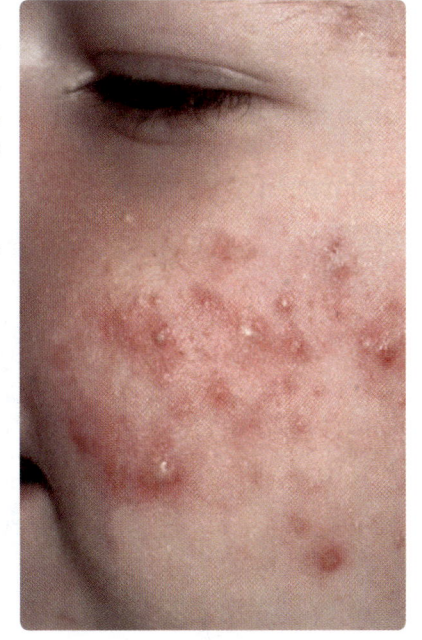

*Figura 3/2:* Acne

4. Pústulas: como o nome indica, contêm pus. Geralmente desaparecem em cinco dias; pode demorar mais, se forem profundas.
5. Nódulos e/ou cistos: lesões profundas, geralmente doloridas, e podem durar meses, deixando cicatrizes.

*Causa*
Excesso de secreção (hipersecreção) das glândulas sebáceas e inflamação de folículos capilares que dependem da presença de hormônios androgênicos. Por isso, a acne ocorre com mais frequência nos adolescentes. As pústulas contêm bactérias nas aéreas que não são consideradas patogênicas (formadoras de doença).

*Localização*
Os pontos mais comuns são o rosto, as costas e/ou o peito.

*Tratamento*
O objetivo é impedir novas lesões e escamação e amenizar o embaraço psicológico, a depressão e a falta de confiança que podem acompanhar tal condição. O grupo benzoico de cremes, antibióticos e hidratantes é usado, separadamente ou uma combinação de vários, por um período mínimo de seis meses. A remoção de cravos também pode ser feita com extratores e radiação ultravioleta. Também se usa sabão feito de folhas de chá para aliviar o problema.

## Dermatite/eczema

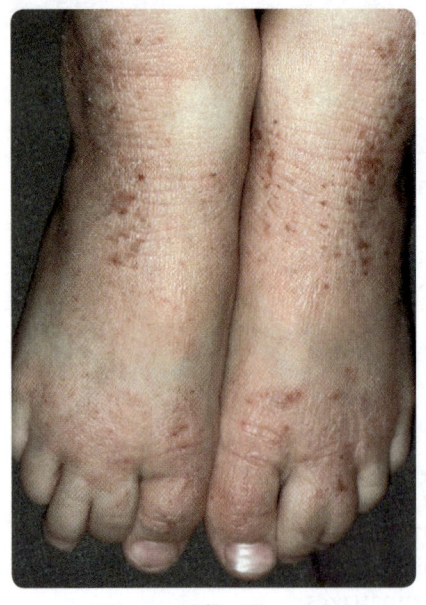

*Figura 3/3: Eczema*

O significado preciso de eczema é tema de debate; geralmente a palavra é considerada um sinônimo de dermatite. O termo grego de origem, *ekzein*, significa "estourar", isto é, uma erupção na camada exterior da pele. De modo semelhante, dermatite significa simplesmente inflamação da pele. Daí a coincidência desses termos no uso médico corriqueiro, porque se referem a uma condição que envolve inflamação e erupção da pele. A inflamação da pele pode ser provocada por uma alergia, mas em muitos casos não há uma causa conhecida. Já que muitos tipos de dermatite são conhecidos como eczema, as seguintes explicações se referem ao termo generalizado, em uma tentativa de diminuir a confusão. Os principais tipos de eczema são:

- Atópico
- Seborreico
- Discoide
- De contato
- Venoso (estase)
- Foto
- Numular

*Eczema atópico*
"Atópico" refere-se a asma, febre do feno e eczema, de modo que as pessoas com tendência às duas primeiras podem sofrer também com a última. É comum em bebês com até 18 meses de idade. Uma vermelhidão com coceira extrema ocorre geralmente no rosto e nas dobras internas dos cotovelos, das virilhas ou dos joelhos. Nessas áreas, a pele escama e podem aparecer brotoejas vermelhas. O ato de coçar faz com que essas brotoejas se abram, e pode ocorrer infecção na forma de vermelhidão.

*Tratamento*
Gelatina de petróleo para casos leves amacia a pele na área infectada. Para condições mais persistentes e severas, podem ser usados corticoides. Consequentemente, os reflexologistas concentram o tratamento nas áreas que correspondem ao sistema endócrino de um modo geral e na área adrenal, em particular. No caso de bebês com essa condição, eles não devem ficar aquecidos demais, pois o problema piora. Em contato direto com a pele, é preferível roupa de algodão a outros materiais. A condição desaparece espontaneamente quando a criança fica mais velha, embora talvez dure alguns anos. A maioria das crianças se livra dessa forma de eczema quando entra na puberdade.

*Eczema seborreico*
É uma área vermelha, escamosa e com coceira que se desenvolve no rosto (geralmente), no nariz, nas sobrancelhas, no couro cabeludo, nas virilhas, no peito e nas costas. No couro cabeludo, ela pode ser causa de caspa em adultos e dermatite seborreica em bebês. A vermelhidão pode surgir em períodos de estresse, mas sua causa precisa é desconhecida.

### Tratamento
Corticoides e remédios que matam micro-organismos podem ajudar. Xampus medicinais com cetoconazol, ácido salicílico, alcatrão e enxofre ou zinco podem ser usados para tratamento do couro cabeludo.

### Eczema discoide
São lesões em forma de moeda, que coçam, e podem ocorrer nos braços e pernas, principalmente de homens de meia-idade. Podem formar cascas ou vesículas (brotoejas) e durar vários meses. Podem também ser recorrentes.

A causa é desconhecida, mas considera-se que o estresse é um fator que contribui. Novamente, o tratamento por reflexologia pode ser apropriado e eficaz para aliviar essa condição.

### Tratamento
Corticoide com o antibiótico apropriado.

### Eczema de contato
Como o nome implica, é um eczema resultante do contato com certas plantas, detergentes (inclusive resíduos em roupas lavadas), níquel presente em pulseiras de relógio e bracelete, substâncias químicas como luvas e preservativos, alguns cosméticos, alguns tecidos (lã afeta algumas pessoas, se estiver em contato com a pele) e alguns cremes medicinais. Em suma, é uma reação alérgica a qualquer ou a alguns desses produtos quando entram em contato com a pele. A vermelhidão varia dependendo do contato irritante e do grau de reação da pessoa. De um modo geral, costuma coçar e formar bolhas e/ou placas, e se distribui de acordo com a parte do corpo que esteve em contato com a substância.

### Tratamento
Após testes para determinar a fonte, evite a substância antagônica. Ao mesmo tempo, use algum creme suavizador que reduza a tendência a coçar. Pode ser um creme homeopático de "grafite".

### Eczema venoso (estase)
Essa forma de eczema costuma afetar pessoas com mais de 50 anos e é mais comum em mulheres que em homens. A vermelhidão surge na forma de placas de eczema crônico nos membros inferiores. Costumam aparecer varizes e ulceração. A vermelhidão é vívida e pode ser acompanhada de edema.

*Tratamento*

Pomadas à base de corticoide podem proporcionar alívio temporário, principalmente para quem tem varizes, cuja pele nas pernas fica inflamada, descolorada e irritada. O objetivo é impedir que o paciente coce a área afetada. É preferível o uso de roupas de algodão em contato com a pele, e devem ser evitados materiais irritantes como seda, lã e materiais sintéticos.

*Fotoeczema*

Ocorre quando uma pessoa de pele sensível reage à luz – como a luz do sol forte. A forma mais comum é um aglomerado de marcas ou bolhas em qualquer parte do corpo que seja exposta ao sol. Geralmente estouram e secam, deixando pequenas áreas temporárias de pele seca, como se fosse um local de uma bolha estourada.

*Eczema numular*

Costuma ocorrer em adultos, e tem causa desconhecida. Aparece em forma de placas circulares, que coçam e escamam, em qualquer lugar da pele, e é semelhante a *tinea pedis* (pé de atleta), sendo, porém, distinta. A condição às vezes é resistente aos costumeiros cremes corticosteroides anti-inflamatórios.

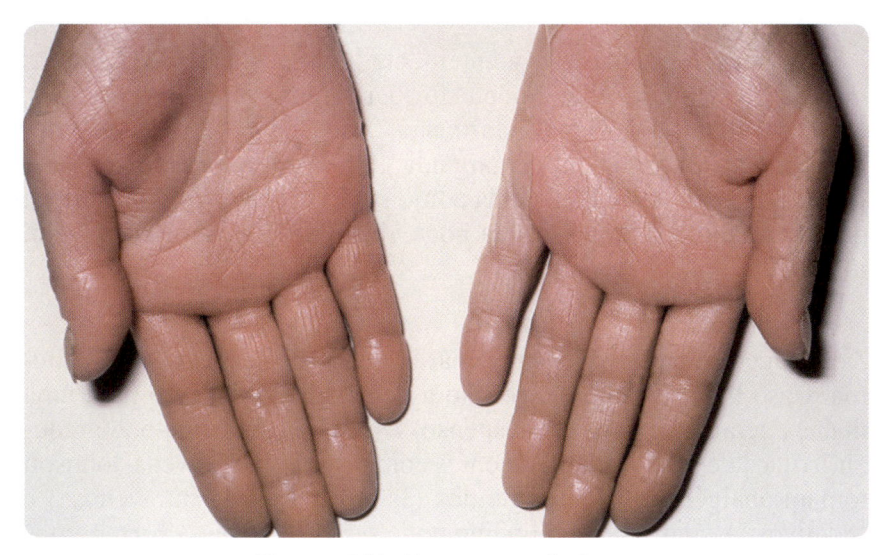

*Figura 3/4: Eritema multiforme*

## Eritema

É um termo genérico derivado do grego, que significa irritação da pele. É caracterizada por vermelhidão ou irritação na pele ou nas membranas mucosas, causadas por dilação e congestão dos capilares superficiais. O rubor nervoso e as queimaduras de sol são exemplos clássicos. São vários os distúrbios de pele que apresentam vermelhidão, tais como:

- Eritema multiforme
- Eritema nodoso
- Eritema *ab igne*

*Eritema multiforme*
É uma inflamação aguda da pele que às vezes afeta membranas mucosas internas. Pode estar presente em doenças generalizadas.

*Causas*
Reação a algumas drogas tais como penicilina, salicilato ou barbituratos; ou a condição pode acompanhar uma infecção viral, como por exemplo herpes simples ou dor de garganta (infecções por estreptococo). A condição é mais comum em crianças e mulheres jovens. Outras causas possíveis são as vacinas e a radioterapia.

*Sintomas*
Marcas vermelhas, frequentemente irritantes, parecidas com as marcas do sarampo. Elas podem formar bolhas ou ficar vermelhas, elevadas, com o centro mais claro; são "lesões alvo". As pessoas afetadas podem ter febre, dor de garganta, dor de cabeça e/ou diarreia. A forma mais extrema é conhecida como síndrome Stevens-Johnson, na qual as membranas mucosas da boca, dos olhos e dos genitais ficam inflamadas e ulceradas.

*Tratamento*
Sugerido para a doença primária, que pode ser a causa do eritema. Caso haja suspeita de reação a determinado remédio para uma doença geral, este deve ser suspenso. O uso de corticoide pode reduzir irritação e inflamação. Pacientes com a síndrome Stevens-Johnson tomam analgésicos, muitos fluidos (às vezes por via intravenosa) e sedativos. A síndrome geralmente pode ser tratada dessa forma, mas é possível que o paciente adoeça gravemente, em consequência de choque, inflamação excessiva ou uma inflamação que se espalhe

internamente. **Em resumo, se um paciente apresentar uma marca desconhecida que coça muito, vermelhidão e mal-estar, encaminhe-o ao médico imediatamente.**

*Eritema nodoso*
É uma erupção de brotoejas vermelhas, inchadas, nas pernas (geralmente canelas), normalmente acompanhada de outras doenças. As lesões iniciais são de coloração vermelha intensa, elevadas e macias. Os estágios posteriores da condição se parecem com hematomas em estágio final. A condição ocorre com mais frequência no grupo das faixas etárias de 20-50 anos, e afeta mais as mulheres.

*Causas*
A causa mais comum é infecção por estreptococo (dor de garganta), mas também pode haver uma relação com outras doenças: tuberculose e sarcoidose. Pode ocorrer como reação a drogas à base de sulfonamida.

*Tratamento*
O tratamento da condição subjacente elimina o problema da pele. Repouso e tratamento à base de analgésico ajudam, e a condição costuma ser curada no intervalo de três a cinco semanas.

*Eritema* ab igne
A pele fica vermelha, sarapintada, e também pode se tornar seca e coçar, como reação à superexposição a um calor direto, forte. É mais frequente em mulheres idosas e, na época em que se usava lareira aberta com carvão, era muito comum naquelas pessoas que se sentavam perto do fogo, pois suas pernas ficavam muito quentes. Pode ser aliviada com um creme suavizador, e se a pessoa se afastar do fogo!

## Infecções fúngicas

As condições fúngicas são muito comuns e costumam ser causadas por dois tipos de fungos: dermatófitos, que crescem na camada mais externa da pele e provocam infecção por tênia na pele, nas unhas e no cabelo. O local mais comum para esse tipo de infecção se desenvolver é a área entre os pododáctilos, na pele mole interdigital, podendo afetar também as unhas dos pés. O segundo principal tipo fúngico é *candida albicans* (fermento). Afeta a pele e também as membranas mucosas, causando candidíase.

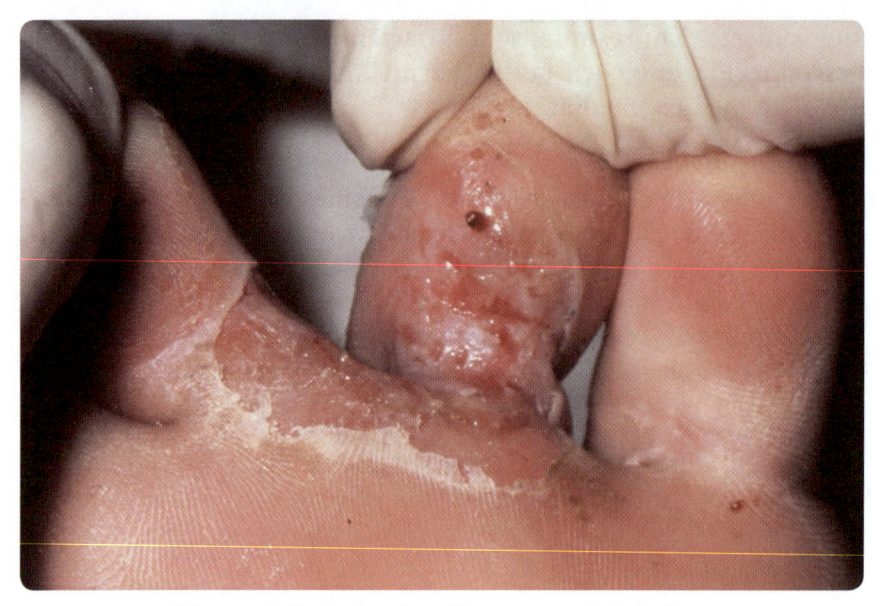

*Figura 3/5: Infecções fúngicas: pé de atleta*

Tinea pedis *(pé de atleta)*
O nome popular dessa condição nada tem a ver com proeza atlética. Os locais mais prováveis para o surgimento da infecção são nos banhos coletivos e nos vestiários, daí o nome. Prolifera em ambientes úmidos e quentes e, por isso mesmo, a área mais frequentemente afetada é o espaço entre o quarto e o quinto pododáctilo, onde causa irritação, maceração e escamação da camada externa da pele. A infecção pode se espalhar para as superfícies dorsal e plantar do pé e até as unhas, onde começa como um amarelamento da margem distal e/ou pela borda da unha.

*Tratamento*
É feito com a aplicação de cremes como "Mycol", "Daktarin" ou pomada à base de folhas de chá. Pode-se também cobrir a área com a versão em pó desses produtos – tomando cuidado para não "vedar" nem "entupir" a pele. Uma mudança regular de calçados, boa higiene em geral e também a limpeza do interior dos sapatos, deixando "tomar ar" quando não forem usados, são práticas que ajudam a aliviar a condição.

Um tratamento alternativo e bastante eficaz é pôr os pés em uma bacia com água à qual é adicionada uma pequena quantidade de cristais de permanganato para formar uma solução rósea. Mergulhe os pés por dez minutos uma ou duas vezes por semana até a pele e/a condição clarearem. Deixe os pés secarem no ar (para evitar contaminação).

Tinea Unguium *(unhas)*
Esse é o nome coletivo dos fungos que podem afetar as unhas. Os quiropodistas se referem à condição como onicomicose. As unhas afetadas se tornam muito quebradiças, opacas e adquirem uma coloração marrom cinzenta, ficando por fim com um aspecto poroso. A infecção geralmente começa na borda distal da unha e se espalha devagar por toda a unha, inclusive embaixo dela, fazendo acumular dejetos e levantando-a.

*Tratamento*
Uma boa higiene dos pés é um pré-requisito; geralmente, o tratamento inicial requer a atenção de um quiropodista qualificado. A unha é afinada para permitir a penetração de um preparado antifúngico, como por exemplo *onychocil* ou *monophytol*. Essas fórmulas são pintadas na unha a partir de um conta-gotas e devem ser repetidas regularmente durante meses, até que comece a se desenvolver uma unha saudável a partir da raiz proximal. **Infecções intratáveis e a onicomicose relacionada à infecção de pele devem ser mencionadas ao médico do paciente, ou, no caso da onicomicose, a um quiropodista qualificado.**

Tinea Corporis
É uma infecção por vermes do rosto, do tronco ou dos membros. Ocorre eritema (vermelhão da pele) e escamação nas bordas de placas que podem ter pústulas no centro. As placas se espalham devagar, cicatrizando no centro, o que lhes dá uma aparência característica de "lombriga". Pode se espalhar a partir de uma infecção inicial nos pés ou nas virilhas, e as crianças às vezes podem ser afetadas por seus animais de estimação.

Tinea Capitis
Afeta o couro cabeludo e costuma ser mais comum em crianças em idade escolar. Manifesta-se como uma escamação generalizada do couro cabeludo e/ou focos circulares de perda de cabelo. Em casos severos, a perda de cabelo pode ser permanente e, nos homens, pode afetar também a área da barba. Quando a reação inflamatória é forte, a causa pode se originar de um animal.

*Tratamento*
Geralmente é necessária uma terapia antifúngica sistêmica. Por isso, se um paciente relatar a condição, ou se você observar ou desconfiar que ela existe, **recomende que procure um médico**.

*Candidíase*
Em sua forma aguda, essa condição costuma ter uma aparência pustulosa. Um sintoma diagnóstico é a presença de pequenas pústulas espalhadas além da margem das lesões principais. *Candida albicans* é um micro-organismo parasítico do aparelho digestivo. Entretanto, são várias as características que aumentam o risco da condição: má higiene, obesidade, diabetes melito, dobras quentes e úmidas da pele (sob os seios e nas virilhas), HIV e uma reação adversa a alguns tratamentos antibióticos. Os tipos comuns são:

**Intertrigem (intertrigo).** Afeta a dobra da pele abaixo do seio, as rugas abdominais, as axilas e as virilhas. É uma área inflamada, geralmente com a pele macerada; às vezes, aparecem pústulas branco-cremosas. Também pode ocorrer entre os dedos, onde os reflexologistas se deparam com a condição. O tratamento é com fórmulas anticandida, geralmente combinadas com uma fórmula de hidrocortisona.

**Candidíase oral.** É caracterizada pelo surgimento de placas brancas nas membranas mucosas. Pode ser causada por má higiene bucal e pelo uso de dentadura, e tratada com fórmulas orais/pastilhas antifúngicas.

**Candidíase genital.** Geralmente se manifesta na forma de uma vermelhidão dolorida, irritante, inflamada, na vulva e/ou entrada da vagina (vulvovaginite). Costumam aparecer placas brancas e pode ocorrer também uma secreção vaginal branca. É uma condição perturbadora. Nos homens, podem ocorrer sintomas parecidos no pênis. O tratamento é com cremes antifúngicos ou medicação sistêmica.

## Melanoma

O documento informativo da *Health Education Authority* (1996), intitulado *"Se você é adorador do sol, não sacrifique sua pele"*, afirmava que ocorriam mais de 4 mil novos casos de melanoma a cada ano no Reino Unido e mais de 1.500 mortes resultantes de melanoma. O número de novos casos mais que dobrou desde 1974. É vital identificar o melanoma e tratá-lo logo no início, pois o prognóstico se relaciona à profundidade do tumor quando diagnosticado. **Portanto, se houver a menor suspeita, por parte de um reflexologista ou**

**terapeuta semelhante, de que um paciente tem algo mais sinistro que uma "verruga" comum, ele deve ser encaminhado a um médico imediatamente. Ou seja, no caso de dúvida, encaminhe.** Mas, por referência, há vários tipos de melanoma, entre os quais os mais comuns são:

*1. Melanoma metastático superficial*

É o tipo comum em 50% de todos os casos conhecidos no Reino Unido e pode afetar qualquer faixa etária, sendo que as mulheres correm maior risco. Esse tumor de superfície se espalha para fora e pode conter variadas quantidades de pigmentação. A borda do tumor é irregular.

Se for diagnosticado e tratado no início, pode afetar apenas a epiderme. Às vezes, leva de seis meses a dois anos para os melanomas malignos se tornarem invasivos, quando se desenvolve um nódulo em seu interior. Esse nódulo indica uma infecção dérmica profunda, com um mau prognóstico correspondente.

Os locais mais comuns para melanoma superficial são, nas mulheres: braços e parte inferior das pernas, rosto e parte superior das costas; e nos homens: tronco, rosto e parte superior das costas.

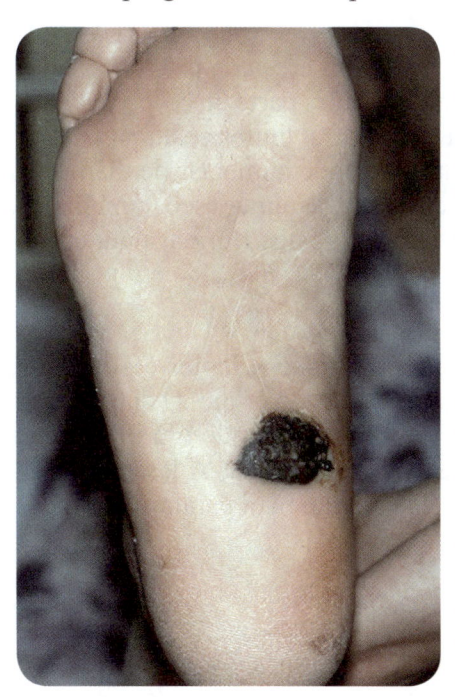

*Figura 3/6: Melanoma*

*2. Melanoma nodoso*

Corresponde a 20%-25% dos casos no Reino Unido e é mais comum em homens que mulheres. É a forma de melanoma mais agressiva e de rápido crescimento. As lesões costumam ser de coloração marrom ou preta e, em vez de formar casca, é mais comum que sangrem ou escoem – **um sinal de alerta que não deve ser ignorado**. Essas lesões podem aparecer em qualquer parte do corpo.

### 3. Melanoma lentiginoso acral

É o tipo menos comum no Reino Unido, tendo sido registrado apenas em 10% dos casos relatados. Pode ser observado nas palmas das mãos ou solas dos pés, e pode afetar as membranas mucosas. Esse tipo de melanoma é extremamente invasivo e geralmente é diagnosticado muito tarde. **É vital que seja investigada imediatamente qualquer lesão pigmentada nas áreas mencionadas. A demora pode ter consequências sérias.**

*Causas*
As verdadeiras causas são desconhecidas. Os melanomas são mais comuns em pessoas de meia-idade e em idosos com pele clara, que já se expuseram por períodos prolongados à luz solar. O aumento na incidência de casos de câncer de pele pode estar relacionado à maior possibilidade e disponibilidade de férias de pessoas no Hemisfério Norte em países com longos períodos ininterruptos de sol forte.

*Sintomas e sinais*
O tumor geralmente se desenvolve em áreas de pele expostas à luz solar, mas pode ocorrer em qualquer outra parte do corpo, incluindo as áreas debaixo das unhas ou no olho. O tumor costuma crescer a partir de uma verruga já existente que pode aumentar de diâmetro, passando de 6 milímetros, ficar encaroçada, sangrar, escoar, mudar de cor, desenvolver uma borda preta que se espalha, formar uma crosta e/ou começar a coçar.

*Tratamento*
O diagnóstico precoce é essencial porque o tumor é altamente maligno e pode se espalhar para outras partes do corpo. O diagnóstico é feito por meio de biópsia da pele; o tratamento de um melanoma maligno confirmado é por meio de excisão cirúrgica. A lesão é removida com uma margem circundante suficiente para garantir que todas as possíveis células infectadas foram extraídas.

## Psoríase

Essa condição da pele é crônica, não infecciosa, inflamatória e afeta aproximadamente 3% da população do Reino Unido. Cerca de um terço dessas pessoas tem histórico familiar da condição.

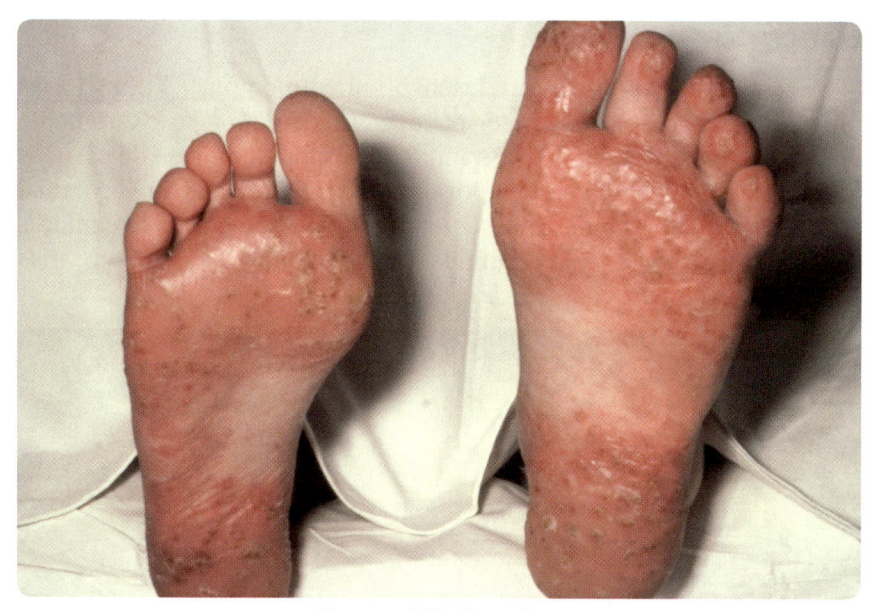

*Figura 3/7: Psoríase*

É caracterizada por placas espessas de pele inflamada, vermelha, frequentemente cobertas por escamas branco prateadas.

*Tipos e locais da psoríase*
Placas escamosas (eritematosa) aparecem nos cotovelos, nos joelhos, na parte inferior das costas e no couro cabeludo. São extremamente doloridas.

**1. Couro cabeludo.** Escamação espessa e vermelhidão embaixo dos cabelos e atrás das orelhas;

**2. Unhas.** É comum a separação entre a unha e o leito da unha;

**3. Pustulosa.** Pústulas nas palmas das mãos e na região plantar dos pés.

*Psoríase eritrodérmica* é caracterizada por escamação e pústulas generalizadas. A pele fica desconfortavelmente quente e ocorre uma fadiga geral, desidratação, perda de termorregulação e a possibilidade de comprometimento cardíaco.

*Psoríase flexural (inversa)* ocorre em zonas de "flexão" sob os seios, nas entradas das virilhas e na parte de trás dos joelhos ou nas dobras dos braços. Comum em mulheres e pessoas idosas.

*Psoríase de fralda* se espalha para fora da área coberta pela fralda, mas pode desaparecer rapidamente. Pode indicar um risco de desenvolver psoríase "comum" mais tarde.

## Urticária

Esse termo significa um desenvolvimento de placas transitórias pruríticas. As lesões podem ser pápulas, arcos ou placas. Raramente duram mais que um dia. Coçam muito e surgem na forma de caroços brancos ou amarelos cercados por uma área de inflamação vermelha. Às vezes, são tão grandes que se juntam, formando placas irregulares e elevadas. Os locais mais comuns são os membros e o tronco, mas podem aparecer em qualquer área do corpo.

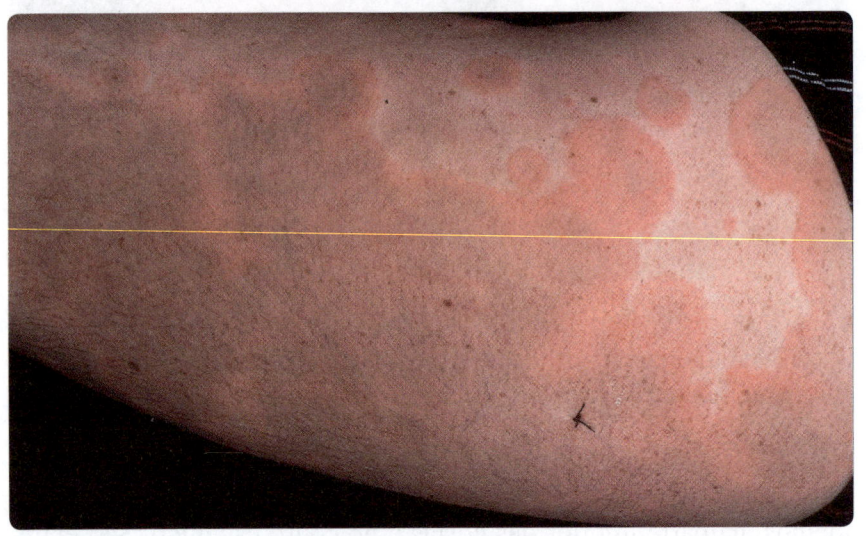

*Figura 3/8: Urticária*

*Causas*
Geralmente desconhecidas, mas podem ser uma reação alérgica na qual é liberada histamina das células da pele, fazendo com que vaze fluido de minúsculos vasos sanguíneos para o tecido da pele. Pode ser causada por exposição ao calor, ao frio ou à luz do sol.

*Tratamento*
A coceira pode ser aliviada com creme de calamina ou remédios anti-histamínicos. Casos severos exigem medicamentos controlados. O não contato com os fatores agravantes também ajuda.

## Condições das unhas

Veja a tabela (ao lado) e as fotos para um resumo de algumas condições que podem ser encontradas por reflexologistas e praticantes de terapias alternativas.

Uma introdução à dermatologia 83

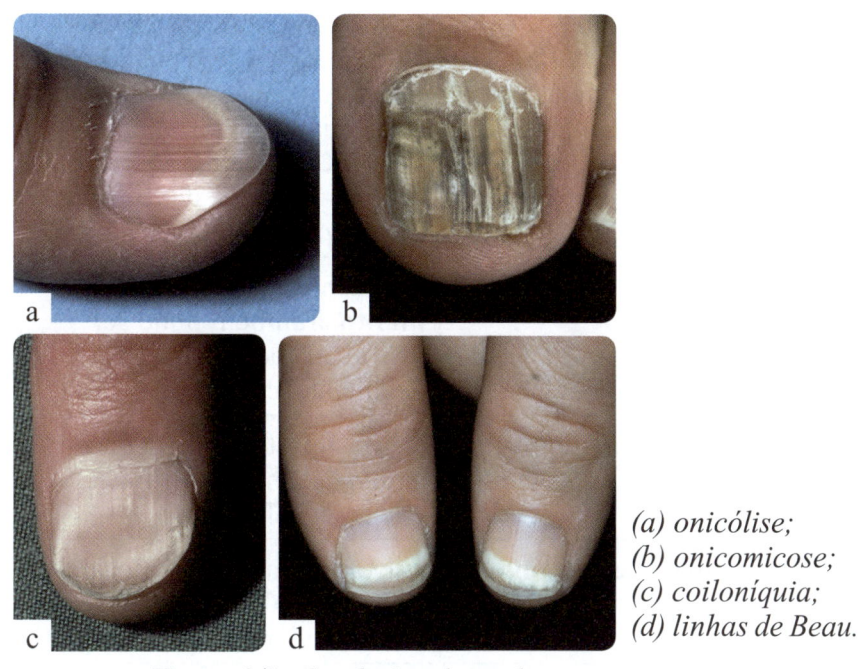

*(a) onicólise;*
*(b) onicomicose;*
*(c) coiloníquia;*
*(d) linhas de Beau.*

*Figura 3/9: Condições das unhas*

*Tabela 1: Condições das unhas*

| Condição | Causa possível (etiologia) |
|---|---|
| **Engrossamento anormal** (Onicauxe) da raiz para a margem. Geralmente acompanhado de descoloração amarelo-escura/marrom | Matriz danificada por: <br> - trauma <br> - falta de corte <br> - fungos <br> - transtorno sistêmico |
| **Separação entre a base da unha e a matriz** (Onicólise) idosos mais suscetíveis | Condições de pele, tais como psoríase, eczema; condições sistêmicas ou trauma |
| **Crescimento retardado da unha** (Onicatrofia) pode levar à onicomadese | Doença debilitante; doença de pele; idade; transtorno constitucional grave |

| Unhas partidas e/ou quebradiças (Onicorexe) geralmente com distinto desgaste longitudinal | Pode ocorrer com o avanço da idade ou como resultado de transtorno constitucional, isto é, anemia, reumatismo. Pode ser por causa da má absorção de vitaminas e/ou deficiência de cálcio, zinco ou magnésio |
|---|---|
| Unhas em forma de concha (Coiloníquia) | Frequentemente **diabetes melito**. Também pode ser provocada por deficiência debilitante, como anemia |
| Linhas transversais sobre a base da unha (Linhas de Beau) | Algum transtorno constitucional antigo que impediu o crescimento da unha |
| Manchas brancas nas unhas | Talvez trauma anterior localizado ou sinal de deficiência de zinco ou vitamina A |

## Referências

1. *Common Skin Conditions* (booklet). Nursing Times.

2. Levene, G. M., Calnan, C. D., White, G. M.: 2003. *Color Atlas of Dermatology*. Mosby, London. (ISBN: 0 7234 3298 8).

3. BMA *Complete Family Health Encyclopaedia*. 1990. Colour Library, UK.

4. Glanze, W. D. (org.): 1998. *Mosby's Medical Nursing & Allied Health Dictionary*, 5ª edição. Mosby, London. (ISBN: 0 8151 4800 3).

5. Beaven, D. W. e Brooks, S. E.: 1984. *A Colour Atlas of the Nail in Clinical Diagnosis*. Mosby, London. (ISBN: 0 7234 0826 2).

# Capítulo 4

## O combustível – Aspectos da nutrição

### Introdução

Já se escreveu muito acerca da nutrição, e muita publicidade é dada a várias dietas que afirmam nos tornar parecidos com nossos ídolos. Diante da escolha radical entre ser parecido com um ícone e gozar de saúde e vitalidade, penso que a maioria das pessoas optaria pela segunda alternativa.

Se considerarmos nosso corpo como a manifestação terrestre de "nós" – nosso espírito –, então é nossa responsabilidade cuidar dele, não apenas para benefício pessoal, mas também para minimizar o tempo em que passamos incomodando os outros por terem de cuidar de nós quando adoecemos.

Entretanto, muitas pessoas no mundo ocidental investem 100% no trabalho e nada deixam para a família, os amigos, os interesses e relaxamento. Pode ser um clichê afirmar que nós somos aquilo que comemos, mas, assim como os computadores, se o lixo pode entrar, também pode sair. Devemos abrir espaço para a nutrição (combustível do corpo) e só expelir os dejetos supérfluos.

No cenário ideal, os alimentos deveriam ser organicamente produzidos, frescos e repletos de vitaminas e nutrientes minerais. O ar que respiramos e a água que bebemos precisam estar livres de poluentes. Nossos pensamentos devem ser positivos e nossa postura é melhor quando estamos relaxados e solidários ante as necessidades dos outros, ou seja, livres de estresse.

Infelizmente, o estilo de vida ocidental nos impeliu na direção oposta a esses aspectos desejáveis, saudáveis, da vida. Passamos o dia correndo; não podemos perder um minuto sequer, temos de viver no agora, na faixa rápida da estrada da vida – tomar o café da manhã no tempo mais curto possível, comer um sanduíche na hora do almoço, ir a reuniões intermináveis, equilibrar o orçamento que é controlado por algum superior autoritário, escrever extensos relatórios que serão ignorados, etc. Já ouviu falar disso?

Temos de fazer um esforço consciente, quase contínuo, para desacelerar e sair da esteira de vez em quando. Agora, enfim, precisamos "trabalhar" para relaxar! Estâncias de saúde e centros de lazer, com suas áreas de exercício, têm proliferado, com o intuito de nos encorajar a unir exercício físico com alguma forma de relaxamento.

Há um recurso simples que podemos usar, cuja sigla é "ACE": vitaminas A, C e E. A vitamina A vem de cenouras, espinafre, brócolis, frutas; a vitamina C, das frutas frescas, saladas, batatas e salsa; e a vitamina E, dos grãos integrais, cereais, óleo vegetal e nozes. Incluir a presença destas e de outras vitaminas e minerais, seja de alimentos frescos orgânicos ou por meio de suplementos, em nossa dieta diária nos ajudará a manter a boa saúde e a vitalidade.

Em 2001, a Organização Mundial de Saúde (OMS) declarou que até 70% de todos os casos de câncer estavam relacionados à dieta. Precisamos nos conscientizar da importância dos radicais livres e antioxidantes em nosso esforço para nos mantermos saudáveis e ativos.

## Radicais livres e antioxidantes

Antes de discorrermos a respeito dos radicais livres e antioxidantes, precisamos nos lembrar de alguns pontos básicos.

Um *átomo* (do grego, *atomos*, que significa "indivisível") é a menor divisão de um elemento que retém suas propriedades e características.

Ele consiste em um centro, ou núcleo, que contém um número de *prótons* (carga elétrica positiva) que são os mesmos para cada elemento; o número total se chama *"número atômico"* do elemento. O outro constituinte é um número de *nêutrons*; a quantidade pode variar e, se for extremamente desproporcional, o elemento se torna instável. Em órbita em volta do núcleo se encontram os *elétrons* (carga elétrica negativa).

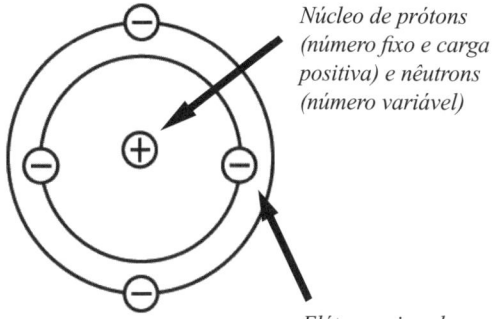

*Figura 4/1: Diagrama esquemático de um átomo*

*Núcleo de prótons (número fixo e carga positiva) e nêutrons (número variável)*

*Elétrons girando, ou em órbita (carga negativa)*

*Dois ou mais átomos constituem uma molécula (do latim, molecula, que significa "massa pequena").*

*Um conjunto de moléculas forma um elemento (do latim, elementum, que significa "princípio primeiro"). Há mais de 100 dessas substâncias primárias que não podem ser decompostas quimicamente.*

*Dois ou mais elementos diferentes unidos por processos químicos formam um composto (do latim componere, ou "juntar"). Os elementos se combinam em proporções diferentes e não podem ser fisicamente separados.*

*Atenção*: um íon é um átomo ou molécula que possui uma carga elétrica causada pela remoção de um elétron, que cria um desequilíbrio elétrico.

Um *radical livre* é um átomo ou molécula com um ou mais elétrons desemparelhados em sua órbita externa. Consequentemente, torna-se ativo e instável. Um elétron desemparelhado de radicais livres do oxigênio, nitrogênio ou baseados em carbono tem uma significação biológica.

Os radicais livres são substâncias químicas capazes de existência independente, e sua duração é de microssegundos. Eles procuram estabilidade atraindo um elétron da camada externa de uma molécula vizinha para o elétron desemparelhado, para formar um par e uma molécula estável.

O processo de roubar de um átomo ou molécula vizinha um elétron de sua camada externa causa uma reação em cadeia entre compostos, assim como um efeito dominó. Um radical livre pode danificar numerosas moléculas por meio desse processo de autoperpetuação. Esse processo de degradação microscópica é chamado de oxidação, e é um processo necessário de decomposição na natureza – desde pregos enferrujados, manteiga rançosa, até os animais em putrefação (quando a natureza proporciona comedores de carniça, ou da carcaça).

Em humanos, a oxidação por meio dos radicais livres pode reduzir seriamente a eficácia de nosso sistema imunológico e afetar nossa taxa de envelhecimento. Doenças cardíacas e cardiovasculares, câncer e distúrbios autoimunes e de pele podem ser a consequência da atuação dos radicais livres. O processo pode ser impedido por compostos chamados de *"destruidores de radicais livres"*. Muitos dos antioxidantes são bons destruidores de radicais livres, sendo o mais importante o selênio, que se concentra no fígado, nos rins e no pâncreas. É outro exemplo do pouco afetando o muito, pois existe menos de 1miligrama de selênio no corpo.(1) Os estudos mostram que o aumento de incidência das doenças "modernas" como reumatismo, alergias, doença cardíaca e câncer coincide com o declínio de selênio em nossas dietas. Seria também a causa de diabetes, em fases posteriores da vida? Sugiro fazer uma pesquisa.

Para uma referência fácil e rápida, algumas condições são destacadas nos comentários a seguir acerca das deficiências de vitamina. Essas condições são encontradas com frequência ou consistem em uma causa comum de preocupação com pacientes, que tenho observado no decorrer de meus anos de prática, embora seja importante enfatizar que os reflexologistas **não podem** prescrever substâncias.

## Algumas deficiências de vitaminas

### Deficiência de vitamina A

*Deficiência severa:* Pálpebras ardendo, coçando e inflamadas; cansaço ocular; dor severa nos globos oculares; terçol frequente; nervosismo e exaustão. Úlceras córneas são prováveis, bem como muco nos cantos dos olhos. Pele seca e áspera, geralmente acompanhada por irritação no corpo inteiro. Surgimento de espinhas nos cotovelos, nos joelhos, nas nádegas e na parte de trás do braço. Suscetibilidade a impetigo, carbúnculos, bolhas e cistos em qualquer parte do corpo. Cabelos secos e sem brilho; caspa. Menstruação profusa. Unhas das mãos e dos pés quebradiças.

*Deficiência leve:* Visão embaralhada, o que se nota particularmente ao dirigir à noite – as luzes dos veículos destroem a vitamina A nos olhos, a visão volta a ficar clara assim que o veículo com faróis acesos passa. Na deficiência de vitamina A, o motorista fica temporariamente cego e a recuperação da visão depende do grau da deficiência. Há também a fadiga ocular após assistir à televisão (independentemente da qualidade do programa!)

*Alimentos ricos em vitamina A:* couve, repolho, alface, brócolis, cenoura, damasco, tomate, ervilha, aipo não branqueado, aspargos, leite, fígado, ovos, queijo. *Atenção*: é necessário combinar vitamina E com vitamina A para prevenir a destruição da vitamina A no corpo.

*Doença de deficiência:* xeroftalmia, cegueira noturna.

## Deficiência de vitamina B1 (tiamina)

De um modo geral, essa pode ser a causa da dor em volta do coração, o qual pode aumentar a ponto de ser diagnosticada como doença cardíaca; respiração curta após esforço; constipação; fadiga mental e física; depressão; sensibilidade a ruído; amortecimento nas mãos; insônia; neurite nas panturrilhas.

*Deficiência severa:* provoca dores de cabeça, náusea e vômito.

*Alimentos ricos em vitamina B1:* pão integral, arroz integral, espaguete, iogurte e levedo de cerveja. A vitamina B1 é destruída pelo calor e inibida pela cafeína, álcool e processamento de alimentos. O corpo não armazena a vitamina B1, e excreta aquilo de que não precisa.

*Doença de deficiência:* Beribéri.

## Deficiência de vitamina B2 (riboflavina)

Com essa condição, o lábio inferior pode ficar partido e áspero; a pele descama; os cantos da boca ficam partidos, racham, abrem-se e sangram – ficam bastante feridos. Esses sinais podem ir e vir, dependendo do nível de ingestão de vitamina B2. Se forem crônicos, surgem ranhuras que se irradiam da boca para cima, até o nariz.

Olhos sensíveis à luz. A visão noturna pode ser suficiente, mas uma luz fraca e o crepúsculo apresentam dificuldades. A pessoa pode se tornar irritável e frustrada por luz fraca insuficiente, que não lhe permite trabalhar ou escrever; precisa de luz forte. Os olhos podem lacrimejar, as pálpebras ficam irritadas, ardem e parecem arenosas; os olhos podem também ficar vermelhos por ser esfregados com frequência. Vermelhidão na pele, veias partidas no rosto e debaixo dos olhos.

*Alimentos ricos em vitamina B2:* leite, fígado, rins, fermento, queijo, verduras, peixe e ovos.

*Doença de deficiência:* Arriboflavinose – lesões na boca, nos lábios e nos genitais.

### Deficiência de vitamina B3 (niacinamida)

Pode ser causa de diarreia em bebês. Nos adultos, pode causar mudanças de personalidade – pessoas que antes eram positivas podem se tornar covardes, deprimidas, apreensivas, desconfiadas e confusas; preocupam-se excessivamente e são temperamentais, esquecidas, não cooperativas e emocionalmente instáveis. Podem ter halitose (mau hálito), feridas, pequenas úlceras na boca e língua grossa.

São pessoas tensas, nervosas, irritáveis, sofrem com insônia, tonturas, dores de cabeça recorrente e memória fraca. Sabe-se que os esquizofrênicos se beneficiam com uma ingestão de 1.000 a 3.000 miligramas de niacinamida a cada refeição, combinada com vitamina C e uma dieta rica em proteína. Os alcoólatras também respondem bem a esse tratamento.

*Alimentos ricos em vitamina B3:* fígado, carne magra, trigo integral, levedo de cerveja, rim, germe de trigo, peixe, ovos, amendoins torrados, aves, abacate, tâmara, figo e ameixa seca.

*Doença de deficiência:* Pelagra – termo generalizado que abrange dermatite, neurite periférica e mudanças na coluna vertebral (que pode levar à ataxia), anemia e confusão mental.

### Deficiência de vitamina B5 (ácido pantotênico)

Essa vitamina faz parte da família do complexo B e pode ser sintetizada no corpo por bactérias intestinais. Os sintomas da deficiência são fadiga, dor de cabeça, náusea, dor abdominal, amortecimento, formigamento, cãibra muscular e suscetibilidade a infecções; a deficiência severa pode provocar úlcera péptica.

*Alimentos ricos em vitamina B5:* Carne, grãos integrais, germe de trigo, fibras, rim, fígado, coração, verduras, levedo de cerveja, nozes, frango.

### Deficiência de vitamina B6 (piridoxina)

Pode ser causa de depressão, feridas na boca, nos lábios e na língua; insônia, extrema fraqueza, nervosismo, tontura, flatulência malcheirosa, seguida de vermelhidão com coceira em volta dos órgãos genitais. O sinal mais notável é eczema, que costuma aparecer primeiro no couro cabeludo e nas sobrancelhas, e depois em volta do nariz e das orelhas. Uma deficiência leve pode causar anemia e fadiga. Enxaquecas crônicas geralmente desaparecem com suplementos de vitamina B6. A vitamina B6, com magnésio, pode ajudar em casos de epilepsia; sabe-se também que uma ingestão diária de vitamina B6 pode cortar as convulsões em bebês. Uma dose diária de 10 miligramas também pode parar ou reduzir a náusea associada à gravidez.

*Alimentos ricos em vitamina B6:* levedo de cerveja, germe de trigo, fígado, rim, coração, repolho, leite, ovos e carne vermelha.

*Doença de deficiência:* anemia, dermatite, glossite (inflamação da língua).

### Deficiência de vitamina B12 (cobalamina)

Pode ser a causa de feridas na boca e na língua, nervosismo, problemas menstruais, odor desagradável no corpo, dor nas costas e rigidez, dificuldade para andar e passo incerto. Com o tempo, a coluna vertebral degenera e ocorre paralisia.

*Alimentos ricos em vitamina B12:* fígado, carne vermelha, carne de porco, ovos, leite, queijo, rim.

*Doença de deficiência:* anemia perniciosa, danos cerebrais.

### Deficiência de vitamina C (ácido ascórbico)

Sangramento da gengiva durante escovação dos dentes, hematomas, ossos frágeis, piorreia, possibilidade de catarata. A vitamina C é necessária para a manutenção da saúde ocular e da visão normal. Várias infecções sugam a vitamina C do sangue e pela urina; a maioria das doenças esgota os níveis saudáveis de vitamina C necessários ao corpo, o qual não consegue armazenar essa vitamina.

*Alimentos ricos em vitamina C:* frutas cítricas, frutas vermelhas, verduras, couve-flor, batata e tomate.

*Doença de deficiência:* escorbuto.

### Deficiência de vitamina D (a "vitamina da luz do sol")

Assim chamada porque nós absorvemos a vitamina D dos raios ultravioleta da luz solar.

Deformações na cabeça, no tórax e nos membros inferiores. Problemas da menopausa, ondas de calor, sudorese noturna, cãibras nas pernas e irritabilidade, enfraquecimento dos ossos, cáries e dentes irregulares ou protraídos, perda de cabelo.

*Alimentos ricos em vitamina D:* óleos de peixe, arenque, salmão, atum, sardinha. Laticínios (atenção: algumas pessoas hoje em dia questionam o valor dos laticínios; outras se beneficiam ao reduzi-los ou até evitá-los completamente. É preciso tomar cuidado, porém, para que a falta de laticínios não esgote a ingestão de vitaminas necessárias para manter a boa saúde e a vitalidade).

*Doença de deficiência:* raquitismo, cárie dentária, osteoporose senil.

*Sinais de raquitismo:* testa enorme, peito protuberante com afundamento em cima, costelas inferiores projetadas para fora; pernas severamente dobradas (fazendo os joelhos se encontrarem).

Bebês (3-5 meses) com a testa muito protuberante; uma criança normal e sadia, de perfil, tem uma linha reta acima dos olhos.

Outros sinais são rosto e peito estreitos, subdesenvolvidos, dentes protraídos, irregulares e tortos, queixo e/ou testa protraídos ou caídos, olhos muito fundos.

## Deficiência de vitamina E (tocoferol)

Marcas ou manchas marrons no dorso das mãos de pessoas de meia-idade ou idosos (o que também pode indicar falta de selênio suficiente na alimentação). Distrofia muscular – pode ser a causa da lentidão, em bebês, da capacidade de se sentar (por volta dos 6 meses de idade). Estrabismo em crianças por causa dos músculos fracos atrás dos olhos. De maneira semelhante, má postura em idosos – em virtude da fraqueza muscular. Cicatrizes profundas após cirurgia. Inabilidade da glândula tireoide para utilizar iodo (a vitamina E é vital para o funcionamento geral glandular).

*Alimentos ricos em vitamina E:* germe de trigo, soja, brócolis, brotos, espinafre, cereais integrais e trigo, ovos.

*Doença de deficiência:* degeneração muscular, anemia (baixa contagem de hemoglobina) e transtornos reprodutivos; destruição de glóbulos vermelhos.

### Deficiência de ácido fólico

Anemia, eczema, cabelos precocemente grisalhos, memória fraca (talvez por causa de hipotireoidismo), falta de energia, ansiedade, depressão, tensão – ou seja, condição generalizada de estresse.

*Alimentos ricos em ácido fólico:* brócolis, germe de trigo, amendoim, sementes de gergelim (também ricas em zinco), nozes, avelãs, damasco, melão, abacate.

*Doença de deficiência:* anemia.

### Deficiência de vitamina K (menadiona)

Tendência a sangramento; hemorragia (a vitamina K controla a coagulação do sangue).

*Alimentos ricos em vitamina K:* brócolis, iogurte, gema de ovo, óleo de fígado de peixe, agrião, tomate, batata.

*Doença de deficiência:* doença celíaca, colite.

### Deficiência de niacina (ácido nicotínico)

Tendência a dores de cabeça, gás intestinal, halitose.

*Alimentos ricos em niacina:* carne magra, fígado, levedo de cerveja, rim, germe de trigo, ovos, aves, abacate, tâmara, figo e ameixa seca.

*Doença de deficiência:* Pelagra, pele áspera, dermatite com escamação, "doença da língua preta", ou vermelhidão profunda com sulcos. Mais frequente em pessoas cuja dieta consiste basicamente em amido de milho.

## Minerais

Como os minerais são inorgânicos, não podem ser construídos em nosso corpo a partir de matéria-prima como proteína, por exemplo. Nós os consumimos integralmente com os alimentos ingeridos. Por conseguinte, a qualidade e a quantidade desses minerais dependem da qualidade do solo. As plantas extraem seus minerais necessários do solo e os animais comem essas plantas. Nós comemos as plantas e algumas pessoas comem alguns animais que se alimentam dessas plantas; é um inter-relacionamento essencial. (ver Figura 4/2).

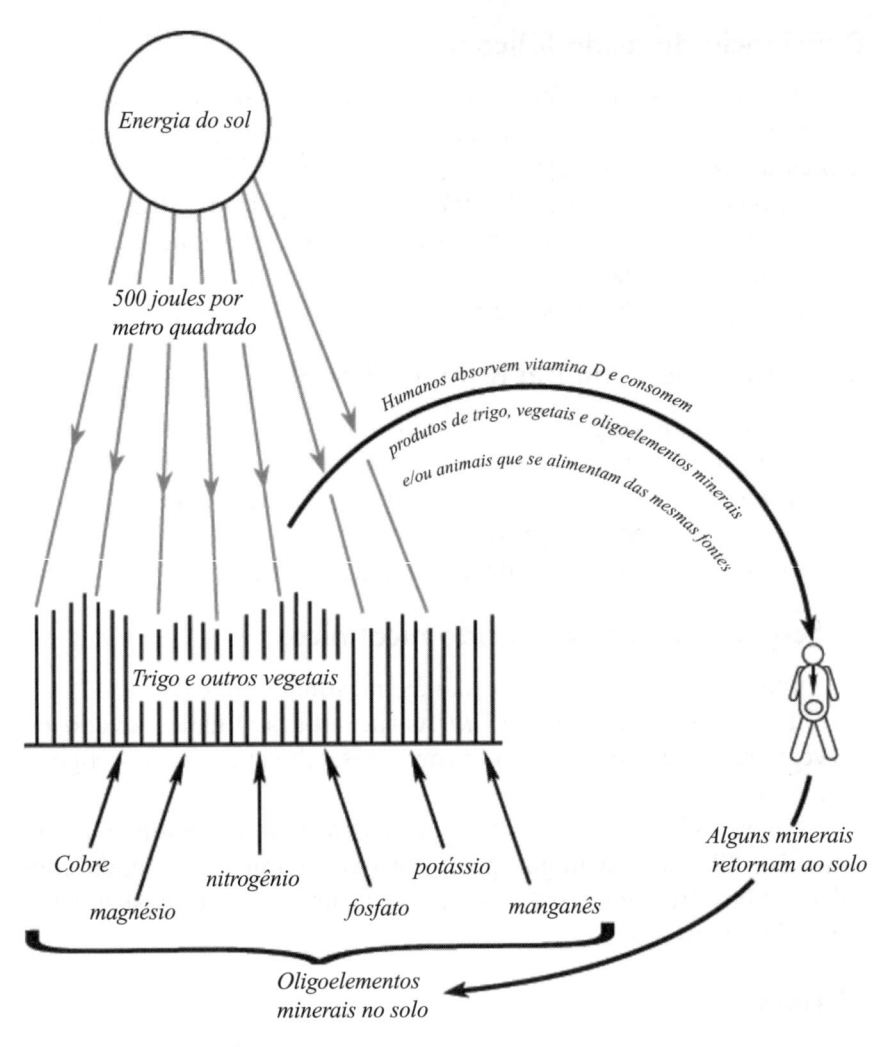

*Figura 4/2: Um ciclo energético do ambiente/dos alimentos*

Em anos recentes, as intensas práticas agrícolas e o difundido uso de vários pesticidas têm diminuído a qualidade essencial do solo; isso causou um desequilíbrio. A adição de fósforo, nitrogênio e potássio pode aumentar a produção de alimentos vegetais, mas perturbar seu equilíbrio entre eles e a proporção entre eles e outros minerais e oligoelementos. A habilidade de uma planta para absorver os minerais mais esparsos diminui à medida que mais fertilizante é acrescentado, e o conteúdo mineral geral de uma safra é caótico. Além disso, a acidez do solo afeta e limita a disponibilidade de minerais absorvíveis.

Quando levamos em conta todos esses fatores, não nos admiramos por não sermos mais capazes de obter todos os minerais de que necessitamos ou de absorvê-los no equilíbrio correto para manter a boa saúde a partir dos alimentos que comemos. Daí a necessidade de suplementar nossa ingestão de alimentos.

## Deficiência de cálcio

Insônia, nervosismo, dor nas articulações, pressão arterial alta, cárie dentária, cãibras musculares, osteoporose.

*Alimentos ricos em cálcio:* laticínios, verduras, soja, salmão, sardinha, nozes, salsa, ameixa seca, sementes de moranga. *Atenção:* cálcio, magnésio e vitamina D funcionam em conjunto.

*Doença de deficiência:* raquitismo, osteoporose.

O fluxo e refluxo de cálcio no corpo são influenciados em grande parte por dois hormônios; calcitonina (CT) e o hormônio paratireoide (HPT). A calcitonina auxilia o depósito de cálcio nos ossos enquanto protege o tecido mole da absorção excessiva. O hormônio paratireoide desencadeia a remoção de cálcio dos ossos para o tecido mole sempre e onde for necessário. Mais uma vez o equilíbrio é importante. Quando a ação desses hormônios está em equilíbrio, tudo vai bem. Daí a pergunta: a causa da osteoporose é o desequilíbrio entre tais hormônios? Dizer que a porosidade óssea, própria dessa condição, se deve a uma falta de cálcio suficiente é simplificar demais a questão.

## Deficiência de cromo

Tontura, irritabilidade após períodos longos sem ingestão de comida; sono excessivo ou sonolência durante o dia, vício em doces, sede excessiva, mãos frias.

*Alimentos ricos em cromo:* carne, frango, mariscos, levedo de cerveja, pão integral, ostras, batata, ovos, maçã, chirivia.

*Doença de deficiência:* acredita-se que esteja ligada à diabetes e a um possível fator na arteriosclerose, doença cardíaca e vista fraca.

No Ocidente – particularmente América do Norte e Europa – o alto consumo de alimentos processados e refinados é tido como um fator de alta contribuição na crescente incidência de diabetes e doenças cardíacas por causa de ingestão reduzida de cromo (o crescimento hormonal acelerado de frango sem gosto é um exemplo de alimento processado e refinado). Levedo de cerveja é, sem dúvida, a fonte mais rica de cromo, o que deve ser música para os ouvidos dos fãs da verdadeira cerveja.

O cromo é um fator vital na formação do Fator de Tolerância à Glicose (FTG), que ajuda a insulina a regular o açúcar no sangue e auxilia na regulação de colesterol no organismo.

## Deficiência de cobre

O cobre aumenta a habilidade do corpo para converter ferro em hemoglobina. A deficiência de cobre pode contribuir para o mau funcionamento da tireoide; e o cobre é necessário para tornar o aminoácido tirosina utilizável.

Fraca pigmentação de cabelos e pele, e baixa energia.

*Alimentos ricos em cobre:* feijão, ervilha, trigo integral, frutos do mar, ameixa seca, fígado.

*Doença de deficiência:* anemia, edema.

*Atenção:* O cobre é essencial para o uso da vitamina C no corpo.

Cerca de 30% do cobre que consumimos é absorvido pelo estômago e pela extremidade superior do intestino delgado (o duodeno e o jejuno). Aproximadamente um terço está contido no fígado e no cérebro e um terço nos músculos. Os restantes 3% circulam no sangue e nos tecidos moles do corpo. O cobre é um fator essencial na produção de um número de enzimas que desencadeiam algumas reações químicas vitais; por exemplo, a produção dos glóbulos vermelhos no tutano.

Há relatos de pacientes testados, nos quais não se encontrou deficiência de ferro, mas que continuavam exibindo os sintomas de anemia, palidez, lassitude e inquietação. Como consequência, alguns desses sintomas foram diagnosticados como neurose – a acusação de que "é tudo mental". Pesquisas realizadas na década de 1980, porém, levaram à conclusão de que esses mesmos sintomas podem ser causados por deficiência de cobre. Mulheres grávidas e em lactação podem correr esse risco porque o feto pode absorver o cobre da mãe; o mesmo faz o bebê amamentando, que constrói suas reservas de cobre nos dois ou três primeiros meses de vida.

## Deficiência de iodo

Aumento de peso por causa do mau funcionamento do metabolismo, processos mentais lentos, memória fraca, falta de energia.

*Alimentos ricos em iodo:* alga marinha, verduras (orgânicas, isto é, cultivadas em solo rico em iodo), cebola, frutos do mar em geral.

*Doença de deficiência:* bócio, hipotireoidismo (o sintoma clinico é mixedema).

O iodo pode influenciar nossa taxa metabólica basal, taxa de crescimento, saúde da pele, nível de energia, desenvolvimento mental e alerta; tudo por meio do funcionamento relacionado do hipotálamo e da glândula tireoide. Esta última retém cerca de metade dos 40 miligramas de iodo usados no corpo; a tireoide precisa de iodo para formar e secretar os hormônios *tiroxina* e *triiodotironina*. A falta de iodo provoca um inchaço da tireoide, conhecido como bócio.

No fim da década de 1980, os pesquisadores estavam se concentrando em um grupo de substâncias chamadas goitrógenos, que impedem a glândula tireoide de absorver a quantidade essencial de iodo; um goitrógeno identificado foi manganês mineral, que é um antagonista do iodo. Duas das fontes mais ricas de manganês são o chá e o repolho. As crianças, portanto, têm uma boa desculpa hoje em dia para evitar repolho na merenda escolar. A manutenção da boa saúde, entretanto, não é tão simples assim porque o repolho é também uma rica fonte de cálcio, que é necessário para ossos fortes.

### Deficiência de ferro

Pele pálida, fadiga e apatia, falta de apetite, náusea.

*Alimentos ricos em ferro:* fígado, rim, coração, carne vermelha, gema de ovo, ostras, nozes, feijão, sementes de moranga, tâmara.

*Doença de deficiência:* anemia. As mulheres são mais propensas à anemia que os homens (em um mês, podem perder o dobro dos homens).

Os biólogos consideram o ferro a maior influência na luta do corpo para evitar a anemia, colocando como mais alta prioridade, na frente do ácido fólico, vitaminas B6 e B12 e cobre. A deficiência de um ou de alguns ou de todos estes contribui para a anemia generalizada.

O ferro transporta oxigênio pelo corpo no conteúdo de hemoglobina do sangue. É essa pequena quantidade de ferro no sangue que permite que um campo magnético de baixa intensidade ajude a circulação sanguínea e, ao fazê-lo, acelere a cura.

Cada um de nós tem mais ou menos uma colher de chá de ferro (3-4 gramas) no corpo. A hemoglobina, que é produzida no tutano do osso, é responsável pela formação de corpúsculos vermelhos. São esses glóbulos vermelhos que transportam oxigênio dos pulmões a todas as partes do corpo. Metade do conteúdo total de ferro é absorvido na formação de enzimas chamadas *citocromos*, que possibilita às células utilizar oxigênio em seus processos metabólicos. O ferro remanescente é armazenado no tutano, fígado e baço.

### Deficiência de magnésio

Tremores ou espasmos musculares, fraqueza muscular, batimento cardíaco irregular, pressão arterial alta, constipação, tendência a hiperatividade e possíveis ataques, falta de apetite (pode haver outras razões para isso), depressão. O magnésio é conhecido como o mineral redutor de estresse.

*Alimentos ricos em magnésio:* figo, limão, germe de trigo, levedo de cerveja, *grapefruit* (toranja), maçã, amêndoas, castanhas-do-pará, feijão, alho, ervilha, uva passa, cereais, grãos, frutos do mar.

*Doença de deficiência:* tremores.

O magnésio é um nutriente vital e uma parte necessária de nossa ingestão que garante a distribuição e absorção de cálcio como, onde e quando necessário no corpo.

Um corpo saudável contém aproximadamente 30 gramas de magnésio (1), cuja maior parte (cerca de 21 gramas) é armazenada no esqueleto, sendo o equilíbrio mantido no tecido mole.

A maior parte do magnésio ingerido é absorvida no intestino delgado – outro exemplo da necessidade de paredes intestinais saudáveis. Excesso de álcool, açúcar e o uso de diuréticos podem atuar contra esse processo; e a pressão arterial alta e o hipertireoidismo podem deprimir a quantidade de magnésio absorvida.

No resumo referencial foram mencionados os tremores. O efeito da deficiência de magnésio no sistema nervoso pode variar desde um simples, porém embaraçoso piscar repetitivo de uma das pálpebras, até tremores musculares incontroláveis, ou um comportamento muito excitável e até convulsão.

### Deficiência de manganês

Dores em crianças, mau senso de equilíbrio, dores nas articulações, contrações musculares, convulsões.

*Alimentos ricos em manganês:* verduras, framboesa, amoras, uva, morango, beterraba, aipo, aveia, cereais integrais, gema de ovo.

*Doença de deficiência:* ataxia (mau controle muscular; movimentos irregulares, descoordenados).

A maior parte de manganês do corpo está armazenada nos ossos, no fígado e nos rins. Sua função precisa e a quantidade necessária para a boa saúde são um tanto vagas na literatura existente. Afirma-se, porém, que ele é importante na produção de energia e faz parte do processo de contração muscular. Vejo casos de deficiência de magnésio e manganês que provoca aquelas irritantes contrações musculares, geralmente à noite, quando a pessoa fica muito tempo sentada.

Entretanto, provavelmente o manganês é mais conhecido por sua função no metabolismo de carboidratos. Ele ajuda o pâncreas a armazenar o açúcar e o amido absorvidos dos alimentos, que por sua vez é convertido em energia.

As pesquisas têm mostrado que quando o pâncreas é removido por causa de doença, o nível de manganês do paciente cai de maneira dramática. Consequentemente, costuma-se receitar manganês como parte do tratamento de diabetes; além disso, ele pode ajudar na formação de insulina. Por outro lado, não podemos deixar de perguntar se tem havido um declínio gradual na quantidade de manganês na dieta dos povos ocidentais que contribui para o aumento generalizado na incidência de diabetes – principalmente tardia.

### Deficiência de molibdênio

Possíveis dificuldades respiratórias e transtornos neurológicos. Má utilização de ferro pelo corpo, mal-estar geral (embora existam outros fatores que contribuem para a má saúde).

*Alimentos ricos em molibdênio:* vegetais de folhas escuras, germe de trigo, carneiro, porco, feijão, lentilha, tomate.

*Doença de deficiência:* nenhuma específica.

O molibdênio é um dos oligoelementos e se concentra principalmente no fígado, nas glândulas adrenais, nos ossos e na pele. Tem uma função também na formação de enzimas que agem como catalisadores no metabolismo da gordura. Precisa estar em equilíbrio com o cobre, com o qual compete por uma parte das enzimas do corpo.

### Deficiência de fósforo

Raquitismo, perda de apetite, fraqueza muscular generalizada, osteomalacia (amolecimento dos ossos).

*Alimentos ricos em fósforo:* quase todos os alimentos contêm um pouco de fósforo; mas os de maior valor são peixe e aves, ovos, nozes, grãos integrais e sementes.

*Doença de deficiência:* raquitismo, piorreia (pus na área dentária), osteomalacia (amolecimentos dos ossos, acompanhados de dor geralmente relacionada à deficiência de vitamina D).

O fósforo é essencial para ossos saudáveis; 80% de toda a quantidade do corpo está contida neles. O fósforo tem uma excelente capacidade de ligamento e é responsável pela deposição de cálcio nos ossos. A mesma propriedade se aplica à formação de uma molécula essencial à vida: trifosfato de Adenosina (ATP), que fornece ao corpo toda a energia necessária.

O corpo obtém sua energia da digestão de gorduras, proteínas e carboidratos. São absorvidos pelo intestino como açúcares, transportados às células e decompostos em minúsculas partículas chamadas *mitocôndrias*, para produzir dióxido de carbono e água. A energia liberada por todo esse processo é medida em calorias e consiste na fonte de força vital do corpo. As células dos tecidos, subsequentemente, excretam o dióxido de carbono, junto com a ureia – que é um ciclo de processo contínuo no nível celular.

### Deficiência de potássio

Pressão arterial baixa por causa do desequilíbrio da proporção sódio/potássio (portanto, procure a área nos pés e nas mãos que corresponde à paratireoide, aos rins e às adrenais), lentidão mental e apatia, irritabilidade, náusea, vômito, diarreia, abdome inchado, celulite.

*Alimentos ricos em potássio:* agrião, frutas cítricas, todas as verduras, aipo, salsa, abobrinha, rabanete, cogumelo, menta, banana, batata.

*Doença de deficiência:* edema (inchaço – retenção de fluido nos tecidos), hipoglicemia (baixo nível de açúcar no sangue).

O potássio se concentra no tecido muscular e está relacionado com enzimas que desencadeiam contração muscular. Por outro lado, a falta desse mineral provoca fraqueza e falta de tônus muscular. Nossos níveis de potássio caem com a idade, daí a fraqueza progressiva nos idosos. Talvez sua maior contribuição, porém, seja o aumento do conteúdo alcalino das células dos tecidos. Sabemos que um corpo são deve ter predominância alcalina e que uma característica de toda doença é a acidez; por isso, a manutenção do equilíbrio alcalino/ácido é um componente essencial da boa saúde.

As causas de perda de potássio são tensão pré-menstrual, estresse generalizado, contracepção oral, mau funcionamento do coração e transtornos gastrintestinais. Sabe-se que a deficiência severa provoca função cardíaca errática.

## Deficiência de selênio

Endurecimento de tecidos, envelhecimento. Possível efeito adverso na função dos testículos e da próstata.

*Alimentos ricos em selênio:* fibras, germe de trigo, tomate, brócolis, cebola, atum.

*Doença de deficiência:* envelhecimento prematuro e perda de disposição.

O selênio é um dos mais conhecidos antioxidantes e se concentra no fígado, nos rins e no pâncreas. Pode ajudar a evitar pressão arterial alta e algumas de suas consequências cardíacas, derrames e danos renais relacionados.

Alguns afirmam que a capacidade do selênio de bloquear a atividade dos radicais livres diminui o risco de câncer. Pesquisas realizadas na China e na Nova Zelândia apoiam essa noção. Ambos os países têm solo pobre em selênio. Um estudo americano mostrou que a incidência de câncer é 20% mais baixa em áreas de alta incidência de selênio. (1)

## Deficiência de sódio

Pressão arterial baixa, pulso rápido, cãibras musculares, náusea, vômito, exaustão por calor, possíveis dores de cabeças.

*Alimentos ricos em sódio:* sal (use sal, em vez do cloreto de sódio comum), cenoura, beterraba, azeitona, camarão, aipo, repolho, rim, bacon, agrião, queijo cottage.

*Doença de deficiência:* desequilíbrio da proporção potássio/sódio que pode afetar o crescimento normal; possível nevralgia.

Não podemos falar do sódio sem considerar o potássio, porque seria errôneo pensar que as consequências da deficiência mencionada anteriormente são apenas da falta de potássio; devem-se ao desequilíbrio entre esses minerais. O corpo saudável mantém o equilíbrio entre potássio e sódio; ou talvez vice-versa. O fato é que há uma interdependência entre os dois. Por isso, uma queda de potássio tem uma consequência semelhante a um aumento de sódio, a ponto de exceder o potássio e distorcer o equilíbrio entre os dois. Isso me lembra de um erro popular em torno dos níveis de sódio. A pressão arterial baixa não depende apenas da redução ou do consumo de sódio – particularmente o sal de cozinha –, mas também de uma ingestão maior de potássio e da manutenção desse sutil equilíbrio vital sódio/potássio.

O sal marinho (rico em minerais) é preferível ao sal de cozinha comum, que contém tanto sódio quanto cloreto – daí seu nome químico, cloreto de sódio.

## Deficiência de enxofre

Cabelos fracos, sem brilho; unhas frágeis; intolerância à gordura (o enxofre ajuda a produção de bílis pelo fígado); más condições da pele (falta de tom).

*Alimentos ricos em enxofre:* carne vermelha (magra), peixe, feijão, ovos, repolho.

*Doença de deficiência:* **nenhuma específica.**

O enxofre é componente da vitamina B1 (do grupo do complexo de vitaminas B), de vários aminoácidos e também da queratina; é um componente vital do cabelo, nas unhas e na pele.

É necessário para a formação do colágeno, que ajuda a formar ossos, tendões e tecido conectivo.

## Deficiência de zinco

Perda de apetite, dificuldade no paladar e olfato, tendência a infecções frequentes e depressão (pode ser causa e efeito, isto é, doença frequente é, em si, depressivo), marcas brancas em uma ou mais unhas. Possíveis problemas na próstata.

*Alimentos ricos em zinco:* gengibre, ostra, sementes de moranga, bife de carne vermelha, carneiro, porco, germe de trigo, ovos, ervilha, nabo, aveia, amêndoas.

O zinco está relacionado com o crescimento, o desenvolvimento sexual e a manutenção de uma pele saudável, clara. De um modo geral, os nutricionistas recomendam uma ingestão diária, para homens com cerca de 50 anos, de 15-20 miligras. O dr. Carl Pfeiffer, do Instituto Brain Bio em Princetown, Estados Unidos, calcula que uma média de 15 miligramas de zinco se perde em uma única ejaculação. Portanto, para aguentar as demandas da vida, a ingestão diária de zinco é necessária para evitar a deficiência. Acredita-se que o zinco também é importante para reduzir a possibilidade de problemas na próstata, particularmente a prostatite (inflamação e inchação da glândula). Essa é uma condição que pode afetar homens adultos, independentemente da idade, mas que pode ocorrer principalmente – se ocorrer – nos mais velhos. Os sintomas típicos são dor, dificuldade para urinar e perda da libido. A outra condição (excluindo câncer) se chama *hipertrofia benigna da próstata* (HBP). O nome dá a pista; trata-se de uma degeneração da glândula. Estima-se que 10% dos homens com mais de 40 anos e 80% com mais de 80 são afetados.

O dr. R. Bush, de Chicago, Estados Unidos, e o Dr. Pfeiffer apresentaram bons resultados com doses de 50-150 miligramas de zinco. Além disso, eles descobriram que tal dose aumenta a contagem de esperma e a intensidade de orgasmos. Isso não quer dizer que é preciso correr e comprar baldes de zinco para dar de presente à pessoa amada. Não se trata de um remédio milagroso, e precisamos tomar cuidado com o aumento do nível de zinco à custa do cobre e do ferro. Novamente, o equilíbrio é essencial em todas as coisas e nunca se automedique sem consultar seu médico.

O zinco não é um mineral apenas para o homem. É um componente essencial tanto dos ovários quanto dos testículos e pode exercer uma função importante no desempenho sexual dos dois sexos. Mesmo uma deficiência pequena de zinco pode reduzir a libido. Um bom *slogan* para isso seria: "Melhore a vida com um pouco de zinco na bebida".

## Outros nutrientes benéficos

### Bioflavonoides

Ajudam a fortalecer os capilares e a cicatrizar feridas, além de auxiliar no efeito da vitamina C.

*Alimentos ricos em bioflavonoides:* frutas cítricas, cereja e frutas vermelhas.

*Doença de deficiência:* os sinais são frequentes hematomas e torções, varizes.

### Inositol

É necessário para o crescimento das células e usado pelo cérebro, pelo nervo espinhal (sistema nervoso central) e para a formação sadia da mielina (bainha que envolve os nervos). Também reduz o colesterol e mantém os cabelos saudáveis. É essencial para o metabolismo do açúcar e da gordura nas células dos tecidos do corpo.

*Alimentos ricos em inositol:* ovos, peixe, leguminosas, levedo de cerveja, germe de trigo, frutas cítricas, nozes.

*Doença de deficiência:* irritabilidade, hiperatividade, insônia e nervosismo geral podem ser sinais de uma ingestão insuficiente de inositol.

## Coenzima Q-10 (Co-Q10)

Se o corpo fosse um motor, essa substância seria a vela de ignição. É essencial para a saúde e o bem-estar, sendo conhecida também como "ubiquinona", derivado do latim e com o significado de "em todo lugar", nome bastante apropriado, já que ela é a vela de ignição de toda célula do corpo. Tem uma estrutura semelhante à da gordura, mas atua como vitamina. O coração e o fígado, em particular, se beneficiam de um suprimento suficiente de Co-Q10, que diminui com o avanço da idade. Sua fonte primária é a carne e o peixe. Em resumo, a Co-Q10 ativa a produção de energia do corpo a partir dos alimentos, enquanto possui poderosas propriedades antioxidantes e ação.

Essa substância merece um comentário além daqueles feitos para os outros nutrientes por causa de sua importância para nossa saúde. Há pesquisas que demonstram sua eficácia em relação às condições cardiovasculares.

Pessoas que sofrem de doenças cardíacas revelaram uma deficiência na Co-Q10. Um estudo com 40 pacientes envolvendo mau funcionamento severo do coração, apesar da medicação máxima, demonstraram melhoras após tomar Co-Q10. Em 69% dos casos, a melhora foi significativa.

Alguns pacientes que aguardavam cirurgia ou transplantes melhoraram a tal ponto que puderam sair da lista de espera. Outros apresentaram uma melhora menor, mas mesmo assim conseguiram andar, após estarem acamados.

Suplementos de Co-Q10 se mostraram benéficos para pessoas sofrendo de mau funcionamento do coração, doença cardíaca reumática, doença cardíaca isquêmica (angina), batimento irregular (arritmia).

Homens e mulheres esportistas têm percebido que a Co-A10 melhora seu desempenho e disposição; o esforço físico intensivo drena a coenzima dos músculos. De modo mais ou menos semelhante, a suplementação regular de Co-Q10 pode ajudar as pessoas que sofrem de esclerose múltipla.

A Co-Q10 é um suplemento seguro, sem nenhum caso conhecido de overdose ou reação adversa com remédios ou alimentos. É bastante usada no Japão e pode ajudar pessoas com problemas do coração, circulatórios, doenças da gengiva ou dentes soltos, e também pessoas que se forçam aos seus limites físicos.

Provavelmente, este é um bom momento para fazermos uma pausa e ajudar o leitor no labirinto do equilíbrio entre multivitaminas e minerais disponíveis no mercado. Nas páginas seguintes, você encontrará tabulações (como exemplos típicos) de dois médicos muito ativos; o dr. Rath (2) e o dr. Colgan; (3) tabelas 2 e 3, respectivamente.

Ao estudar essas e outras combinações, precisamos compreender o significado da seguinte terminologia: *conteúdo* deve ser listado em ordem de peso; *ingredientes ativos* são a potência ou quantidade de cada um (não confundir com conteúdo), sua efetividade deve ter sido comprovada em laboratório; fontes são as fontes dos ingredientes ativos, por exemplo, órgãos bovinos; tamanho e excipiente se referem aos ingredientes "peso extra" que podem ter significado nutricional específico. Mas para justificar sua importância alegada pelo fabricante ou fornecedor, a eficácia deve ser comprovada em laboratório.

Os produtos mais eficazes, portanto, são formulados incluindo, em primeiro lugar, os ingredientes ativos e fontes naturais, limitando o tamanho e o excipiente – geralmente, o material usado para formar a cápsula.

## Enzimas

Os alimentos que comemos não podem ser utilizados por nosso corpo a menos que estejam preparados para absorção pelas enzimas. Estas são substâncias à base de proteínas, encontradas em todas as células de todas as plantas e animais, incluindo nós mesmos. São um componente essencial formado a partir de matéria viva orgânica; são catalisadores orgânicos. Desencadeiam reações químicas no corpo que são essenciais para a função eficiente de todos os nossos órgãos e glândulas, bem como para o bem-estar geral do corpo. Elas só podem ser formadas a partir de matéria viva e não são destruídas, sendo usadas repetidas vezes com uma rapidez notável. Toda matéria viva contém enzimas. Os processos químicos do corpo não ocorreriam sem a iniciação de uma enzima atuando como seu catalisador.

Em seus estudos de fisiologia e do sistema digestivo, os reflexologistas já devem ter encontrado enzimas. É bom lembrar que a proteína é decomposta em aminoácidos, os carboidratos complexos em açúcares simples (sacarose) e a gordura, em ácidos graxos e glicerol. A cada dia o corpo produz aproximadamente 10 litros de sucos digestivos (gástricos); da saliva, do estômago, do fígado, do pâncreas e da parede intestinal – para o trato digestivo. Esses sucos contêm ácido hidroclórico (no estômago) e as enzimas lipase, pepsina e renina.

De um modo geral, as enzimas orais têm sido reconhecidas como tratamento válido para uma variedade de transtornos digestivos, gastrintestinais e pancreáticos. As pesquisas (principalmente na Europa continental, mas em menor proporção também nos Estados Unidos e no Reino Unido) indicam uma função positiva no tratamento de transtornos sistêmicos. Do mesmo modo, a falta de uma enzima vital pode causar grandes problemas se for ignorada no tratamento de hipotireoidismo. Enquanto a T4 (tetraiodotironina) perde uma molécula de iodo, precisa de enzimas específicas do fígado em tecidos periféricos para converter em T3 (triiodotironina) para que o corpo utilize. Não basta estar correndo no sangue.

*Tabela 2: Programa medicinal celular básico*
*Fonte: Dr. Matias Rath, M.D.*

| **Vitaminas** | | | |
|---|---|---|---|
| Vitamina C | 600 | - 3000 | mg |
| Vitamina E (d-alfa-tocoferol) | 130 | - 600 | iu |
| Beta-caroteno | 1600 | - 800 | iu |
| Vitamina B1 (tiamina) | 5 | - 40 | mg |
| Vitamina B2 (riboflavina) | 5 | - 40 | mg |
| Vitamina B3 (nicotinato) | 45 | - 200 | mg |
| Vitamina B5 (pantotenato) | 40 | - 200 | mg |
| Vitamina B6 (piridoxina) | 10 | - 50 | mg |
| Vitamina B12 (cianocobalamina) | 20 | - 100 | mcg (ou μg) |
| Vitamina D3 | 100 | - 600 | iu |
| Ácido fólico | 90 | - 400 | mcg |
| Biotina | 60 | - 300 | mcg |
| **Minerais** | | | |
| Cálcio | 30 | - 150 | mg |
| Magnésio | 40 | - 200 | mg |
| Potássio | 20 | 90 | mg |
| Fosfato | 10 | 60 | mg |

| Oligoelementos | | | |
|---|---|---|---|
| Zinco | 5 | - 30 | mg |
| Manganês | 1 | - 6 | mg |
| Cobre | 300 | - 2000 | mcg |
| Selênio | 20 | - 100 | mcg |
| Cromo | 10 | - 50 | mcg |
| Molibdênio | 4 | - 20 | mcg |
| **Outros nutrientes importantes** | | | |
| L-prolina | 100 | - 500 | mg |
| L-lisina | 100 | - 500 | mg |
| L-carnitina | 30 | - 150 | mg |
| L-arginina | 40 | - 150 | mg |
| L-cisteína | 30 | - 150 | mg |
| Inositol | 30 | - 150 | mg |
| Coenzima Q-10 | 5 | - 30 | mg |
| Picnogenol | 5 | - 30 | mg |
| Bioflavonoides | 100 | - 450 | mg |

Tabela 3: Exemplo de programa com multivitaminas e minerais.
Fonte: Colgan Institute, San Diego, CA, Estado Unidos.

| Vitaminas solúveis em gordura | | | |
|---|---|---|---|
| Betacaroteno | 12500iu | A (retinol) | 750iu |
| D3 (colecalciferol) | 400iu | E (d-alfa-tocoferol) | 400iu |
| K (filoquinona) | 75mcg | | |
| **Vitaminas solúveis em água** | | | |
| B1 (tiamina) | 50mg | B2 (riboflavina) | 45mg |
| B3 (niacina) | 50mg | B3 (niacinamida) | 80mg |
| B5 (ácido pantotênico) | 150mg | B6 (pirodoxina) | 50mg |
| B12 (cobalamina) | 100mcg | Biotina | 500mcg |

| Ácido fólico | 400mcg | C (ácido ascórbico) | 250mg |
|---|---|---|---|
| C (ascorbato de cálcio) | 250mg | C (palmitato de arcorbil) | 150mg |
| C (ascorbato de manganês) | 100mg | | |
| **Ácidos graxos essenciais** | | | |
| Ácido linoleico | 150mg | Ácido alfa-linoleico | 250mg |
| Linolênico gama | 25g | | |
| **Lipogênicos** | | | |
| Fosfatidil colina | 200mg | Inositol | 200mg |
| **Nutrientes suplementares** | | | |
| Coenzima Q-10 | 30mg | Bioflavonoides cítricos | 350mg |
| Ácido para-amino benzoico (PABA) | 35mg | | |
| **Minerais*** | | | |
| Cálcio (carbonato) | 800mg | Magnésio (aspartato) | 600mg |
| Potássio (aspartato) | 100mg | Ferro (picolinato) | 10mg |
| Zinco (picolinato) | 15mg | Manganês (gluconato) | 5mg |
| Boro (aspartato) | 3mg | Cobre (gluconato) | 500mcg |
| Cromo (picolinato) | 200mcg | Iodo (iodido de potássio) | 100mcg |
| Molibdênio (trióxido) | 60mcg | Selênio (selenometionina) | 200mcg |

*As quantidades de minerais dadas são elementares (quantidades reais do elemento em si), não as quantidades do composto no qual o elemento está disponível. Por exemplo, o carbonato de cálcio é apenas 40% cálcio. Assim, para obter 800mg de cálcio, você precisa de 2000mg de carbonato de cálcio.

Se você quiser saber mais a respeito da função da tireoide e os efeitos dela em sua saúde e qualidade geral de vida, eu recomendo *Hipothyroidism: The unsuspected illness*, de autoria do dr. Broda Barnes e de Lawrence Galton, Harper & Row, 1976 (ISBN 0 690 01029 X), e aos textos do dr. Barry Durrant-Peatfield, que teve mais de quarenta anos de experiência tratando com sucesso das disfunções da tireoide e adrenais. Muitos dos pacientes que indiquei a ele lhe são até hoje gratos por lhes ter melhorado a qualidade de vida e, como consequência, a felicidade. Infelizmente, ele se aposentou, mas muitos de nós ainda lhe devemos muito.

A melhor fonte de enzimas vem das frutas e legumes não cozidos, bem como de ovos, peixe e carne. Entretanto, o cozimento e processamento dos alimentos destroem muitas enzimas, se não todas. Cada enzima atua sobre um alimento específico e, embora possam agir em cadeia, uma não substitui a outra. A deficiência ou ausência de uma única enzima pode fazer a diferença entre a saúde e vários graus de doença.

Enzimas com nome que terminam em "...ase" indicam a substância específica sobre a qual elas agem. Por exemplo, a fosfatase age sobre o fósforo; a sucárase sobre a sacarose (açúcar), etc.

Em resumo, enquanto nossos corpos receberem ou produzirem enzimas, nós vivemos. Atualmente, suplementos de fortificantes de enzimas ganharam crédito científico e nós ainda estamos aprendendo que alimentos contêm quais enzimas, que potência é necessária para manter uma boa saúde, etc.

A maioria dos alimentos que ingerimos é cozida ou processada de alguma forma e como os alimentos crus que de fato ingerimos (em geral raízes, frutas, ou castanhas) contêm apenas enzimas suficientes para processar aquele alimento específico, nosso corpo tem de aproveitar ao máximo as enzimas digestivas mencionadas antes. Esse processo pode ser gravemente reduzido por doenças, ferimentos, estresse ou envelhecimento. Acrescente a isso o bombardeio quase diário de poluentes e veremos a justificativa para ajudar o corpo com suplementos vindos de um fornecedor confiável cuja variedade de produtos está sob constante pesquisa e desenvolvimento.

Do ponto de vista de um tratamento, a terapia com enzimas se insere em duas grandes categorias: Terapia com Enzimas Digestivas (TED) e Terapia Enzimática Sistêmica (TES), ambas autoexplicativas.

Isso destaca a necessidade de reconhecer que o consumo de grandes quantidades de vitaminas e minerais sem que o corpo tenha a habilidade de absorvê-las e usá-las é inútil. Eu tenho uma forte suspeita de que os estudos "científicos" publicados alegando que o consumo de suplemento era, na verdade, dinheiro jogado fora, deixaram de levar em consideração a importância e a necessidade das enzimas.

Os mesmos críticos com frequência repetem o "mantra": "para permanecermos saudáveis só precisamos de uma 'dieta balanceada'". Isso é ao mesmo tempo equivocado e desatualizado.

A absorção de nutrientes varia entre os indivíduos, em grande parte devido à variação nas condições do intestino e sua habilidade de absorver nutrientes por meio de suas paredes. Mesmo quando absorvidos, sua utilidade fica muito prejudicada, a menos que sejam integrados aos processos celulares pela ação conjunta de enzimas necessárias para a manutenção de uma boa saúde. Estudos demonstraram que a deficiência de enzimas é uma característica da maioria das doenças crônicas.

Estudos também demonstram que enzimas sistêmicas possuem importantes propriedades de cura. Elas têm sido usadas nos países europeus há décadas. Infelizmente, até há pouco tempo a extensa pesquisa sobre sua eficácia foi publicada em periódicos de língua não inglesa. Mas a boa notícia é que essa situação está mudando, até chegar ao ponto em que as formulações das enzimas sistêmicas orais usadas na Europa estão agora disponíveis no Reino Unido e nos Estados Unidos.

O dr. Edward Howell (4) passou grande parte de sua vida profissional estudando enzimas, principalmente as contidas nos alimentos crus. Ele acreditava que a deficiência de enzimas era a causa principal de muitos problemas crônicos de saúde.

As enzimas sistêmicas orais podem reduzir o tempo necessário para se recuperar de ferimentos causados por prática de esportes e acelerar a cura em geral. Se forem ministradas antes ou depois de cirurgias ortopédicas, elas podem reduzir o risco de trombose e promover uma cura mais rápida, diminuindo o tempo de permanência no hospital.

Acredito também que, se utilizássemos o poder adicional de cura do magnetismo de nível baixo, a aceleração poderia ser aumentada e a permanência no hospital ficaria ainda mais reduzida.

Pesquisas e a prática clínica realizadas nas últimas décadas mostraram que as enzimas sistêmicas orais são eficientes agentes anti-inflamatórios e promotoras de imunidade com uma grande variedade de benefícios, desde ferimentos em esportes até câncer. Elas estão sendo usadas e pesquisadas em casos de esclerose múltipla, diabetes juvenil, tinitus e doença fibrocística da mama. (5)

## Ervas – Medicina Natural

Há muitos livros e panfletos sobre ervas e seu valor medicinal escritos por especialistas mais qualificados que eu para comentar o assunto.

Por conseguinte, esta seção é uma seleção daquelas usadas com mais frequência. A bibliografia no fim do capítulo apresentará informações mais detalhadas para aqueles que desejam obter mais conhecimento.

É prudente evitar a armadilha da noção de que todas as coisas funcionam para todas as pessoas. No entanto, teremos uma atitude mais cuidadosa com nossos pacientes se obtivermos bons materiais de referência. Assim poderemos informar, embora evitando prescrever, e eles exercerão o direito de livre escolha com base nas informações adicionais fornecidas.

**Agnus Castus** *(também conhecido como Agnocasto, Árvore da Castidade, Pimenteiro Silvestre, Vitex)*

É conhecido por suas propriedades benéficas concernentes à tensão pré-menstrual (TPM) e outras condições femininas, incluindo infertilidade. Em me lembro de que nossa filha estava tendo dificuldades para engravidar e minha mulher sugeriu que ela tomasse agnus castus. Em pouco tempo nossa filha engravidou – para surpresa de seu médico, que considerava isso impossível. Após o nascimento do quarto filho dela, o médico guardou sua opinião para si. Felizmente minha mulher não tomou o agnus castus! Pesquisas indicaram que a fruta do agnus castus aumenta os níveis de progesterona em relação ao estrógeno. Além do mais, ele alivia a acne que está associada ao ciclo menstrual ou com a puberdade em jovens de ambos os sexos.

**Alcachofra**

Tanto a alcachofra de Jerusalém (parente próximo do girassol) quanto a alcachofra de globo contêm um polissacarídeo chamado *inulina*, que é um reservatório de alimento em algumas plantas. Embora a palavra se pareça muito com insulina, a substância é muito diferente e não é utilizada no organismo humano.

Alcachofra é um vegetal da alta classe do Mediterrâneo. A variedade alcachofra de globo é uma planta parecida com o cardo, da família da margarida. Apresenta propriedades antitóxicas capazes de estimular a função hepática e de abaixar o colesterol e o nível de lipídios no sangue.

## Alho

Planta da família das liláceas, como a cebola, cebolinha, alho-poró e chalota. Está entre um tempero de cozinha e um remédio. Um registro de 1600 a.C. mostra que egípcios trabalhando nas pirâmides pararam de trabalhar porque suas rações diárias não continham alho e cebola suficientes para mantê-los em forma e fortes. Além disso, o alho impedia a disenteria, que era comum no Oriente naquela época.

O principal componente do alho é a *alicina*, que contém enxofre, responsável pelo cheiro característico da planta. O alho contém vitaminas A e B, nicotinamida e vitamina C, enzimas, colina, ácido tiociânico e iodo.

A função medicinal do alho está fortemente baseada na totalidade dessas substâncias principais. Talvez a alicina seja a mais importante; quando ingerida, ela entra em nossa corrente sanguínea e é transportada para todas as partes do corpo. É eliminada pelos pulmões e pele – daí a razão pela qual a respiração e o suor têm um forte odor característico.

O alho ajuda a purificar e limpar o trato intestinal, as paredes das artérias; diminui a pressão arterial e combate o aumento do colesterol.

## Aloe Vera

Alcançou grande destaque nos últimos anos. A planta se origina da África e suas folhas são ricas em aminoácidos, minerais, vitaminas e oligoelementos. Tal riqueza a torna comparável à composição básica de um multissuplemento. Não é surpresa, portanto, que inúmeros benefícios sejam atribuídos ao seu consumo regular – incluindo melhora na função digestiva, propriedades antibactericidas e antifúngicas e a possível estimulação do sistema imunológico.

Suas folhas verdes brilhantes são longas, com bordas eriçadas. Elas são amassadas para fazer suco ou gel. O gel alivia as queimaduras de sol. Também pode ser encontrada em forma de comprimidos.

## Castanha-da-índia *(Aesculus Hippocastanum)*

Muito conhecida de todos os estudantes, a castanha-da-índia é um remédio valioso para problemas nos sistemas arterial e venoso.

Ela deve ser preparada de modo específico para se tornar um produto útil. A castanha doce, comestível (*castanea vesca*) não é usada para fins medicinais, mas suas folhas são utilizadas como expectorantes em casos de bronquite.

### Dente-de-leão

Não precisa de apresentações. Muitos de nós que buscam ter um gramado que nos faça sentir orgulho já passaram muitas horas arrancando ou destruindo a planta. Entretanto, ela tem valor medicinal. As folhas podem ser incluídas em uma salada primavera e a raiz pode ser cortada e moída, tornando-se "café" de dente-de-leão. O dente-de-leão, como outras plantas medicinais, tem mais de um ingrediente ativo útil. Contém vitaminas – em especial a vitamina C – o que provavelmente lhe dá a reputação de limpador do fígado e do sistema digestivo. Também contém substâncias que agem como enzimas estimulando a função do fígado, dos rins e o metabolismo celular.

### Equinácea

Planta da família da margarida. Originária da América do Norte, é uma popular planta de jardim que ficou conhecida por estimular e sustentar o sistema imunológico. É possível usar a raiz e a erva como um todo. Dentro dela estão contidos *equinacosídeos* (com propriedades antibióticas), óleo volátil, inulina, betaína e outras propriedades benéficas. Seus benefícios para a humanidade se devem ao efeito combinado e sinérgico. Velhas feridas e úlceras respondem bem ao uso da equinácea. Tomada por via oral, em comprimidos ou na forma líquida, ela aumenta a resistência aos antígenos e estimula os sistemas vascular e linfático. Também demonstrou ter capacidade de melhorar a resistência do corpo a infecções, em particular gripes e resfriados – especialmente quando tomada logo que os primeiros sintomas aparecem. A equinácea também é muito conhecida por seu efeito sobre a pele quando usada como tintura ou aplicada como creme externamente.

### Erva-de-são-joão *(Hypericum Perforatum)*

A erva-de-são-joão cresce nas encostas ensolaradas e nos gramados secos, ou nas margens das florestas de pinho. Tem esse nome porque começa a desabrochar no período do solstício de verão – St. John's Tide, no fim de junho. Suas flores douradas estão entre as mais belas flores silvestres da Europa.

A erva-de-são-joão age no sistema nervoso como um antidepressivo e no tratamento da incontinência urinária – principalmente de origem psicológica.

A ação das ervas é com frequência suave e muitas vezes isso é confundido com ineficácia – às vezes um estratagema deliberado desenvolvido por pesquisadores mantidos por grandes conglomerados farmacêuticos.

O propósito dos remédios para dormir à base de ervas é auxiliar no relaxamento, reduzindo a ansiedade e o estresse diários. A depressão mental tende a diminuir simultaneamente.

### Garra-do-diabo (Unha-do-diabo)

Uma planta sul-africana (também conhecida como planta *cape grapple*) que cresce em profusão nas areias vermelhas das estepes do Transvaal. Os brotos germinam logo depois das primeiras chuvas e se espalham pelo solo. Sua raiz seca pode ser utilizada como chá para tratar de problemas gastrintestinais e reumáticos – é um poderoso analgésico anti-inflamatório. Foi introduzida na Europa por um fazendeiro alemão chamado G. H. Mehnert (o termo alemão para garra-do-diabo é *Teufelskralle*).

### Gengibre

Bom para dores de garganta e enjoos, e é também um tônico para aquecer o sangue que impulsiona a circulação. Alivia a náusea e os enjoos de viagem.

### Ginkgo Biloba

Costumava ser plantado nos jardins dos templos japoneses antes de ser introduzido na Europa por volta de 1720. Encontrado hoje nos jardins e parques do Reino Unido e raramente visto em sua forma silvestre. Sua folha com dois lóbulos dá sua aparência distinta e elas caem no outono. É conhecido por auxiliar a vasodilatação. Como consequência, não deve ser tomado por pessoas que se tratam com warfarina, heparina, aspirina ou qualquer outro medicamento que afina o sangue.

### Ginseng *(Panax Ginseng)*

Uma planta originária da Ásia oriental. Curiosamente, o nome *panax* deriva de *panacea* – a deusa grega que *"curava tudo"*. O nome chinês *jin-tsan* significa *"vida do homem"*, porque as raízes se parecem com figuras humanas. É uma planta perene que cresce nas encostas das montanhas. O ginseng coreano é uma variação potente dessa erva que contém 13 ginsenosídeos diferentes. Acredita-se que o uso de todos eles em conjunto aumenta a energia, melhora o desempenho mental e físico e reduz os efeitos de um estilo de vida estressante.

### Hawthorn *(Crataegus)*

Em geral as flores do hawthorn (visão comum em carreiras de arbustos) são usadas com propósitos medicinais; as folhas também são usadas. O hawthorn híbrido com flores vermelhas encontrado nos jardins é uma variedade importada da América do Norte, mas não é usado para fins medicinais. A planta também é amplamente utilizada como remédio para problemas cardíacos e não se deve mais acreditar que ela contém glicosídeos do tipo digitalis. Embora esse fato esteja comprovado, houve um período em que os "especialistas" alegaram que o hawthorn era ineficaz. Hoje sabemos que pode ser usado no tratamento de doenças cardiovasculares, desde que a soma de seus componentes em seu estado natural seja usada.

### Hera *(Hedera Helix)*

Não necessita de apresentação, pois é encontrada como trepadeira em qualquer muro ou árvore. É conhecida há muito tempo como uma planta medicinal, remontando à antiga Roma. Hoje, parece não ter tanta aceitação, embora alguns medicamentos contra a tosse contenham seus componentes, mais especificamente saponina e glicosídeo.

### Hortelã-pimenta *(Mentha Piperita)*

Muito conhecida como carminativo (uma substância que alivia flatulência e cólicas a ela associadas). Originária da Ásia Oriental, deve ser mudada de lugar regularmente para evitar a deterioração de suas propriedades medicinais e também a ondulação de suas folhas; caso contrário, ela perde o sabor e o aroma. Por isso, é necessário cuidado para transplantá-la a cada dois anos para um local diferente, desenvolvendo as raízes. Suas folhas, quando colhidas frescas do jardim, fazem um chá aromático com sabor superior ao das folhas secas, embaladas.

Os componentes ativos da hortelã-pimenta incluem tanino e óleo de mentol, que tem um efeito anestésico. O mentol aplicado externamente alivia a coceira da pele.

## Linhaça

Originária do linho (*linum*) de onde vêm as fibras que produzem os tecidos de linho. Muito cultivada em fazendas, é conhecida como um laxativo que age mais como uma fibra do que como um purgante. Também pode ser tomada como chá.

A planta desabrochada forma um lindo campo de flores azul-claro e são suas sementes maduras – sem dúvida energizadas pela luz solar – que têm uso medicinal. As sementes contêm mucilagem, óleo e proteínas.

As sementes amassadas são encontradas em farmácias e lojas de produtos naturais, e podem ser acrescentadas ao cereal no café da manhã ou batidas com suco de frutas – pelo menos uma colher de sopa cheia por vez é necessária para alcançar os efeitos benéficos, e deve ser tomada por vários meses em vez de semanas; há um período de dois a três dias para que os efeitos sejam sentidos – por isso, não entre em pânico!

Às vezes o chá de linhaça é utilizado, em especial, para problemas estomacais. A mucilagem produz um efeito benéfico se o chá for bebido quando a pessoa está com o estomago vazio, logo pela manhã e/ou antes das refeições durante o dia.

## Lúpulo *(Humulus Lupulus)*

A maioria das pessoas associa o lúpulo com a fabricação de cerveja. Ele é o fruto de plantas que crescem em pântanos e brejos. O remédio, todavia, é derivado de plantas cultivadas que existem em grandes quantidades no Reino Unido. Tem um efeito calmante e é particularmente útil em problemas do sono. Acredita-se também que seja um eficaz antídoto para a excitação sexual.

## Matricária

Outra planta comum de jardim, com folhagem e flores parecidas com margaridas, e um perfume agradável e pungente. Quando tomada todos os dias, ela confere proteção contra enxaqueca.

## Milefólio *(Achillea Millefolium)*

Comum nos gramados secos e ao longo das estradas, essa planta tem flores brancas ou cor-de-rosa dispostas em aglomerados parecidos com um guarda-chuva. Contém líquido amargo, tanino e óleo, e pode ser destilada para produzir um distinto óleo azul. Combate inflamações e febre, sendo considerada um tônico. Ingerida com outras ervas calmantes, o milefólio alivia estômagos com acidose e indigestão em geral, certas alergias de alimentos, cólicas e inchaços.

## Milk Thistle *(Sylbum Marianum)*

Facilmente encontrado em carreiras de arbustos e campos. É originário do Mediterrâneo e muitos horticultores gostariam que tivesse permanecido por lá. Às vezes esse tipo de cardo é confundido com o cardo sagrado, mas o milk thistle é conhecido há muito tempo como uma planta medicinal. Ultimamente, percebeu-se que pode ser um dos melhores medicamentos para problemas no fígado – em especial a hepatite. Também ajuda a desintoxicar o fígado após a ingestão de álcool.

## Palma dentada

O talo e folhas dessa pequena palmeira, originária dos Estados do sul da América, são dentados e muito afiados; daí o nome pequena palmeira dentada. As frutas eram usadas como remédio pelos primeiros índios norte-americanos, que costumavam mastigá-las. Hoje, comprimidos ou cápsulas de palma dentada são usados para manter a função da próstata e produzem um efeito benéfico na libido masculina.

## Sálvia *(Salvia Officinalis)*

Essa planta sempre verde e aromática é usada como tempero em carnes nobres, possuindo também propriedades medicinais que aliviam a laringite (como uma tintura de alho diluída) e reduzem os calores da menopausa, o suor noturno e o suor nas mãos e pés. As folhas da planta são utilizadas em cada aplicação.

## Sena *(Cassia)*

Um arbusto de duas variedades principais: uma encontrada na Índia e outra na África do Norte. Seus ingredientes ativos são glicosídeos de antraquinona, que atuam no cólon; mucilagem e ácido tartárico que, juntos, inibem a absorção do fluido intestinal, promovendo uma ação laxativa.

As folhas ou vagens da sena não devem ser consumidas durante a gravidez porque não apenas podem estimular a contração muscular, mas também do útero. Além do mais, a planta só deve ser usada para corrigir um problema imediato, por um curto período de tempo, e não como um laxativo de uso prolongado.

**Tomilho** *(Thymus Vulgaris)*

Mais conhecido como uma erva de jardim que é usada como tempero e ingrediente em um recheio feito de tomilho e salsa, também possui propriedades medicinais. Para uso medicinal, a variedade silvestre encontrada na França, Espanha e Itália é melhor que a que cresce nos jardins. A planta alcança uma grande altura e tem uma alta concentração de óleo volátil medicinal. Está listada em registros monásticos e isso é uma prova de seu uso em um período da história quando a prescrição de remédios era praticada nos mosteiros – muito antes que os médicos qualificados aparecessem em cena.

O tomilho contém timol, tanino e líquido amargo, além do óleo e outras substâncias. O efeito combinado deles é a capacidade de desinfetar e limpar as vias aéreas, reduzir o muco e relaxar os tubos brônquios. Na forma seca pode ser usado como chá ou infusão, e como xarope pode ser administrado em colheres de sopa para aliviar a bronquite ou a tosse espasmódica. É importante lembrar mais uma vez que a planta não deve ser tomada sem o aconselhamento e o acompanhamento de um médico qualificado.

**Tormentilho** *(Potentilla Tormentilla)*

Se por nenhuma outra razão, meu senso de humor me compele a inclusão do tormentilho nesta lista ("aperitivo") das ervas e suas propriedades medicinais. Com certeza, seu nome é um dos mais apropriados porque uma de suas aplicações principais é a de interromper rapidamente a diarreia. Na verdade, essa habilidade de dar fim ao tormento o torna útil no tratamento de vários problemas digestivos: doença de Crohn (porque ajuda a curar as paredes do intestino); colite; diverticulite (porque essa doença provoca surtos repentinos e violentos de diarreia); SII (síndrome do intestino irritável) que sabemos reagir bem a tratamentos completos de reflexologia.

Trata-se de uma planta europeia comum, encontrada tanto nos jardins das casas quanto em pântanos e florestas (onde cresce como uma planta pequena e compacta), ou no solo seco das florestas de pinho, onde alcança uma altura maior presumivelmente procurando pela luz do sol. A raiz é usada com fins medicinais e possui ácido tânico e outros adstringentes. Essas propriedades não apenas combatem a diarreia, mas, como tintura, também aliviam as condições que afetam as membranas mucosas da boca e da garganta.

### Urtiga *(Urtica Dioica)*

Essa planta cresce onde nós vivemos – em cercas ou terrenos baldios. Por isso, é conhecida como planta ruderal – gostam de crescer perto de habitações humanas.

O ácido fórmico é seu principal componente, mas elas também contêm histamina, clorofila, ferro, enzimas e minerais. Não é de surpreender, portanto, que suas propriedades coletivas ajudem a aliviar o reumatismo e a gota. Além disso, tem efeito diurético quando utilizada por longos períodos de tempo. Pode ser encontrada como sucos comerciais e, nessa forma, reduz o edema cardíaco e a insuficiência venosa.

### Uva-do-monte

Uma planta conhecida que cresce nos brejos, pântanos e florestas. Tanto a fruta quanto as folhas são usadas. As frutas secas têm propriedades antidiarreicas causadas pela ação do pigmento azul contido nelas. Ao usar o suco da uva-do-monte, é importante não adicionar açúcar. Do mesmo modo, as pessoas com disfunção intestinal devem tomar cuidado com os vinhos feitos dessa planta porque com frequência eles contêm açúcar.

Contudo, se a uva-do-monte for ingerida crua – quando totalmente madura no verão –, ela pode produzir o efeito contrário, ou seja, de laxante. Tomar o suco sem açúcar por vários meses pode nos proteger do cansaço nos olhos, particularmente para pessoas expostas ao computador, leituras, escritas, desenho ou direção de veículos por longos períodos, ou seja, atividades em que a vista fica muito tempo focada.

## Florais de Bach

A citação do dr. Bach, *"A saúde depende de estarmos em harmonia com nossa alma"*, soa relevante em nossa vida nos dias de hoje. Ela poderia muito bem ter sido escrita assim: *"A saúde depende de*

*mantermos um equilíbrio delicado entre a mente, o corpo e o espírito, ao mesmo tempo em que vivemos em harmonia com a natureza".*
A semelhança é ligada pela experiência e um período de mais de sessenta anos.

O dr. Edward Bach, M.B., B.S., M.R.C.S., L.R.C.P., D.P.H. (1886-1936), foi um médico e homeopata que tinha uma filosofia de simplicidade e gostava de cuidar de seu jardim em Mount Vernon, em Oxfordshire.

De tempos em tempos, a vida faz surgir um gênio para sua própria época, como Hanneman ou Tom Bowen, e parece-me que o dr. Bach se inclui naturalmente nessa categoria.

Ele acreditava que a atitude mental desempenha um papel fundamental em nossa saúde e no processo de recuperação das doenças. Quando morreu em 1936, tinha desenvolvido um sistema completo de 38 remédios – preparados a partir de plantas, arbustos ou árvores silvestres. Em consonância com a filosofia da homeopatia e naturopatia, eles funcionam tratando a pessoa como um todo e não apenas a doença ou os sintomas dela.

O Dr. Bach dividiu os remédios em sete grupos que representam os conflitos que impedem o indivíduo de ser ou se tornar seu eu verdadeiro. São eles:

1. Medo
2. Incerteza
3. Solidão
4. Desespero ou desânimo
5. Interesse insuficiente pelo presente
6. Sensibilidade excessiva a ideias e influências
7. Preocupação excessiva pelo bem-estar dos outros

Com o passar dos anos, eu me tornei cada vez mais consciente do impacto que a emoção tem sobre nossa saúde, felicidade e bem-estar geral. Quando entendemos como minúsculas quantidades de vitamina B12, por exemplo, podem provocar um efeito desproporcional e drástico sobre nossa saúde, então é perfeitamente razoável ver que a perturbação emocional da normalidade da pessoa pode do mesmo modo afetar sua saúde. No mínimo, ela pode afetar o modo como nos sentimos, vemos o dia à nossa frente e encaramos as outras pessoas.

Os florais de Bach abordam esses aspectos de nosso bem-estar geral. O propósito deles é dar apoio à luta da pessoa contra doenças, lidando com a depressão, o trauma, a ansiedade e outros aspectos emocionais que impedem nossa recuperação para a saúde plena. Também podem ser usados para aliviar o estresse e a ansiedade.

Podem ser tomados sozinhos ou em conjunto com tratamento médico ou de outro tipo. Eles não têm o objetivo de substituir a medicação e, se você estiver em dúvida ou preocupado, um médico qualificado deve ser consultado.

Os florais de Bach são seguros, sem nenhum efeito colateral indesejável e não causam dependência. A ação deles é suave e podem, portanto, ser tomados com segurança em qualquer idade – desde bebês até pessoas idosas –, beneficiando também animais e plantas.

Um remédio provavelmente conhecido de muitos de nós é o Rescue Remedy, uma combinação de cinco florais com o objetivo de ajudar as pessoas a lidar com dificuldades ou situações exigentes – como um exame, apresentação de um discurso, ou exame de direção. Verifiquei que ele funciona muito bem para acalmar crianças ou adultos que necessitem de primeiros socorros em decorrência de um acidente.

Esses florais funcionam especificamente sobre a condição emocional da pessoa e em uma base individual. De modo que uma pessoa com esclerose múltipla (EM) pode receber um remédio diferente de outra com o mesmo diagnóstico clínico. Isso acontece porque uma delas pode estar conformada com sua situação, enquanto a outra sente raiva e está determinada a lutar contra a doença – nesse caso, remédios diferentes, mas apropriados, serão usados para cada uma.

O efeito não é o de suprimir a resignação ou talvez as atitudes negativas, mas sim de transformá-las em positivas – estimulando a autocura do corpo e da mente e libertando a constituição para se concentrar na luta contra a doença e o estresse.

Você não precisa apresentar sinais ou sintomas de doenças para se beneficiar dos florais. Em momentos de dificuldades ou preocupações é possível que deixemos pensamentos e atitudes negativas tomarem conta de nós. São nesses momentos que os florais recuperam o equilíbrio, evitando assim o desconforto e a inconveniência das doenças.

Sabemos que tanto animais quanto bebês se beneficiam dos florias, o que sugere que eles não produzem um efeito placebo – a acusação comum dos cínicos. Por isso, eles podem ser usados logo de início ou como último recurso. Alguns jardineiros descobriram que, ao aplicar o Rescue Remedy em plantas replantadas, por exemplo, ajudaram-nas a florescer. Presumivelmente, se as plantas tivessem morrido, o jardineiro poderia ele mesmo tomar o remédio, para aliviar o desapontamento!

O dr. Bach trabalhou até não aguentar mais e, aos 31 anos de idade (em 1917), contraiu uma doença fatal. Foi apenas sua determinação em completar seu trabalho que o permitiu viver. Ele tinha uma crença forte e fundamental de que seguir o talento natural (a verdadeira vocação) é essencial para a saúde do corpo e do espírito. Durante meus anos de prática, eu também me surpreendi com a quantidade de pessoas que trabalham apenas para sobreviver, o que é diferente de ganhar dinheiro empregando o talento natural. Com frequência elas foram influenciadas pelos desejos dos pais em vê-las bem-sucedidas ou com um trabalho "apropriado" e seguro, seja lá o que isso signifique. Geralmente, isso está centrado no medo do desconhecido ou incomum. Imagine, por exemplo, uma jovem vivaz, atraente, que deseja seguir a carreira de atriz e a consequente reação do pai que é um cuidadoso gerente de banco ou contador – a própria antipatia à aventura ou a correr riscos. Só posso imaginar até que ponto aceitar um emprego para manter a paz se torna uma causa de contribuição a certos grupos de doenças. Se encararmos as doenças como um desequilíbrio, então qualquer cabo de guerra emocional pode se tornar a raiz de um desequilíbrio.

A filosofia do dr. Bach era ao mesmo tempo simples e profunda, baseada na natureza espiritual e na perfeição inata dos seres humanos; saúde e felicidade dependem de estarmos em harmonia com nossa natureza e de realizarmos o trabalho para o qual mais temos talento. O paradoxo é que a razão pode, e é muitas vezes encorajada pelos outros, a superar o instinto. O dr. Bach expressa sentimentos similares de modo claro nas seguintes palavras:

> *"A doença é a reação à interferência. Isso é fracasso e infelicidade temporários, e acontece quando permitimos que os outros interfiram em nosso propósito de vida e implantem em nossa mente a dúvida, o medo ou a indiferença."*

Assim como ele identificou as sete principais áreas de conflito que podem interferir em nossa saúde, também identificou os estágios do processo de cura como Paz, Esperança, Alegria, Fé, Certeza, Sabedoria, Amor. Os 38 florais cobrem todos os aspectos da natureza humana e todos os estados negativos da mente que, segundo as descobertas do dr. Bach, afetam as doenças subjacentes. Não apresentaremos um resumo desses 38 remédios porque, ao fazer isso, palavras e frases vitais podem ser omitidas e isso prejudicaria o valor do trabalho do dr. Bach. Em vez disso, para aqueles que desejam aprender mais e talvez integrar a filosofia em sua prática, os livros a seguir são relevantes:

*Lazy Person's Guide to Emotional Healing – Using Flower Essences Successfully*, Dr. Andrew Tesidder. Newleaf (ISBN 0 7171 2985 3).

*The Work of Dr. Edward Bach*. Wigmore Publications Ltd. (ISBN 0 946982 07 4). Esse livro apresenta uma abrangente lista de livros, vídeos e fitas cassete.

*The Bach Flower Remedies*, Nora Weeks e Victoria Bullen. C.W. Daniel Company Ltd., 1964, revisado em 1998. UK (ISBN 0 85207 205 8).

Endereço útil: The Dr. Edward Bach Centre [Centro Dr. Edward Bach], Mount Vernon, Sotwell, Wallingford, Oxon, OX10 0PZ, UK.

## Florais da Austrália

É frustrante quando aparentemente não conseguimos obter uma reação do paciente ou quando os tratamentos de reflexologia parecem ter chegado a um platô. Com frequência o paciente retorna meses depois com os mesmos desequilíbrios, ou semelhantes, apresentados antes. É necessário que haja uma mudança na consciência do paciente para que o progresso seja alcançado.

Seja qual for a terapia principal, em um determinado momento temos pacientes cuja reação ao tratamento é inferior ao que a experiência sugere que deveria ser. Isso pode acontecer por causa de alguma coisa dentro deles ou em suas vidas; algo que não estão admitindo para nós ou para si mesmos; uma provável barreira mental ou emocional que os mantém presos. Podemos suspeitar que os desequilíbrios constitucionais sejam manifestações de algo interno que precisa ser liberado para que nosso tratamento alcance o sucesso desejado pelos pacientes.

Isso nos dá uma boa razão para explorar o potencial das Essências Florais da Austrália na criação de condições para que o paciente possa fazer a necessária mudança de consciência – removendo, assim, a barreira.

Resolver esses diversos aspectos psicológicos provoca uma significativa diferença no resultado, e é aí que os florais de Bach ou da Austrália se aplicam e podem ser auxiliares muito úteis da reflexologia e outras terapias.

As Essências Florais da Austrália são parte de uma sutil medicina energética. Ian White, que descobriu esses florais, é pioneiro na pesquisa de suas qualidades medicinais. Ele apresenta seminários por todo o mundo, escreveu três livros, inúmeros artigos de revistas e se apresentou no rádio e na TV.

Embora nós devamos ser gratos a Ian White, não posso deixar de suspeitar que os aborígines tinham conhecimento muito semelhante passados a eles (mas não escritos) por centenas de anos. Certamente, sua própria sobrevivência se deve, em parte, à sua consciência e ao seu conhecimento acerca das propriedades medicinais das plantas e flores que os rodeavam em seu ambiente doméstico nativo.

A Austrália alega ter a maior quantidade de plantas com flores e as mais antigas de todo o mundo, graças à incrível resistência que elas apresentam nos ambientes mais hostis. Especula-se que essas propriedades são refletidas nas essências florais, conhecidas por reforçar, para quem as toma, a determinação em sobreviver e crescer diante da adversidade.

Citando Ian White:

> *"O propósito das essências florais é que elas ajudam a derrubar as barreiras que impedem o indivíduo de entrar em contato com seu eu verdadeiro ou superior... sua própria parte intuitiva que conhece seu propósito de vida. Depois que meus pacientes tomaram essas essências, testemunhei um claro e poderoso alinhamento das personalidades deles, e quando isso acontece, ocorre o verdadeiro bem-estar e harmonia."*

Você perceberá a clara semelhança com a filosofia do dr. Bach e com os benefícios da energia equilibrada do chacra (*ver* Capítulo 5). É notável pensar que esses dois pioneiros chegaram a conclusões tão semelhantes, em diferentes extremidades do planeta, e em épocas distintas.

O modo mais fácil de introduzir o uso dessas Essências de Flores Australianas em nossas práticas talvez seja a combinação delas – misturas sinérgicas de flores selecionadas especificamente para ajudar, com certa quantidade dos aspectos mais comuns (em geral relacionados ao estresse). Essas misturas são um aspecto muito conveniente de usar as essências de flores. De modo geral, referem-se aos seguintes fatores:
- Autoestima, confiança, realização de objetivos/ambições de vida;
- Lidar com a raiva, frustração, pesar, depressão;
- Reconhecimento de traumas passados e outras resoluções;
- Dificuldades de relacionamentos, questões de sexualidade, ser verdadeiro consigo mesmo...

Ref.: *Enzyme Pro News,* Vol. 3. Edições 8 e 9 (setembro/outubro de 2001).

## Bibliografia sugerida

Livros de Ian White: *Bush Flower Essences; Bush Flower Guide; Bush Flower Healing.*
Todos disponíveis em: Enzyme Process, UK.

## Sais dos tecidos

Para a manutenção de uma boa saúde, o corpo necessita de uma ingestão equilibrada de sais dos tecidos. O "equilíbrio" é diferente para cada um de nós graças à variação de nossa constituição, estilo de vida e ritmo metabólico. A diferença de idade também é uma variável, por isso, o tipo e a concentração devem ser determinados por nutricionistas e não são da alçada do reflexologista, que pode, no entanto, indicar um nutricionista qualificado ao paciente.

Um resumo dos sais variados, suas funções e as consequências de sua deficiência são apresentados na Tabela 4, apenas com propósito de referência.

## Equilíbrio ácido/alcalino

Trata-se apenas de um resumo e é apresentado na Tabela 5 como guia e referência rápida.

*Tabela 4: Sais dos tecidos e suas funções (*compilado de The Vitamin Bible, *p. 94).*

| Sal dos tecidos | Função | Desequilíbrio ou deficiência |
|---|---|---|
| Fluoreto de cal (fluoreto de cálcio) | Necessário para todos os tecidos. | **Pode causar:** veias varicosas; demora na queda dos dentes de leite e desenvolvimento lento da dentição secundária; tensão do tendão muscular; carbúnculos e pele quebradiça. |
| Fosfato de cal (fosfato de cálcio) | Encontrado em todas as células e fluidos do corpo: um elemento importante nos sucos gástricos, ossos e dentes. | **Pode causar:** mãos e pés frios; amortecimento; hidrocele; seios doloridos e suores noturnos. |
| Enxofre de cal (enxofre de cálcio) | Componente de todos os tecidos conectivos em partículas minúsculas e nas células do fígado. | **Pode causar:** erupções na pele, abscessos profundos ou úlceras crônicas. |
| Fosfato de ferro (ferr. phos.) | Parte de nosso sangue e outras células do corpo, exceto as nervosas. | **Pode causar:** diarreia contínua ou (paradoxalmente) constipação; sangramento no nariz e menstruação em excesso. |

| Cloreto de potássio (kali. mar.) | Componente da camada sob a superfície das células do corpo. | **Pode causar:** granulação das pálpebras, eczema e verrugas. |
|---|---|---|
| Sulfato de potássio (kali. sulph.) | Interage com as células que formam a pele e as camadas internas dos órgãos. | **Pode causar:** erupções na pele, camada amarela no fundo da língua, sensações de peso e dor nos membros. |
| Fosfato de potássio (kali. phos.) | Em todas as células do corpo – no cérebro, nos nervos e no sangue. | **Pode causar:** problemas na digestão de gorduras; memória fraca; ansiedade; insônia e pulsação fraca e acelerada. |
| Fosfato de magnésio (mag. phos.) | Elemento das células dos ossos, dentes, cérebro, nervo, sangue e músculos. | **Pode causar:** cãibras; neuralgia; dores e cólica. |
| Cloreto de sódio (nat. mur.) | Regula a quantidade e carrega umidade para as células. | **Pode causar:** desejo de sal; febre do feno e corrimento de água dos olhos e nariz. |
| Fosfato de sódio (nat. phos). | Emulsiona ácidos gordurosos e mantém o ácido úrico solúvel no sangue. | **Pode causar:** icterícia; mau hálito e um gosto de ácido ou cobre na boca. |
| Sulfato de sódio | Age como estimulante para secreções naturais. | **Pode causar:** febres baixas; edema; depressão e distúrbios da bexiga. |

| Ácido silícico | Parte de todas as células dos tecidos conectivos, incluindo as do cabelo, das unhas e da pele | **Pode causar:** memória fraca; carbúnculos; queda de cabelo; unhas enrugadas. (produtos com grãos integrais fornecem a quantidade necessária para esse tipo de sal) |
|---|---|---|

*Tabela 5: Efeitos de alimentos comuns sobre o ácido do corpo/ equilíbrio alcalino.*
*Fonte: Colgan Institute, San Diego, CA, Estados Unidos.*

| Alimentos ácidos Evitar | Alimentos neutros Comer | Alimentos alcalinos Comer sempre |
|---|---|---|
| Açúcar | Abacaxi | Água mineral |
| Adoçante artificial | Alface | Alho |
| Alfarroba | Ameixa | Amoras |
| Banha | Arroz – silvestre e integral | Batata doce |
| Cacau, chocolate | Aveia | Brócolis |
| Café | Azeite de oliva orgânico | Cebola |
| Carne de porco | Banana | Chicória |
| Carne vermelha | Berinjela | Couve |
| Caseína | Cenoura | Escarola |
| Centeio | Cereja | Folhas de mostarda |
| Cerveja | Couve-flor | Framboesa |
| Ervilha | Damasco | Grapefruit (toranja) |
| Fibra de aveia | Feijões – frescos e secos | Honeydew |

| | | |
|---|---|---|
| Frango | Figo | Inhame |
| Geleia / gelatina | Laranja | Kohlrabi |
| Grãos de soja – leite de soja | Leite – de vaca e de cabra | Lentilha |
| Lagosta | Limão | Lima |
| Manteiga | Maçã | Mamão papaia |
| Milho | Mel | Manga |
| Molusco | Moranga | Melado |
| Nozes | Morango | Melancia |
| Óleos – hidrogenados | Óleo de linhaça orgânico | Melão |
| Queijo, inclusive processado | Ovos – galinha, pata | Molho de soja |
| Sorvete | Peixe | Nectarina |
| Todos os alimentos fritos | Pera | Pimenta |
| Todos os antibióticos | Peru | Rabanete |
| Vitela | Pêssego | Sal marinho |
| | Queijo de cabra | Sementes de papoula |
| | Tâmara | Soda para fermentação |
| | Trigo-mouro | Tangerina |
| | Uva | Vegetais marinhos |
| | Uva-do-monte | |
| | Uva-passa | |
| | Xarope de bordo | |

## Água – o "remédio" mais barato da natureza

Por fim, agora algumas dicas que considero úteis para dar aos pacientes, talvez no decorrer da "discussão terapêutica" com eles.

### Retenção de líquidos

Beber bastante água é o melhor tratamento para retenção de líquidos. Quando o corpo recebe menos água, para ele isso é uma ameaça à sobrevivência, e o corpo começa a se apegar à mínima gota. A água, então, é armazenada nos espaços extracelulares (fora das células). Isso se manifesta como inchaço nos pés, pernas e mãos. Além disso, a urina se torna concentrada em si mesma, pode agir como elemento irritante e gerar a sensação de necessidade de urinar.

Os diuréticos oferecem uma solução temporária na melhor das hipóteses. Eles fazem com que a água armazenada seja expelida com alguns nutrientes essenciais. Mais uma vez o corpo sente uma ameaça e substituirá a água perdida na primeira oportunidade. Por isso, o problema ressurge rapidamente.

A melhor maneira de resolver o problema da retenção de líquidos é dar ao corpo o que ele precisa – muita água. Só assim a água armazenada será expelida.

### Constipação

A água pode ajudar a aliviar a constipação. Quando o corpo recebe quantidades insuficientes de água, ele retira o que precisa de fontes internas. O cólon é uma das fontes principais. O resultado? Constipação. Quando uma pessoa bebe água suficiente, a função normal do intestino retorna.

### Tônus muscular

A água ajuda a manter o tônus muscular apropriado, dando aos músculos sua habilidade natural para se contrair e prevenindo a desidratação. Também ajuda a prevenir a flacidez da pele que ocorre em geral após a perda de peso – as células encolhidas são resgatadas pela água, que bombeia a pele, deixa-a limpa, saudável e resistente.

### Peso

Estudos mostraram que uma diminuição na ingestão de água pode provocar o aumento dos depósitos de gordura, ao passo que o aumento na ingestão de água reduz esses depósitos. A água suprime o apetite naturalmente e ajuda o corpo a metabolizar a gordura depositada.

Os rins não podem funcionar de modo apropriado sem água suficiente. Quando não funcionam em toda a sua capacidade, uma parte de sua carga é jogada no fígado. Uma das funções principais do fígado é metabolizar a gordura depositada, transformando-a em energia usável para o corpo. Mas, se o fígado tiver de fazer uma parte do trabalho dos rins, ele não pode operar por completo. Como resultado, ele metaboliza menos gordura, uma quantidade maior de gordura permanece no corpo e a perda de peso é interrompida.

A água ajuda o corpo a se livrar do que não é necessário. Durante a perda de peso, o corpo tem uma quantidade bem maior de coisas desnecessárias para se livrar – toda a gordura metabolizada precisa ser descartada. Novamente, água ajuda a expelir o que é desnecessário.

### Qual a quantidade de água necessária?

Pegue o peso de seu corpo (em libras), divida-o por dois para chegar à sua quantidade individual de consumo de água por dia, em onças fluídicas.

Em 0,5 litro há aproximadamente 20 onças fluídicas, portanto, dividindo o resultado acima por 20, chegamos à quantidade diária necessária para alcançar uma função equilibrada de seu organismo. Lembre-se que esse valor se refere à necessidade de água, e exclui outros líquidos. De preferência beba apenas água filtrada.

Quando o corpo recebe a quantidade de água de que necessita para funcionar com perfeição, seus fluidos ficam totalmente equilibrados. Quando isso acontece, você chegou ao "ponto de melhora" que resulta em:
- Melhora do funcionamento das glândulas endócrinas.
- Alívio da retenção de fluidos e da água armazenada.
- Utilização da gordura como combustível, porque o fígado fica livre para metabolizar a gordura.
- Retorno dos níveis normais de sede.
- Perda de fome (que pode acontecer da noite para o dia).

Se você parar de beber água, os fluidos de seu corpo ficarão em desequilíbrio novamente, e você sofrerá uma retenção de líquido, um inexplicável aumento de peso e perda de sede. Para resolver a situação, volte à "fórmula" descrita acima e chegue novamente ao "ponto de melhora" (Ref. Donald S. Roberston, M.D., M.Sc.).

## Por fim, não esqueça

Quando estiver trabalhando com a área da coluna, as vértebras diretamente associadas ao processo digestivo são:

| | | |
|---|---|---|
| T4 e T5 | afeta a bexiga e o fígado, em particular a intolerância/emulsificação da gordura | "chá da tarde" (entre 16h e 17h). |
| T6 | estômago | "jantar" (entre 18h e 19h). |
| T7 | duodeno e pâncreas | "jantar" (entre 18h e 19h). |
| T12 | intestino delgado (absorção de nutrientes) | "almoço" (entre 12h e 14h). |
| L1 | intestino grosso (eliminação de refugo) | "almoço" (entre 12h e 14h). |
| L2 | apêndice e abdome (tonificação geral, pequena lubrificação) | "almoço (entre 12h e 14h). |

Por isso, se tivermos o hábito de almoçar entre 12h e 14h, tomar o chá da tarde entre 16h e 17h e jantar entre 18h e 19h, é fácil de se lembrar das áreas relevantes indicadas acima dentro de uma sessão de tratamento total.

## Referências

1. Erdmann, Dr. R. e Jones, M.: 1988. *Minerals: The Metabolic Miracle Workers.* Ebury Press, UK. (ISBN: 0 7126 1842 2).

2. Rath, Dr. M.: 2000. *Why Animals Don't Get Heart Attacks: But People Do!* MR Publishing, Netherlands. (ISBN: 0 9679546 8 1).

3. Colgan, Dr. M.: *The New Nutrition: Medicine for the Millennium.* Apple Tree Publishing Co. Ltd., Canada. (ISBN: 0 9695272 4 1).

4. Howell, Dr. E.: 1995. *Enzyme Nutrition: The Food Enzyme Concept.* Avery Publishing Group, USA. (ISBN: 0 89529 221 1).

5. Seller, M.: *Therapeutic Properties of Systemic Oral Enzymes. Positive Health Magazine,* edição 71, pp. 38-41, dezembro de 2001.

## Bibliografia

Mindell, E.: 1999. *The Vitamin Bible.* Arlington Books, UK. (ISBN: 0 85140 672 6).

Holford, P.: 1998. *The Optimum Nutrition Bible.* Piatkus Books, UK (ISBN: 0 7499 1855 1).

Webb, M. Firing on all Cylinders. *Healthy Eating Magazine,* março de 2000. Healthspan Ltd., St. Peter Port, Guernsey.

*Enzyme Pro News,* Vol. 2, edição 11, novembro de 2000.

*Nutri Newsletter,* Enzymes – The Spark of Life. 19 de novembro de 2001.

# Capítulo 5

## Energia – das estações aos chacras e meridianos

### Energia ambiental

Vivemos dentro de um sistema energético e temos um sistema energético – a força de vida – dentro de nós. Para alcançar saúde e harmonia perfeitas, cada parte deve estar em equilíbrio e as energias cumulativas também devem estar equilibradas. Isso parece ser impossível por causa dos desequilíbrios que acontecem o tempo todo e por toda a nossa volta. Além do mais, somos muito insignificantes como indivíduos para afetar a energia universal durante nosso curto tempo de vida, portanto, existe uma diminuição e fluxo constantes.

Eu vejo os campos energéticos, como nuvens, em vários níveis. Existe o ambiente no qual vivemos; as estações do ano; as condições climáticas da área na qual vivemos; a energia dentro da terra e o ar de nosso ambiente; os quatro aspectos da energia em nós – corpo, mente, espírito e emoção.

Lembrar de uma das leis básicas da física (a energia não pode ser criada nem destruída) significa que essas várias "nuvens" de energia flutuam em força e com tempo. Por isso, se parte da energia de nosso sistema global estiver altamente concentrada em um lugar ao mesmo tempo e depois for liberada por um detonador, teremos uma grande explosão de energia na forma de uma rajada de ar e fogo. No entanto, este capítulo aborda as sutis mudanças de energia que flutuam no tempo, no clima e em nossos sentimentos emocionais e no estado da mente.

Elas estão, por natureza, mudando constantemente, e alcançar o equilíbrio em nosso ambiente local e dentro de nós mesmos coincide com uma existência saudável.

Imagine grandes "nuvens" de energia – desde a vastidão da energia universal do Sol e dos planetas até a energia de nosso globo – que são parte atmosfera e parte energia da terra. Dentro dessas nuvens existe a subenergia do continente ou país no qual vivemos ou estamos visitando; dentro dessa nuvem existe a energia da localidade ou de nosso *habitat* específico; o prédio onde moramos ou trabalhamos tem um campo energético; e, por fim, no centro imaginário dessas "nuvens" de energia, nós – em corpo, mente, espírito e emoção – vivemos nossas vidas em relação ao tempo.

É provável que essas várias nuvens de energia afetem nossa saúde e o modo como vemos e nos sentimos em relação a nós mesmos e a vida em geral.

## Energia sazonal

Acredito que perdemos nossa conexão com o ritmo sazonal da natureza. Nosso estilo de vida sempre rápido e frenético, com sua competitividade e tensão estressantes, está em conflito direto com as mudanças sazonais, mais sutis e serenas.

O inverno é para descansar, recarregar nossas baterias e conservar energia para o ano seguinte, que traz uma nova oportunidade. Essa é uma razão pela qual aumentamos de peso no inverno – é a defesa da natureza contra a ameaça do frio e (em um estado pré-histórico, natural) falta de comida; é por isso que temos a tendência a desacelerar – devemos fazer isso naturalmente, como parte do processo de conservação de energia. Porém, seguimos em frente no mesmo ritmo da vida moderna. Não é de espantar que isso provoque conflito, estresse e uma série de doenças que mantêm os médicos mais ocupados do que nunca. Precisamos ter consciência e observar as dicas da natureza. Por exemplo, como os pássaros, que não migram, engordam e se tornam menos ativos durante os meses de inverno; como os esquilos armazenam alimento e entram em hibernação; como os ouriços hibernam e os peixes descem para as águas mais profundas, para escapar do frio do gelo e entrar em um estado de animação suspensa. Nós somos a única espécie que não modifica seu comportamento!

A primavera é o momento do despertar – uma libertação das amarras do inverno –, o desabrochar das flores e folhas e um tempo de vitalidade renovada para todos nós. Somos mais inclinados ao otimismo, em sintonia com o alegre canto dos pássaros, a cor vívida das folhas e flores da primavera. Tudo é fresco, claro e limpo – a época do ano que representa um novo despertar, um novo começo e uma nova esperança. É quase possível sentir a onda de energia junto às horas mais longas do dia.

O verão é um tempo de crescimento – passando da germinação para a flora totalmente desabrochada. É quando alcançamos, crescemos e nos espalhamos para cobrir novos territórios, novas oportunidades, novas experiências, que podem amadurecer no outono da vida.

O outono é para fazer estoques; deixar de lado aquilo que já serviu a seus propósitos; começar a desaceleração, preparando-se para recarregar nosso processo energético.

As mudanças sazonais afetam nossa emoção ou nosso humor. Você já percebeu como nosso humor tende a ser melancólico no inverno, mais alegre na primavera, ocupado no verão e mais tranquilo no outono? Embora isso seja uma generalização muito simplificada, existe, não obstante, um elemento de verdade nessa afirmação. Provavelmente, nós já percebemos essas mudanças nos outros, embora não gostemos muito de reconhecê-las em nós mesmos! Do mesmo modo, o pessimismo em geral coincide com o clima carregado, úmido ou nublado. O otimismo aparece quando o clima está claro, brilhante e ensolarado (com baixa umidade). Em resumo, somos mais inclinados à vivacidade quando o tempo está claro, e vice-versa.

## Energia sutil – os chacras

Muitas das terapias complementares operam sobre e com os aspectos físicos e fisiológicos do corpo. Contudo, a saúde também está ligada a um sistema equilibrado e sutil de energia. O corpo etéreo é uma forma energética que liga todos os aspectos do corpo físico.

Citando o livro do dr. Richard Gerber: (1)

> *"Em sua expressão total, o corpo etéreo é uma forma de energia subjacente e que energiza todos os aspectos do corpo físico. Um entendimento mais completo de como o corpo etéreo afeta e se inter-relaciona com a expressão da doença no corpo físico fornecerá informações valiosas para uma nova geração de médicos que estão procurando evoluir para além do dogma médico tradicional em suas tentativas de criar abordagens novas e mais eficazes para curar as doenças humanas. A instituição médica se beneficiará começando a aprender as*

*verdadeiras causas subjacentes da saúde. A aceitação gradual das novas informações acabará por promover a criação de uma abordagem da medicina energética para a medicina preventiva."*

Quando consideramos a energia do corpo, há vários "campos" de nuvens de energia ao redor do corpo além da energia interna. O espectro parte da energia de uma célula individual do tecido e sobe, ou sai, chegando ao nível espiritual superior.

Temos nosso corpo físico onde, a maior parte do tempo, esforço e custo ficam concentrados ao restaurar ou manter a saúde. Além está o nível etéreo, ligado pela rede de *nadis* dos chacras. Os elos adicionais vindos do corpo físico da anatomia, e dos sistemas fisiológico e nervoso, são fornecidos pelo sistema de meridianos. A acupuntura, a acupressão e os sistemas bioeletrônicos de terapia utilizam esses elos.

Os *nadis* são uma rede de canais de energia sutil entre os chacras e estão interligados com nosso sistema nervoso físico. Eles podem afetar a qualidade da transmissão dos nervos, em especial na rede entre o cérebro, a medula espinhal e os nervos periféricos. A "camada" esotérica de energia, por sua vez, é envolvida (mas não separada) pela "nuvem" de energia astral. De maneira recíproca, a disfunção dos *nadis* influencia as mudanças patológicas do sistema nervoso. Só podemos imaginar até que ponto essas sutilezas são levadas em consideração quando se pesquisa as causas e os subsequentes tratamentos das doenças nervosas motoras.

Afastando-nos mais ainda do corpo físico, chegamos ao nível astral, ao nível mental e ao superior nível espiritual. O ponto fascinante é que alguns ou todos esses aspectos bioenergéticos produzem um efeito sobre nossa saúde e nosso bem-estar (o modo como nos sentimos e como nos percebemos em relação aos outros e ao nosso ambiente social e local).

Essas características de saúde, como vários outros procedimentos de saúde e inúmeras terapias de apoio, juntas, são como tijolos que se juntam para formar o teto da saúde perfeita sobre o qual nos protegemos.

Até agora, os chacras foram vistos como vórtices giratórios de energia sutil. Com as pesquisas e escritos do dr. Richard Gerber (1), aprendemos que também atuam como *transdutores*, processando energia vibracional de frequências específicas.

Um transdutor, segundo a física, é um dispositivo que converte um sinal de uma forma de energia em outra. É semelhante a um receptor de rádio que converte um sinal elétrico em sons de vozes ou música.

A habilidade em detectar ou operar com energias sutis tem base nesse sistema transdutor que envolve nossos sistemas endócrino e nervoso, com nosso biocampo, ao qual esses sistemas estão ligados (*ver* Tabela 6). Esse sistema de controle principal, por sua vez, é interativo com nossos níveis de hormônio que afetam o humor e o comportamento. Se os chacras estiverem desequilibrados, isso provoca um efeito por toda a rede.

Os chacras influenciam o fluxo, ou equilíbrio, das energias superiores ou sutis associadas ao invólucro etéreo de nosso corpo físico. Por sua vez, essa energia atinge o sistema nervoso central e periférico, o equilíbrio hormonal e, portanto, as mudanças celulares por todo o corpo.

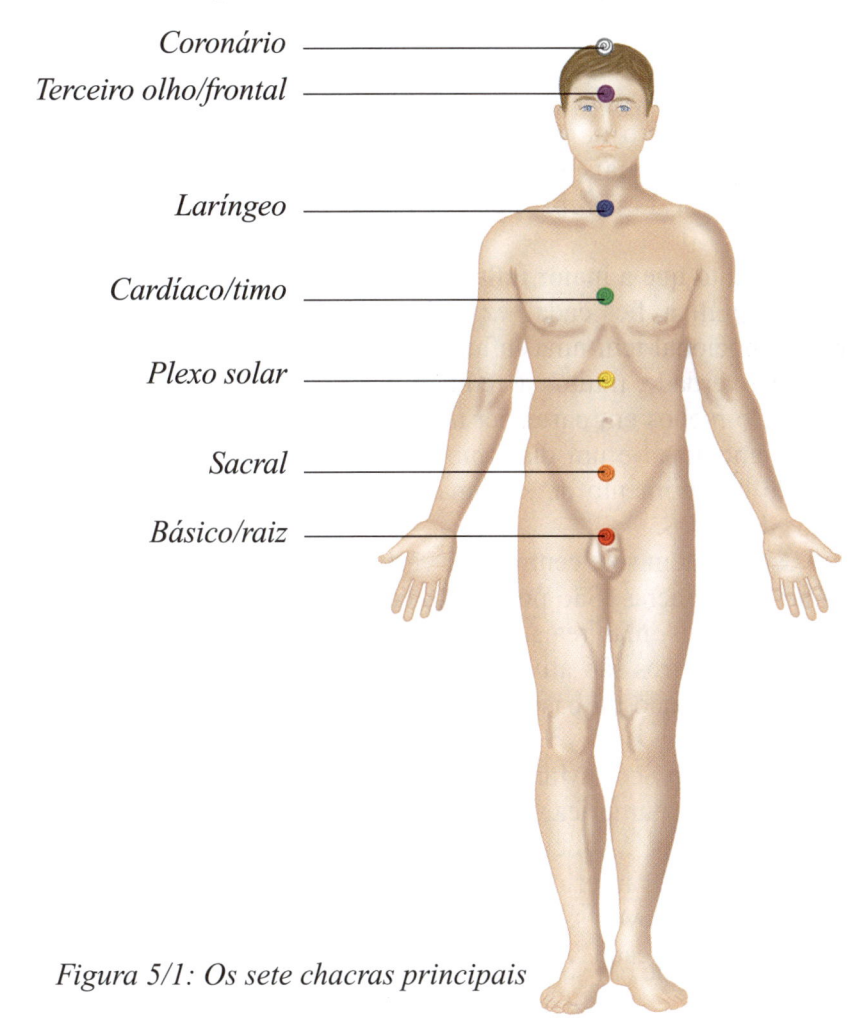

*Coronário*
*Terceiro olho/frontal*
*Laríngeo*
*Cardíaco/timo*
*Plexo solar*
*Sacral*
*Básico/raiz*

*Figura 5/1: Os sete chacras principais*

Se associarmos isto à pesquisa da dra. Candice Pert a respeito do equilíbrio emocional, é sensato inferir que o equilíbrio dos chacras, até certo ponto desconhecido ou não comprovado, também se relaciona ao nosso bem-estar emocional. A dra. Pert mostrou que a transmissão de sinais não se restringe ao sistema nervoso, mas é intercelular. Cada célula tem a capacidade de "falar" com sua vizinha.

Podemos ver agora como as terapias de toque, como a reflexologia, realmente afetam o bem-estar emocional e não se restringem ao relaxamento dos pacientes e à redução do estresse pelo qual estão passando. É um processo reverso; do (nível celular) físico para o etéreo. Devo enfatizar que essa é uma hipótese pessoal apenas. Talvez alguém se interesse em testar sua validade; promete ser um interessante caminho de descoberta.

O surgimento da disciplina da psiconeuroimunologia é um reconhecimento mais recente da interdependência entre a função energética do cérebro, dos sistemas endócrino, imunológico e nervoso.

Acredito que a maior influência dos chacras seja sobre as emoções. Na prática, fica cada vez mais evidente que o impacto do distúrbio emocional tem uma influência significativa sobre a saúde em geral. Na verdade, muitos acreditam que um sério colapso na saúde pode, pelo menos em parte, ser atribuído a uma prévia e séria experiência emocional e um distúrbio simultâneo, com frequência antecedendo o surgimento de sintomas físicos de uma doença em pelo menos dois anos.

O corpo tem sete centros, ou vórtices, de energia que os hindus chamam de chacras. São poderosos campos de energia, centros nervosos invisíveis, mas reais. De acordo com a teoria ayurvédica e a ioga, esses centros são alinhados verticalmente, chegando ao centro do corpo, partindo da base da região pélvica para o topo da cabeça (*ver* Figura 5/1).

O dr. Keith Scott-Mumby (3) escreve que há 360 chacras conhecidos do corpo; numericamente, quase um para cada dia do ano. Para os reflexologistas, é suficiente que existam sete chacras superiores e sete inferiores. Os inferiores estão nas palmas de cada mão, na parte de dentro dos cotovelos, em cada patela (joelhos) e na dobra anterior da articulação de cada tornozelo.

O chacra mais baixo, *da raiz* ou *básico*, está centrado nas glândulas adrenais; o sexto (*sacral*) está centrado nos ovários/testículos; o quinto no *plexo solar* de nosso sistema nervoso e pâncreas; o quarto (*cardíaco/timo*) centra-se na glândula timo na área do meio esterno; o terceiro e o segundo chacras estão centrados nas glândulas tireoide e pituitária, respectivamente; e o chacra mais alto, o primeiro (*coronário*), centra-se sobre a glândula pineal, atrás e acima dela (*ver* Tabelas 6 e 7 e Figuras 5/3 – 5/5).

Os chacras, ignorados por tanto tempo pelos cientistas e médicos ocidentais, estão agora começando a ser reconhecidos porque foram desenvolvidas tecnologias de energia sutil que permitem a verificação de sua existência. O modo como essa aceitação é integrada em nossa abordagem ocidental da saúde é uma outra questão. Só posso sugerir que "observemos esse espaço"; talvez uma frase sagaz em algumas circunstâncias.

O capítulo 4 abordou os vários nutrientes físicos necessários para promover e manter o crescimento celular saudável no nível molecular e algumas das consequências da depleção. Neste capítulo, usaremos o termo "nutrientes" em um contexto mais amplo no qual "o alimento" está na forma de energia sutil. As correntes de energia sutil transmitidas pelos vários chacras e ao longo dos meridianos (rotas de energia) são necessárias para manter um equilíbrio saudável no nível etéreo. Mudanças nesse nível precedem aquelas manifestadas no nível físico.

Acredita-se que essa energia entra no corpo pelo chacra da coroa e segue pela glândula pineal e a pituitária do sistema endócrino e da medula espinhal, ligando-se, por sua vez, a vários plexos nervosos (*ver* Figura 5/2).

Anatomicamente, cada chacra superior está associado a um plexo nervoso autônomo superior e com uma glândula endócrina respectiva, como resumido na Tabela 6. A Figura 5/2 é uma representação simplificada desses plexos nervosos e seus chacras correspondentes.

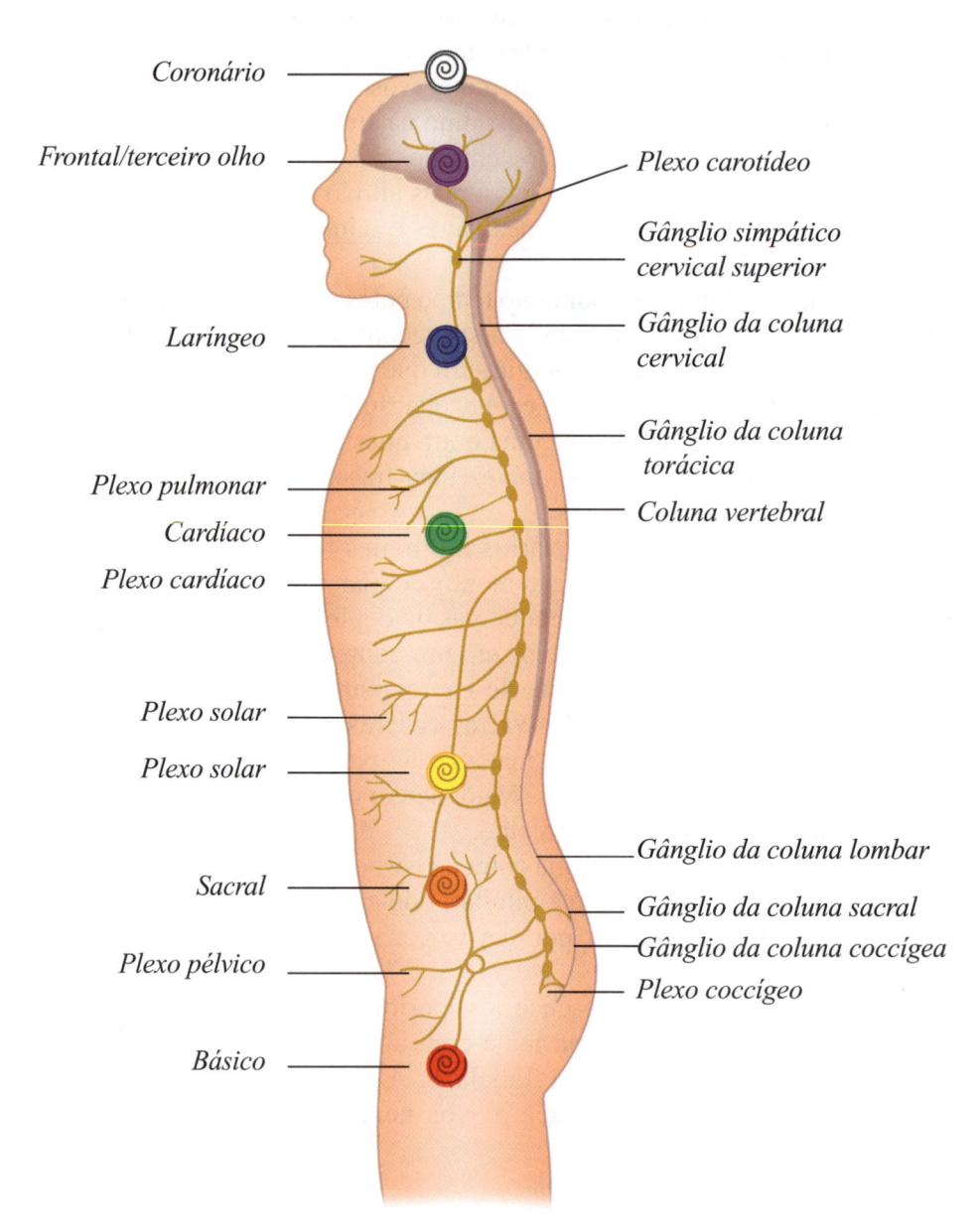

*Figura 5/2: Os sete chacras principais e os plexos a eles relacionados*

*Tabela 6: Relação dos chacras principais com o sistema endócrino e a coluna.*

| Chacras | Órgãos endócrinos relacionados | Área relacionada da coluna |
|---|---|---|
| 1. Coronário | Pineal | Crânio |
| 2. Frontal/Terceiro olho | Pituitária | C1-C4 |
| 3. Laríngeo | Tireoide | C5-T3 |
| 4. Coronário | Timo | T4-T8 |
| 5. Plexo solar | Pâncreas | T9-L2 |
| 6. Sacral | Gônadas | L3-S2 |
| 7. Básico | Adrenais | S3-cóccix |

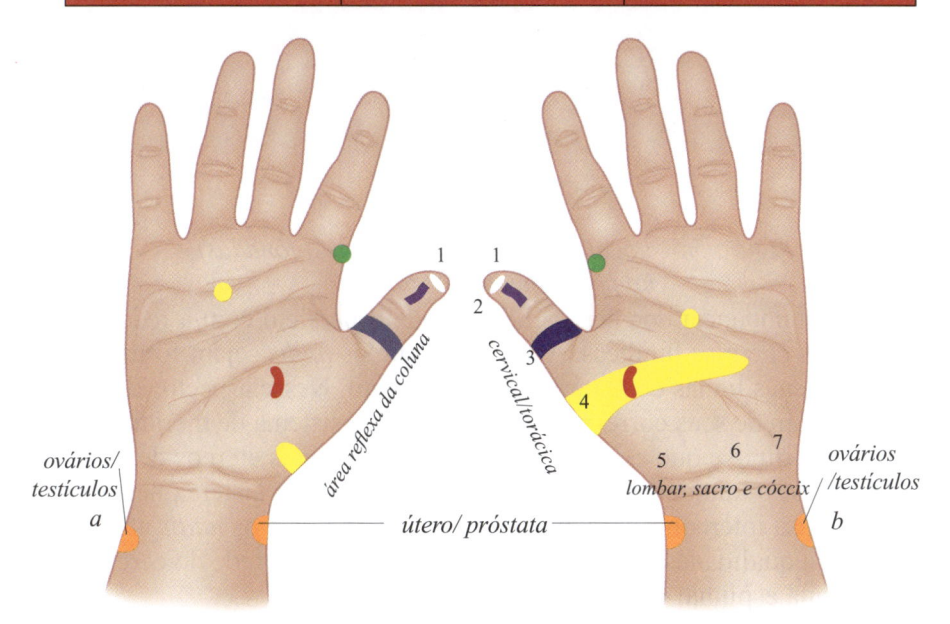

*Figura 5/3: Áreas nas mãos correspondentes aos principais chacras e glândulas endócrinas a eles relacionadas, vista plantar; a. mão direita, b. mão esquerda. (Ver Tabela 6).*

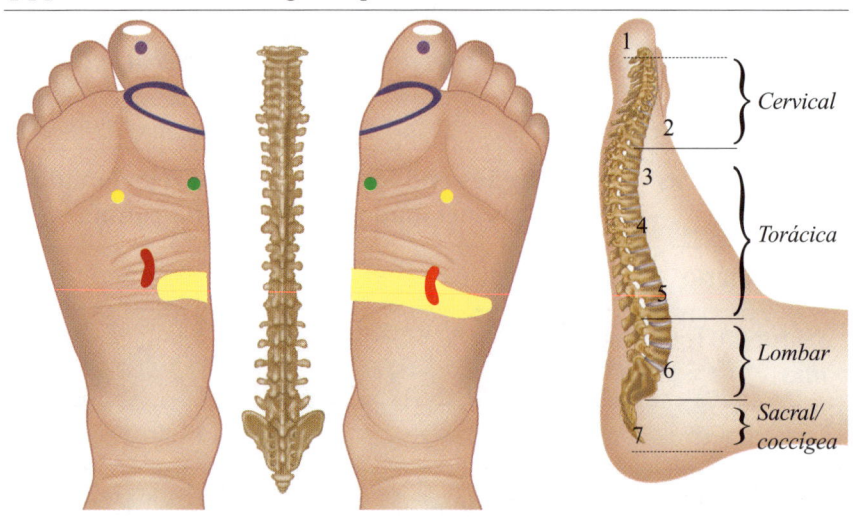

*Figura 5/4: Áreas nos pés correspondentes aos principais chacras e glândulas endócrinas a eles relacionadas na área reflexa da coluna vertebral (Ver Tabela 6).*

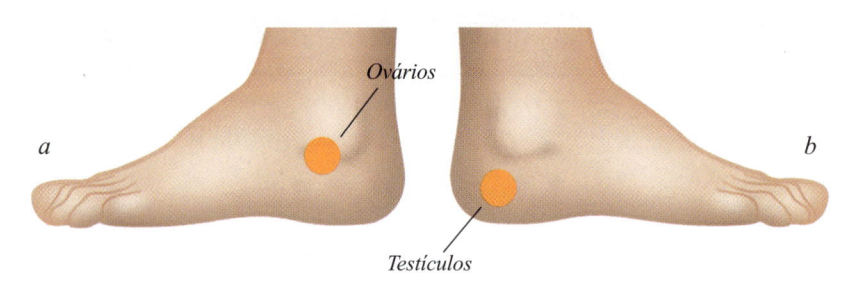

*Figura 5/5: Localização do sexto chacra (gônadas) no pé; a) medial, b) lateral.*

A abundância dos nervos no corpo tem paralelo com a rede dos *nadis* das energias fluídicas. Acredita-se que os *nadis* sejam formados por pequenas linhas de matéria de energia sutil. Nesse aspecto, eles se diferenciam de seus correspondentes físicos do sistema de meridianos.

Acredita-se que existam milhares desses canais etéreos de energia no corpo humano. Eles estão interligados com o sistema nervoso físico. Essa interconexão com os nervos faz com que os *nadis* afetem o tipo e a qualidade dos impulsos nervosos dentro da rede do cérebro, da medula espinhal e dos nervos periféricos.

Em resumo, para uma saúde perfeita, é necessário que exista um equilíbrio etéreo/físico entre os chacras superiores, a rede dos *nadis*, as secreções hormonais das glândulas do sistema endócrino e os plexos nervosos.

Os chacras transformam essa energia de vibração superior em uma forma fisiológica vibracional inferior que transmite sinais hormonais para as glândulas do sistema endócrino. Essas glândulas, então, liberam quantidades minúsculas de seu hormônio na corrente sanguínea, afetando, por conseguinte, a função de todo o corpo físico e das emoções.

Todos os órgãos do corpo têm sua própria frequência de energia, e aqueles com frequência semelhante parecem estar aglomerados, como acontece com o chacra do plexo solar e sua associação e os efeitos produzidos no estômago, no fígado, no pâncreas e na vesícula biliar; todos importantes participantes do jogo da digestão. Para pensar: até que ponto o chacra do plexo solar influencia a habilidade do pâncreas em produzir insulina? A resposta pode dar uma sugestão para explicar o aumento de incidência do diabetes; particularmente o início tardio da doença. Será que a falta de energia do chacra afeta o corpo de modo suficiente para aumentar o risco? Vale a pena investigar.

Os chacras não são apenas vórtices de energia; são centros de percepção psíquica. Por exemplo, o chacra frontal, ou *Ajna,* é conhecido como "o terceiro olho" na cultura oriental, significando seu relacionamento com a intuição e a previsão. Eles também transformam e transmitem energia, de cima para baixo, a partir dos níveis espiritual, mental e astral. Para uma boa saúde, é necessário que haja fluxo de energia suficiente nos meridianos e que eles permaneçam equilibrados, um com o outro, em todo o sistema.

Existe uma máquina que é capaz de medir esse fluxo de energia pelos meridianos. Ela foi desenvolvida pelo pesquisador japonês de energia sutil Hiroshi Motoyama, e glorificada com o nome de *Aparato para Identificação dos Meridianos* (4) que, felizmente, se tornou o acrônimo AIM. É uma máquina extremamente sensível, capaz de medir o fluxo de íons na camada intersticial do tecido que está logo abaixo da superfície da pele. Assim, foi possível mostrar que os padrões das correntes de íons correspondiam aos caminhos dos meridianos da acupuntura, que são conhecidos há milhares de anos nos países orientais.

As descobertas de Motoyama, com o uso do AIM, foram confirmadas por especialistas usando diagnóstico de pulso – um dos métodos tradicionais de diagnóstico da medicina oriental. Essas descobertas estão registradas no California Insitute for Human Science, Encinitas, Califórnia, que foi o centro americano para as pesquisas de Motoyama.

A existência deles também é apoiada pelo trabalho da dra. Valerie Hunt (5), que originalmente começou a estudar os efeitos terapêuticos energéticos de Rolfing. Ela usou um equipamento de aferição mais convencional, normalmente associado à medição do potencial elétrico dos músculos. Mudanças bioelétricas nas áreas da pele que correspondem aos chacras foram medidas e registradas. Ela descobriu oscilações elétricas de alta frequência nesses pontos que não tinham sido registradas anteriormente. Por exemplo, a frequência normal das ondas cerebrais varia entre 0 e 100 cps (ciclos por segundo); a frequência muscular chega a aproximadamente 225 cps e a do coração, a 250 cps. As leituras da dra. Hunt, observadas e registradas a partir das posições respectivas dos chacras, variavam entre 100 e 1.600 – muito mais altas do que as irradiadas pelo corpo e previamente registradas.

Igualmente intrigante foi a contribuição de Rosalyn Bruyere para o estudo da dra. Hunt. Rosalyn Bruyere era uma observadora psíquica e clarividente treinada que conseguia observar mudanças na aura. Bruyere observou o campo de energia sutil do sujeito enquanto os chacras eram monitorados eletronicamente – usando eletrodos EMG (eletromiografia). Durante esse processo, ela não teve conhecimento das leituras eletrônicas vindas dos eletrodos ligados à pele nos vários pontos dos chacras; por isso, suas observações permaneceram imparciais.

O resultado foi que Bruyere notou que as mudanças de cor coincidiam com as leituras dos eletrodos. Por um período de tempo suficientemente significativo, foi descoberto que cada cor da aura estava associada a um padrão diferente de onda nos pontos dos chacras na pele dos participantes.

Na prática, o valor dessa descoberta é que ela demonstra que sistemas sutis intrincados – como os meridianos de fluxo de energia e redes *nadis* de chacras – de fato existem e que ligam o corpo etéreo ao físico. Precisamos ter consciência deles e incluí-los em nosso pensamento quando assumimos uma abordagem holística do bem-estar total e qualidade de vida do paciente.

Relacionar esses pensamentos à terapia da reflexologia ajuda a promover o que muitos praticantes descobriram (sem procurar): se deixarmos nossas mãos a uma pequena distância dos pés ou das mãos, um calor ou "brilho" pode ser sentido pelo paciente. Como o calor é uma forma de energia, ele demonstra a existência de um campo de energia ao redor dos pés e das mãos e, na verdade, do corpo todo. Esse fenômeno pode agora ser inserido em seu contexto mais amplo.

Até agora, consideramos uma interface física-etérea e, até certo ponto, os aspectos fisiológicos associados, olhando do etéreo para o corpo (para dentro). Existe, todavia, um invólucro externo além da camada etérea, e a transmissão de energia ocorre entre essas camadas externas. Além do mais, o nível de sutileza parece aumentar à medida que nos movemos "para fora" do corpo físico.

Nesse estágio, os cientistas em geral ficam preocupados e são definitivamente céticos quanto a todo esse conceito. Suspeito que isso aconteça porque ainda não temos equipamentos avançados para medir sua existência – os cientistas não podem compreender isso e provar satisfatoriamente sua existência. É uma das reações humanas mais antigas ridicularizar e desprezar aquilo que ainda não entendemos; reação essa com frequência acompanhada pelo medo do desconhecido ou das consequências financeiras sobre organizações estabelecidas com interesse no resultado.

Portanto, estamos agora na "área cinza", na opinião de muitos cientistas ocidentais, e estamos em um "vácuo parcial" que parece existir entre os sistemas de crença ocidental e do Extremo Oriente – em especial no que diz respeito à manutenção da boa saúde e vitalidade. Historicamente, a falta de aceitação do inter-relacionamento entre o corpo físico e o equilíbrio fisiológico e endócrino do corpo se deve, em parte, à separação das diferentes religiões e ciências milhares de anos atrás. O corpo astral, ou invólucro, de energia sutil está relacionado à emoção e ao instinto; a sensação de que "eu já estive aqui antes" entra nessa categoria. Estamos falando do ser espiritual e não do ser físico.

No nível espiritual, os desejos vêm da alma (nosso "eu" central que sobrevive além da morte da forma física que "alugamos" enquanto estamos no planeta Terra). Acredita-se que esses desejos penetram o corpo etéreo pelo chacra do coração. (1) Onde não há nenhuma ligação com a alma, a energia passa ao plexo solar e é expressa como os desejos da personalidade.

Parece haver um aspecto reflexivo do corpo astral, de modo que, se acordarmos com uma disposição mental positiva, sentindo-nos bem, o dia inteiro parece ir bem e encontramos e trabalhamos com pessoas com semelhante disposição alegre e positiva. De maneira recíproca, o oposto também é verdade, quando há dias, meses até, em que não importa o que fizermos, parece que tudo dá errado.

## Energia do coração

Sabemos que o coração cria o campo eletromagnético mais forte do corpo e isso explica, por exemplo, a diferença perceptível na aparência distinta entre um cadáver e um corpo adormecido. O cadáver não tem energia eletromagnética porque o batimento cardíaco cessou; uma manifestação física da inexistência de energia.

O dr. William Collinge, no livro *Subtle Energy* (6) também afirma que o campo eletromagnético do coração se expande e fortalece quando experienciamos o amor, a compaixão e o cuidado. É interessante notar que os últimos dois aspectos formam partes importantes da manutenção da boa saúde e que eles têm influência direta sobre nossa energia eletromagnética.

Isso aciona o pensamento de que, talvez, as pessoas que sofrem de esclerose múltipla se beneficiam de um relacionamento e ambiente amáveis, carinhosos e complacentes. Mas, na verdade, acredito que isso acontece com todas as pessoas!

Cada batimento cardíaco produz uma onda de energia eletromagnética que pulsa para fora em todas as direções, como as ondulações em um lago quando jogamos uma pedra nele. Em um relacionamento amoroso, um dos benefícios de "abrir nosso coração" é que essa expressão de nossos sentimentos mais profundos faz com que as ondas se tornem mais coerentes. Normalmente, há alguma irregularidade no padrão das ondas, mas os sentimentos de amor tornam essas ondas mais uniformes e consistentes. (7)

Pesquisas conduzidas no Institute of Heartmath, em Boulder Creek, Califórnia, revelaram que a coerência e regularidade maiores refletem equilíbrio e harmonia igualmente maiores em nosso sistema nervoso, (8) e estão associadas ao aumento da imunidade. (7) Essa regularidade maior é semelhante ao reequilíbrio e à harmonização constitucional em direção à homeostase produzida pelos tratamentos de reflexologia.

O dr. Rollin McCraty, do Institute of Heartmath, descobriu que nosso coração é capaz de produzir cerca de 2,5 watts de força eletromagnética a cada batimento – suficiente para ligar um pequeno rádio transmissor. O campo magnético do coração é aproximadamente mil vezes mais forte que o do cérebro. McCraty afirma que a energia eletrocardíaca é encontrada em todas as células do corpo, dos dedos dos pés até as orelhas.

A pesquisa do dr. McCraty e seus colegas revelou que um eletrocardiograma registra alterações nas formas de ondas do coração causadas pelas mudanças em nossos pensamentos e emoções; (7) estresse, depressão, ansiedade ou frustração fazem com que o padrão de onda se torne mais irregular e incoerente.

Reciprocamente, quando estamos calmos e em paz com o mundo, a energia das formas de onda do coração é mais suave e coerente. Um subproduto fascinante é que outros osciladores – chacras – tendem a entrar em equilíbrio, promovendo saúde e bem-estar perfeitos.

Não é de surpreender, portanto, que a energia do pulso do coração se estenda para além da pele, irradiando-se para o espaço ao nosso redor. Um magnetômetro pode medir o campo magnético até 1,5 metro de distância do corpo e isso explica, talvez, o que os curandeiros espirituais "sentem" quando trabalham a certa distância do corpo. Também sugere que podemos de fato detectar "vibrações" irradiando das pessoas que nos cercam, e por que aquelas que sentem medo, raiva, etc. podem drenar nossa energia. Do mesmo modo, as pessoas que são positivas, alegres e otimistas produzem um efeito enaltecedor.

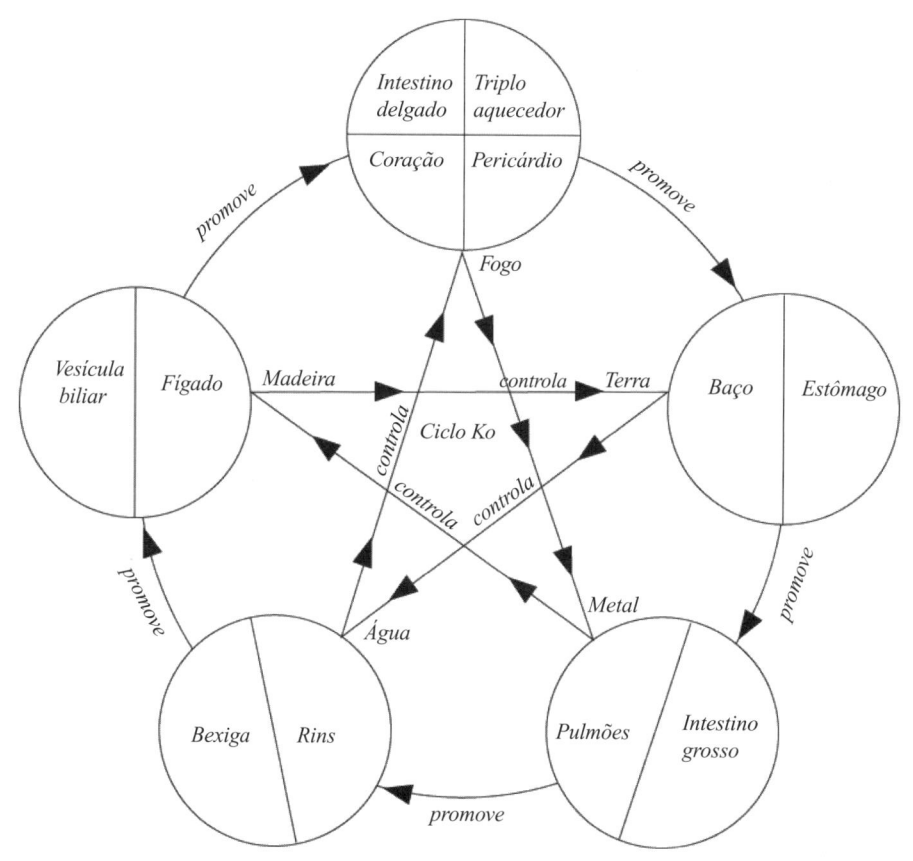

*Figura 5/6: A lei dos cinco elementos.*

Do ponto de vista da Medicina Tradicional Chinesa (MTC), existem muitos aspectos dessa forma de reequilibrar a energia ou promover a cura. Quatro aspectos desse reequilíbrio que interessam ao reflexologista são a Lei dos Cinco Elementos, os Pontos de Acupressão, *Yin* e *Yang* e o Relógio do Tempo.

## A Lei dos Cinco Elementos

A energia do Universo, como considerada pela medicina ayurvédica e pela Medicina Tradicional Chinesa (MTC), é constituída por cinco elementos principais. O inter-relacionamento deles explica os processos da vida e as influências sobre nossas funções corporais e saúde, em relação à natureza. Essa referência à natureza é enfatizada por cada elemento que recebe o nome de acordo com alguns componentes básicos do mundo natural.

Na medicina ayurvédica, os elementos são chamados Terra, Água, Fogo, Ar e Éter; na MTC, esses mesmos elementos recebem o nome de Água, Fogo, Madeira, Metal e Terra (o Ciclo Cosmológico). A nomenclatura usada é uma questão de escolha pessoal. Para mim, os nomes chineses parecem mais fundamentais, e, como se acredita que a reflexologia tenha nascido na China e no Extremo Oriente, é o sistema que usarei aqui.

Para ter uma personalidade e um bem-estar totalmente equilibrados, todos os cinco elementos precisam estar em equilíbrio, criando assim um fluxo de energia saudável, desobstruído, em um tipo de rede ou malha representada em forma de diagrama (*ver* Figura 5/6). Cada órgão é considerado um dos cinco elementos; os órgãos *Yang*, do lado de fora, e os *Yin*, do lado de dentro, com o par *Yin/Yang* em posições opostas. O Ciclo "Ko" é conhecido como o Ciclo de Controle, com o Ciclo "Shen" como o Ciclo da Criação. Os cinco elementos não são elementos químicos, mas aspectos da vida, natureza e constituição.

Referindo-se à figura 5/6, o Ciclo da Criação, ou "Shen", mostra que o Fogo produz a Terra (queimando a madeira; a cinza retorna à terra); a Terra produz o Metal (o minério de metal surge da terra); o Metal produz a Água (fontes de água são encontradas em depósitos minerais); a Água produz a Madeira (as árvores crescem absorvendo a água por meio de suas raízes) e assim o Ciclo continua.

Com o Ciclo de Controle, ou "Ko", cada elemento tem uma influência controladora sobre o Elemento posterior; agindo como pesos e medidas. Se um elemento for muito fraco, ele pode absorver energia do outro. A Figura 5/6 mostra isso como um Ciclo de Controle em que a Madeira controla a Terra (as raízes das árvores mantêm o solo unido e impedem sua erosão); a Terra controla a Água (represas, o fundo dos rios e córregos); a Água controla o Fogo (a água pode extinguir o fogo); o Fogo controla o Metal (o fogo pode derreter o metal); e o Metal controla a Madeira (machados, brocas e plainas removem a madeira). O Ciclo é contínuo e em conjunção com o Ciclo da Criação. A importância desses dois Ciclos é que eles formam a base da aplicação do tratamento de acupuntura.

Referindo-nos mais uma vez à Figura 5/6, o Ciclo da Criação mostra que o coração, o intestino delgado e o triplo aquecedor apoiam o baço e o estômago; eles, por sua vez, apoiam os pulmões e o intestino grosso, circundando a vesícula biliar e o fígado, que apoiam o coração, o intestino delgado e o triplo aquecedor. É um Ciclo de interdependência; um ou dois órgãos com outro.

Provavelmente, o acupunturista terá de lidar com um grau de doença ou desequilíbrio, com os sinais e sintomas que os acompanham. O foco seria então sobre o Ciclo de Controle – mas não exclusivamente, por causa das interdependências. Por exemplo, se a energia do coração estiver baixa, isso pode afetar os pulmões e o intestino grosso; energia baixa na bexiga e nos rins afeta o coração. Vemos semelhanças na prática médica convencional do Ocidente. Se houver uma frequência cardíaca baixa, isso leva à congestão dos pulmões, o que pode provocar uma redução na função do fígado.

A Figura 5/6, portanto, serve como uma ilustração muito breve e básica de uma pequena parte da filosofia da acupuntura e acupressão, e, como os reflexologistas usam pressão em pontos específicos, é útil, se não vital, que tenhamos certo conhecimento – suficiente para realizarmos nosso trabalho – dessa filosofia.

## Pontos da acupressão

Os meridianos como canais de energia sutil estão ligados às terapias da acupuntura (agulhas) e acupressão (sem agulhas). Cada uma dessas terapias trata pontos específicos na superfície do corpo para liberar ou reequilibrar o fluxo de energia ao longo de canais definidos na anatomia humana. Esses pontos específicos são chamados *acupontos* ou *tsubos*; as linhas dos meridianos "unem" esses vários pontos, formando uma rede de canais de energia.

Existem 14 meridianos denominados, dos quais 11 estão associados a órgãos identificados na medicina convencional e dois não estão (9) (o terceiro meridiano, o triplo aquecedor, é o "fator de ligação" que conecta as funções dos órgãos). Além disso, existem mais seis meridianos que são compostos de outros, formando um total de 20 meridianos. Na reflexologia, temos a sorte de nos restringir apenas aos pontos que são identificados nos pés e membros inferiores (abaixo do joelho), e nas mãos e antebraços (até o cotovelo). Não é nossa intenção transformar reflexologistas em pseudoacupunturistas, por isso nos limitaremos a trabalhar com as áreas dos pés e das mãos.

Os chineses praticaram acupressão em si mesmos e a disseminaram por outras culturas por mais de 5 mil anos, como um meio de manter a saúde e a vitalidade. Segundo essa filosofia, existem canais definidos da energia da força de vida (Qi), e a aplicação de pressão, em pontos específicos, libera ou limpa esse fluxo de energia. De maneira recíproca, se esses pontos tiverem barreiras, isso causa um efeito adverso na saúde em geral. Acredita-se que o Qi exista em cada célula do corpo e que sua influência cumulativa seja uma energia que penetra tudo. Seu fluxo pode ser manipulado para atingir seu maior efeito em acupontos específicos; em especial naqueles entre os joelhos e os dedos dos pés (membros inferiores) e entre o cotovelo e os dedos (antebraço). Eles são pontos de "comando" e há um ou dois pontos "grandes" em cada meridiano (canal de energia). Esses pontos "grandes" são usados com mais frequência que os outros, porque a experiência dos acupunturistas e terapeutas de acupressão sugere que eles são mais eficazes que os outros pontos.

## *Yin e Yang*

A teoria *Yin* e *Yang* é uma antiga estrutura conceitual chinesa que serve como meio para ver e entender o mundo. É a base para o entendimento de todos os fenômenos e, no contexto da medicina chinesa, para entender a saúde e as doenças. *Yin* é o lado nebuloso ou sombrio e *Yang*, o lado ensolarado. No lado *Yang* está a luz, o calor, e as pessoas estão trabalhando. No lado *Yin* está o frio, a escuridão, e todos estão descansando. A interação de *Yin* e *Yang* cria o Qi, a energia invisível de vida que flui pelos meridianos por todo o corpo. A circulação igual do Qi por todo o corpo é essencial para a saúde.

Entretanto, *Yin* e *Yang* são termos relativos. Alguma coisa é *Yin* (ou *Yang*) apenas em relação a outra coisa. Não faz sentido falar em *Yin* exceto em relação a *Yang*; são opostos, mas também complementares. Os dois fazem a imagem completa, sem um o outro é incompleto.

Há cinco modos principais pelos quais *Yin* e *Yang* estão relacionados um com o outro. São eles: i) um oposto ao outro; ii) um complementando o outro; iii) um consumindo o outro; iv) um se transformando no outro; v) podem ser divididos de novo em *Yin* e *Yang*. Além disso, são infinitamente indivisíveis.

No corpo, a doença é causada por um desequilíbrio entre o *Yin* e o *Yang*. Portanto, ela pode ser curada corrigindo esse desequilíbrio e permitindo que o corpo se cure. Como reflexologistas, estamos acostumados ao conceito de que, como acontece na maioria das terapias, o que é mais grave tem de ser corrigido antes que os aspectos crônicos sejam detectados e tratados; o conceito "descascar a cebola".

## Relógio do tempo da Medicina Tradicional Chinesa

O fluxo da energia Qi dentro e ao longo dos meridianos varia durante o ciclo de 24 horas enquanto se adere a um padrão definitivo e repetitivo. Por conseguinte, em teoria, existem períodos específicos quando certos órgãos e sistemas do corpo apresentam um pico de energia ou energia baixa. Esses períodos duram cerca de duas em cada 24 horas. Por exemplo, a energia do coração atinge o pico ao meio-dia e o nível mais baixo à meia-noite. Esse conhecimento é útil para saber a qual hora do dia o tratamento será mais benéfico. Mas atender pacientes à noite tem um forte elemento de irrealidade. Assim como muitas coisas, o senso comum e os acordos adequados devem ser usados para aplicar o conhecimento durante as horas normais de um dia de trabalho. Do mesmo modo, é útil saber que pode ser normal para um determinado órgão ou sistema exibir certos sintomas em horas específicas do dia e não em outras. Em resumo, é mais um instrumento na caixa de ferramentas do conhecimento e experiência do reflexologista, que pode ser utilizado com pacientes cuja condição é difícil de superar ou que parece desafiar a dedução lógica.

Para não se afastar muito da reflexologia, só chegaremos até aqui. O importante é que saibamos da existência dessas energias e influências sutis e seu lugar no cenário completo da saúde vista pelo nosso conhecimento, estudo e experiência atuais.

Nenhum comentário a respeito da energia do corpo seria completo sem mencionar a terapia mais avançada e abrangente que eu já experimentei – a medicina vibracional eletrônica. Ela usa o Sistema Harmônico de Tradução (SHT), sistema pioneiro desenvolvido pelo dr. Peter Moscow nos Estados Unidos. Ele é presidente da US Psychotronics Association e da Electronic Medicine Association, cujo trabalho no Reino Unido é coordenado por John Morley-Kirk, que também é um competente reflexologista. Durante alguns anos, John foi diretor da Midlands Region da divisão do Reino Unido do International Insitute of Reflexology. Mencionamos anteriormente que o corpo possui suas próprias vibrações individuais. O Sistema Harmônico de Tradução utiliza esse fato. Tudo em nosso planeta tem sua própria vibração, seja uma flor, uma vitamina, uma enzima, erva, ou tintura homeopática.

O SHT pode analisar cada parte do corpo em detalhes, aproveitando um nível de energia da vitalidade completa individual como ponto de referência. Ele revelará o nível de bioenergia (vitalidade) de cada órgão, glândula e parte do corpo, com o nível de estresse que a parte específica está sofrendo.

Tendo identificado onde existe um problema (ou problemas), o sistema fornece o processo para restaurar a bioenergia saudável selecionando entre uma vasta variedade de ervas, tinturas homeopáticas, florais, metais, cristais e pulsos de som, para desenvolver um programa de padrões sonoros e visuais em uma fita de vídeo que o paciente usará por uma quantidade prescrita de dias e também nas horas prescritas.

Para aqueles que talvez fiquem intrigados com essa visão do mundo da energia sutil e medicina vibracional, e que gostariam de obter uma explicação mais detalhada, eu sugiro consultar as referências no fim deste capítulo.

A seção *Registro Confidencial do Paciente* é muito útil e prática, porque é possível conversar com seu paciente ao mesmo tempo em que assinala os quadradinhos, formando assim um perfil simples de estado emocional do paciente. É importante considerar os quadradinhos assinalados como um todo e evitar fazer qualquer tipo de julgamento acerca do paciente. De um ponto de vista prático, economiza o tempo de escrita e permite que seja mantido contato visual durante a conversa. É possível então estudar esse registro e fazer anotações adicionais após a sessão. Se você decidir tentar esse método, sinta-se à vontade para economizar tempo copiando a tabulação.

Para aqueles que desejam expandir seu conhecimento dos aspectos da energia discutida neste capítulo, recomendo os seminários de pós-graduação de Lillian Tibshraeny-Morten, *12 Meridians and the 5 Elements*; os seminários de Trabalhos com Energia (Anna Jeoffroy e Philip Salmon) e o bem ilustrado e abrangente livro de John Cross, *Acupressure*; (9) e o trabalho realizado sob os auspícios da Electronic Medicine Association.

| Chacra | Localização | ASSOCIADO ||||||
|---|---|---|---|---|---|---|---|
| | | Glândula endócrina (Hormônio) | Plexo Nervoso | Sentido | Qualidade | Cor | Sânscrito |
| 1. Coronário | Topo da cabeça | Pineal (melatonina) | Córtex Cerebral | Espírito | Espiritualidade/ Liberação | Violeta, dourado ou branco | 7. *Sahasrara* |
| 2. Frontal | Logo acima e entre as sobrancelhas | Pituitária (hormônios da estimulação) | Hipotálamo/ Pituitária | Pensamento | Visão, pensamento e razão | Índigo | 6. *Ajna* |
| 3. Laríngeo | Garganta (C3-C5) | Tireoide (tiroxina) | Gânglio cervical | Som | Comunicação | Azul | 5. *Visuddha* |
| 4. Cardíaco | Centro da cavidade torácica, atrás do coração | Timo (timosina) | Plexo cardíaco | Toque | Amor/ compaixão | Verde | 4. *Anahata* |
| 5. Plexo solar | Base do esterno | Pâncreas (insulina) | Plexo solar | Visão | Poder/controle | Amarelo | 3. *Manipuraka* |
| 6. Sacral | Baixo abdome/ sacro | Ovários/ Testículos (estrógeno/ progesterona/ testosterona) | Sacral | Paladar | Centra a necessidade sexual (libido) | Laranja | 2. *Svadhisthana* |
| 7. Básico | Períneo (homens) – entre genitais e ânus; Cérvice (mulheres) – entre vagina/ útero | Adrenais (corticosteroides/ adrenalina) | Sacrococcígeo | Olfato | Desejo de viver/ fundamento | Vermelho | 1. *Muladhara* |

Tabela 7. *Resumo dos chacras e as ligações com nossas glândulas, sentido e qualidade de vida. OBS.: O número dos chacras na primeira coluna se refere ao sistema ocidental e aqueles na última coluna (Sânscrito) se referem ao sistema oriental.*

## Não se esqueça

As principais áreas da coluna – a espinha dorsal da saúde – associadas ao sistema endócrino são: **C1** Pituitária; **C7** Tireoide; **T7** Pâncreas (função dupla com a digestão); **T9** Adrenais; **L3** Gônadas.

É um tipo de número telefônico: 17793, e pode ser usado em associação aos pontos meridianos da seção seguinte.

## Os principais meridianos e pontos da acupressão

O propósito das páginas a seguir é apresentar um resumo dos pontos meridianos relevantes à reflexologia e, também, fornecer uma referência de trabalho. Existem grandes pontos para cada meridiano que têm uma influência energética maior do que outros pontos respectivos, e podem ter mais de uma função. Para uma referência fácil, os asteriscos (*) identificam esses pontos.

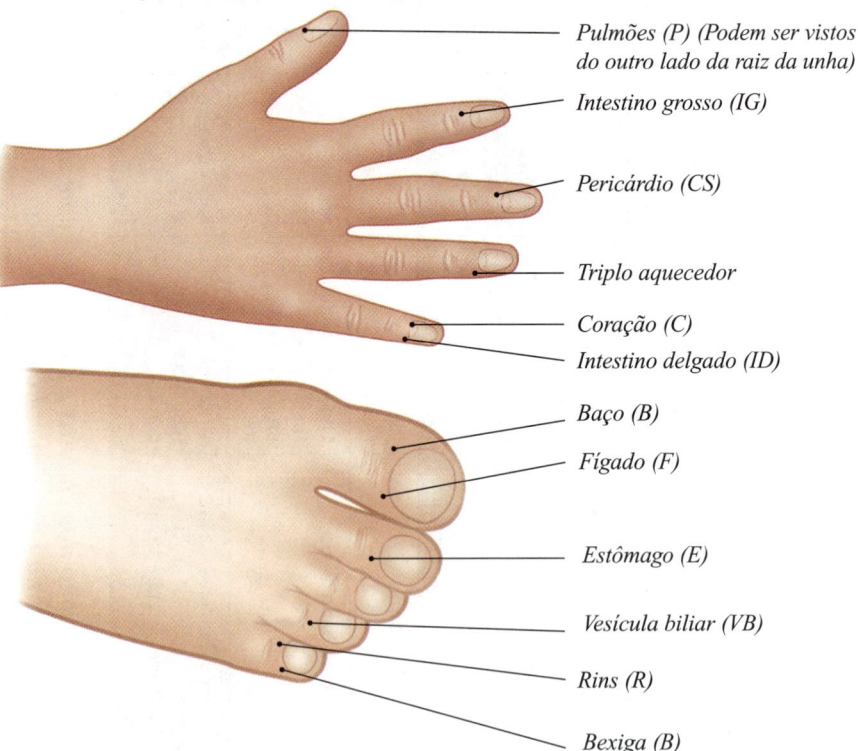

*Pulmões (P) (Podem ser vistos do outro lado da raiz da unha)*
*Intestino grosso (IG)*
*Pericárdio (CS)*
*Triplo aquecedor*
*Coração (C)*
*Intestino delgado (ID)*
*Baço (B)*
*Fígado (F)*
*Estômago (E)*
*Vesícula biliar (VB)*
*Rins (R)*
*Bexiga (B)*

*Figura 5/7: Alguns pontos meridianos muito úteis que ficam na extremidade de seus respectivos meridianos. Reproduzido sob autorização de mr. Anthony Porter, diretor do ART Training.*

## Principais pontos dos meridianos do coração, pulmão e pericárdio

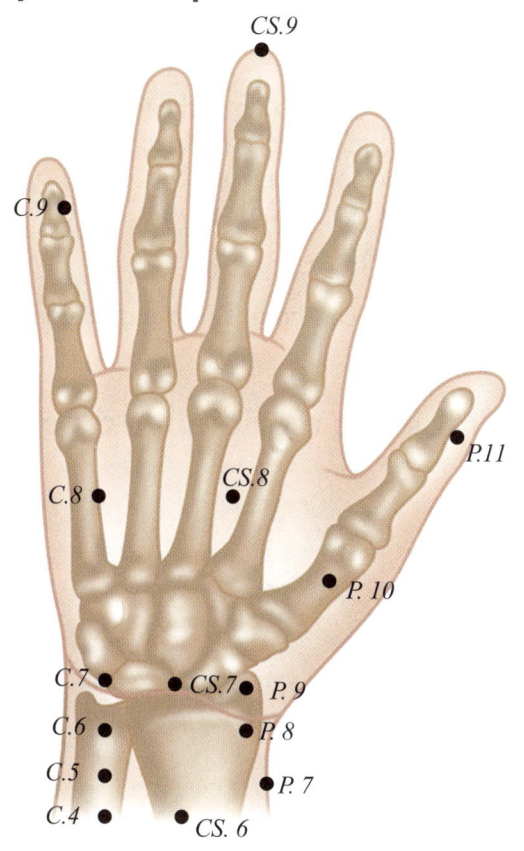

*Figura 5/7: Principais pontos meridianos do coração, pulmão e pericárdio (visão palmar).*

C.7*   Um grande ponto para a liberação das "barreiras" emocionais; consequentemente um ponto de "liberação"; reduz a irritabilidade; acalma; ajuda a superar a insônia e reduz a dor cardíaca.

C.8    Alivia palpitações, taquicardia, dor de garganta, sede e úlceras na língua.

C.9    Ponto de emergência para ataques cardíacos ou derrames; forte dor no peito; palpitações; circulação em geral. Faz recobrar a consciência.

P.7    Ponto de oxigênio. Pesar/tristeza emocional e problemas respiratórios crônicos.

P.8     Problemas na garganta.
P.9     Problemas na garganta e na voz.
P. 10   Tosse, asma, dor de garganta.
P.11    Faz recobrar a consciência e é comumente usado para dor de garganta.
CS. 6*  Insônia (junto com o ponto do coração C.7); palpitação (com C.9); dor no peito; náusea – em especial durante a gravidez e também para enjoos em viagens.
CS. 7   Palpitações (com C.9); insônia (com C.7); dor cardíaca (com C.9); dor de estômago.
CS. 8   Halitose; gastrite.
CS. 9   Derrame/dor cardíaca (com C.9); palpitações (com C.9 e CS.7); azia.

## Principais pontos dos meridianos do estômago

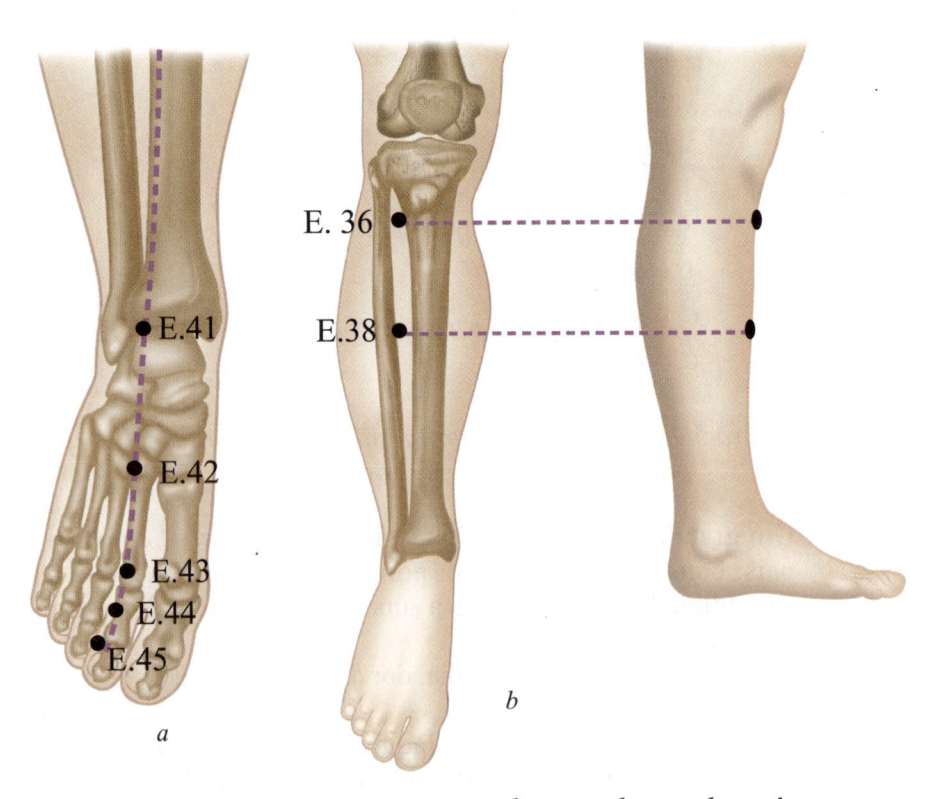

*Figura 5/8: (a) Pontos principais dos meridianos do estômago; (b) dois grandes pontos nos principais meridianos do estômago.*

E. 36* (Localizado à largura de um dedo do paciente, lateral ao dorso anterior do osso tibial; entre ele e a fíbula – "no grande vale entre os ossos"). Afeta problemas gastrintestinais superiores, como náuseas, vômitos. Observação: a forte estimulação desse ponto pode provocar vômitos. Reciprocamente, a pressão suave produz um efeito calmante da dor de estômago (gastralgia). Esse ponto específico influencia inúmeros sinais e sintomas em geral. Se o tempo for suficiente apenas para trabalhar com um ponto, deve ser esse.

E.38   Ajuda a aliviar a dor e a tensão do ombro.
E.41   Problemas nas articulações dos tornozelos; paralisia nas pernas/cãibras; problemas abdominais; sede; tontura; vertigem e dor de cabeça.
E.42   Usado para tratar indisposições no estômago e baço com sintomas como falta de apetite, má digestão e cansaço.
E.43   Regula a função do estômago e ajuda na dispersão de qualquer edema no corpo em geral.
E.44   Dor/desconforto na garganta;* dor de cabeça; dor de dente. Também trata sintomas como dor e ardência epigástrica, e halitose.
E.45   Usado em casos de inquietude mental, agitação e insônia.

* É importante que o paciente procure um médico para um diagnóstico clínico.

## Principais pontos dos meridianos do baço

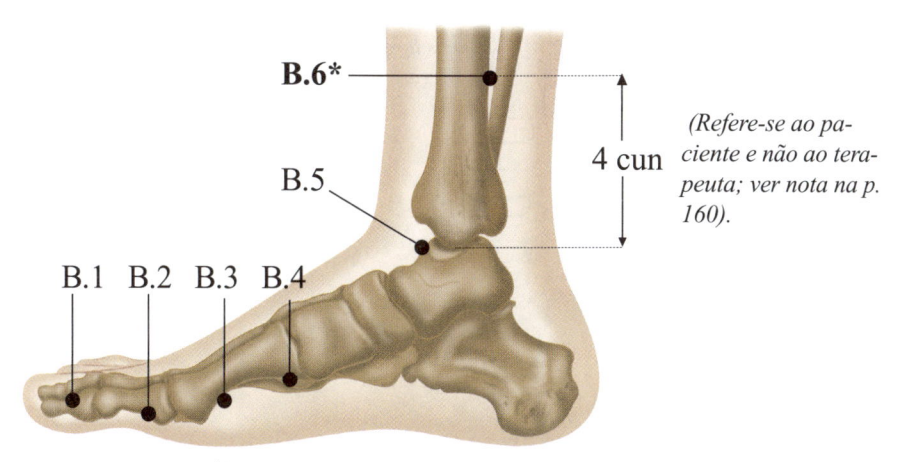

*(Refere-se ao paciente e não ao terapeuta; ver nota na p. 160).*

*Figura 5/9: Principais pontos dos meridianos do baço (visão medial).*

A energia do baço é responsável pela peristalse.*

B.1 Acalma a mente e regula o fluxo sanguíneo. Útil no tratamento do sangramento excessivo do útero, hemorroidas.

B.2 Dor gástrica; diarreia; constipação; regula a função dos intestinos.

B.3 Falta de apetite; dificuldade em urinar; corrimento vaginal. Cansaço, obesidade, distensão abdominal e fezes soltas. Também usado nos casos de dificuldades de concentração e sonolência.

B.4 Harmoniza os meridianos em geral. Relaciona o fluxo do Ki e o sangue. Dores crônicas, náuseas, enjoo e menstruação. Também infertilidade.

B.5 Usado principalmente para problemas nos pés, pernas, joelhos e tornozelos, mas também para distensão abdominal e constipação.

**B.6*** **Não usar em pacientes grávidas**. Fortalece a energia do baço; auxilia na função do fígado; auxilia na desintoxicação dos rins; regula o fluxo menstrual; alivia a dor; auxilia na função linfática. Usado para cansaço, distensão abdominal e dor; impotência, suores noturnos e agitação.

"Cun" era uma medida usada na antiga China, muito tempo antes da medição imperial. Levava em conta a individualidade do paciente, porque é a medida da largura do polegar do paciente, ou base, ou a largura do primeiro ou segundo dedo, como demonstrado abaixo:

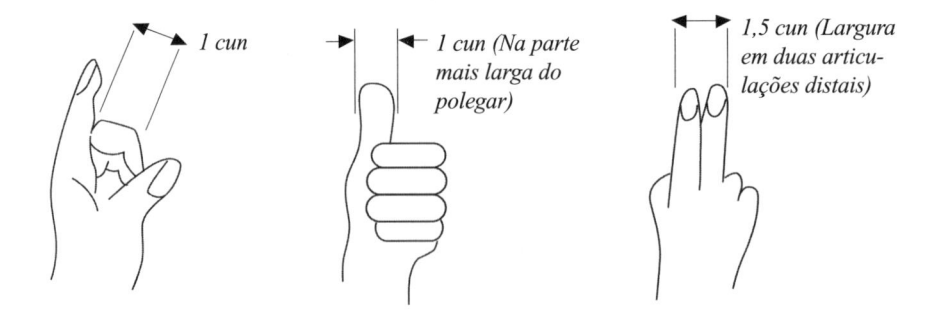

*1 cun*

*1 cun (Na parte mais larga do polegar)*

*1,5 cun (Largura em duas articulações distais)*

---

*N.R.T.: Peristalse são movimentos involuntários que ajudam no deslocamento do bolo alimentar.

## Principais pontos dos meridianos do intestino grosso (cólon)

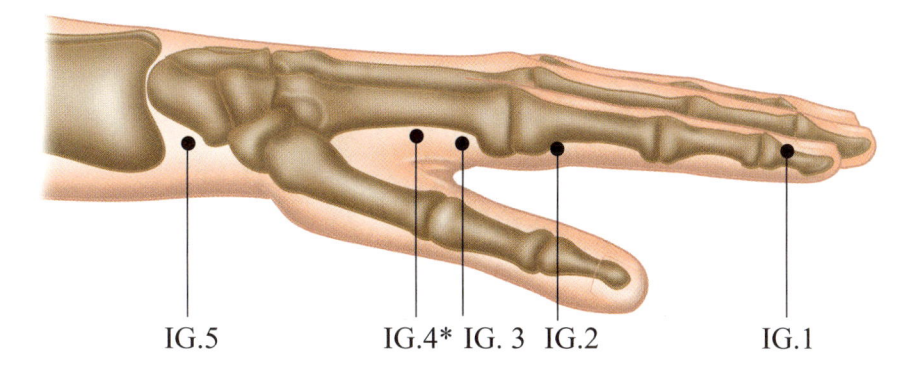

IG.5             IG.4* IG. 3 IG.2             IG.1

*Figura 5/10: Principais pontos dos meridianos do intestino grosso (cólon).*

IG.1   Amortecimento nos dedos; dor de dente. Usado principalmente para tratar dores agudas, inchaços e inflamação da garganta.
IG.2   Conjuntivite; visão embaçada; epistaxe (hemorragia nasal).
IG. 3  Alivia a dor.
IG.4*  É o mais importante ponto do intestino grosso e é contraindicado para gravidez e menstruação, pois provoca o parto e o nascimento. Usado para alívio da dor no rosto, na cabeça, nos ombros e cotovelos; tosse; enxaqueca; constipação, problemas no estômago em geral; alivia a dor de dente e da mandíbula inferior; alivia a dor na nuca (dorsum) e occipício (a parte inferior-posterior da cabeça); problemas na pele – especialmente acne.
IG.5   Ponto importante para problemas nos pulsos e polegares. Situado no centro da grande depressão entre os tendões do músculo extensor longo e curto.

**Obs.:** Conhecido como "ponto analgésico", é um ponto muito influente e tem uma ampla versatilidade. Pode ser usado em associação com outros pontos, tais como:

- Com F.3 – dor aguda/estresse/dor de cabeça/tensão nervosa.
- Com P.7 – alivia a congestão da garganta e peito e a dor.
- Com ID. 2 e ID. 3 – controla a hemorragia nasal.
- Como C.7 – insônia; pesadelos.

## Principais pontos dos meridianos do intestino delgado

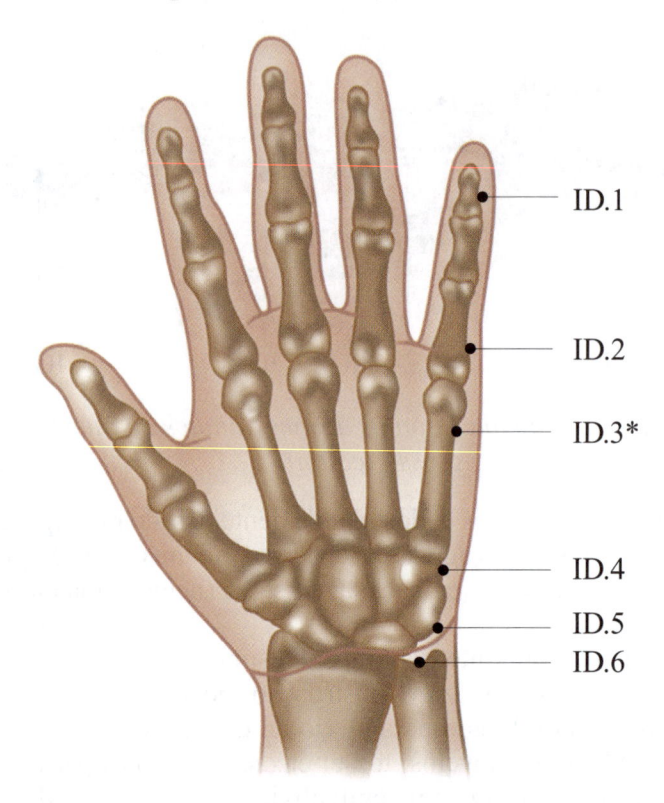

*Figura 5/11: Principais pontos dos meridianos do intestino delgado.*

ID.1     Dor de cabeça; dores no pescoço; amidalite aguda. Acalma a mente, faz recobrar a consciência.

ID.2     Tinido (sensação de zumbido, ou toque de campainha, nos ouvidos); dor de cabeça; amortecimento dos dedos (cuidado – isso pode ser causado por deslocamento ou rotação de um osso cervical no pescoço. Em caso de dúvida, **consulte** o médico, osteopata ou quiroprático do paciente).

ID.3*     Dor no ombro posterior; neuralgia trigeminal; dor nos cotovelos; dor no metacarpo; dor de cabeça; neuropatia periférica do braço/mão. **Trata-se de um ponto chave, em associação a Be. 62 para o tratamento de inúmeros problemas na coluna.**

ID.4     Pescoço – rigidez; dor de cabeça; dor nos pulsos.

ID.5 Dores nos pulsos; inchaço do pescoço (com toques gentis, verifique a existência de inchaço nas glândulas linfáticas).
ID.6 Visão embaçada; dor nos ombros; dor nos cotovelos e/ou braços. Elimina a dor em qualquer lugar ao longo do canal do intestino delgado.

**Obs.:** Os pontos do ID podem ajudar na inabilidade para mover a cabeça em 180º da esquerda para a direita e vice-versa. Podem aliviar a dor em testes ligados a problemas na coluna (se a dor tiver uma causa estranha, é aconselhável consultar o médico).

## Principais pontos dos meridianos dos rins

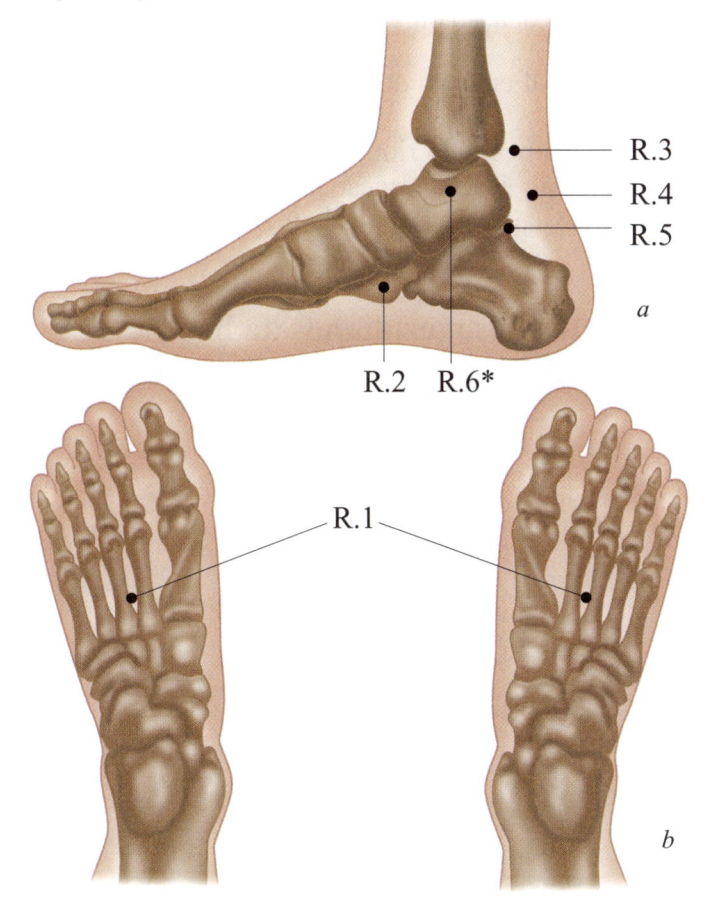

*Figura 5/12: Principais pontos meridianos dos rins. (a) visão medial; (b) visão plantar.*

R.1 Distúrbios mentais; ansiedade severa; dor de cabeça; tontura; hipertensão.
R.2 Menstruação irregular; prolapso do útero.
R.3 Menstruação irregular; impotência; necessidade frequente de urinar (pode estar relacionada à idade); vertigem; tinido; dor na coluna lombar; exaustão; diminuição da audição e visão.
R.4 Asma; dor na coluna lombar.
R.5 Menstruação irregular; prolapso do útero.
R.6* Suores noturnos; dor de garganta; insônia; ondas de calor; síndromes da menopausa. Trata-se de um importante "ponto de energia"; por conseguinte, deve ser apalpado nos casos de síndrome de fadiga crônica ou quando o cansaço excessivo for uma preocupação ou sintoma do paciente.

**Obs.:** A principal emoção do rim é o medo – incluindo a relutância em se "soltar".

O mau funcionamento do rim pode ser causado por excesso de trabalho físico/mental; idade avançada; doenças crônicas; doenças graves; atividade sexual excessiva nos homens e múltiplos partos nas mulheres.

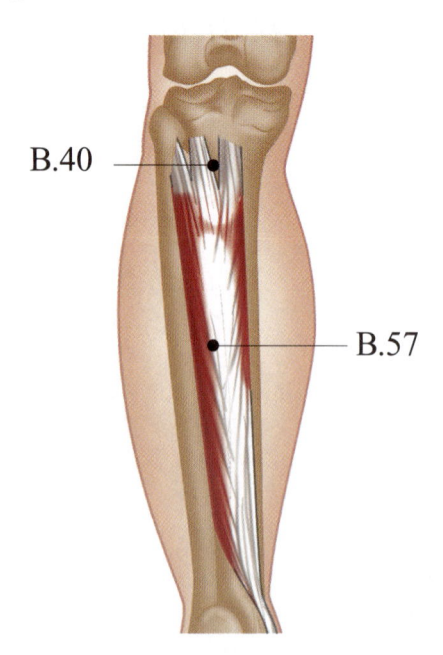

## Principais pontos dos meridianos da bexiga

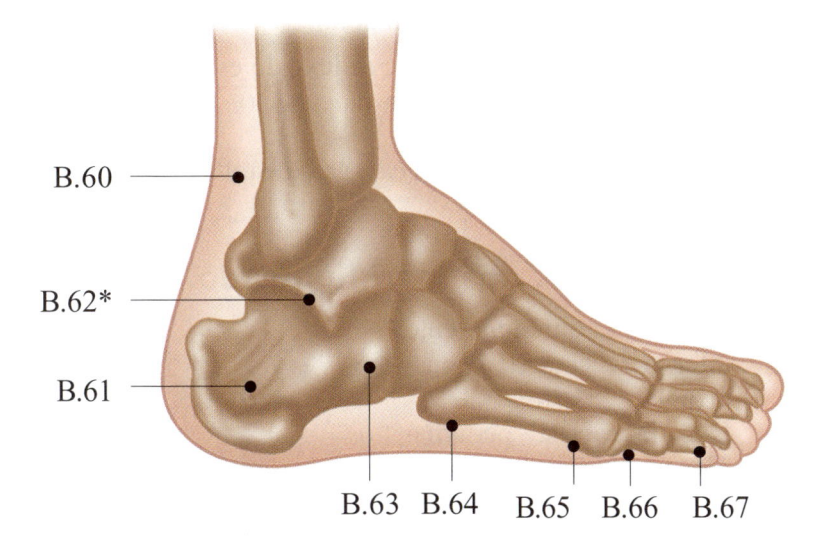

*Figura 5/13: Principais pontos dos meridianos da bexiga.*

B.40  Dor ciática; dor na coluna lombar – problemas na região sacroilíaca; dor atrás dos joelhos.
B.57  Um dos pontos mais importantes para tratar a dor aguda nas costas; comumente usado se há dor, cãimbras ou fraqueza nas panturrilhas e pernas; dor ciática, ou dor lombar. Também trata hemorroidas e dismenorreia.
B.60  Dor crônica nas costas; dor de cabeça; dor no pescoço e ombros; problemas menstruais.
B.61  Atrofia muscular dos membros inferiores; dor nos calcanhares.
B.62* Alivia a dor na coluna lombar (região lombar, sacral); é um ponto principal para o alívio da dor em geral – incluindo dores fortes nos joelhos; problemas nos tendões e distúrbios nos tornozelos.
B.63  Relaxa os músculos e tendões; dor nas costas; problemas motores das extremidades inferiores.
B.64  Dor de cabeça; rigidez do pescoço.
B.65  Dor na nuca; tensão no pescoço; visão embaçada; dor nas costas.
B.66  Dor de cabeça e tensão no pescoço.
B.67  Revigora a mente; clareia a visão e, em geral, "refresca a cabeça". Tem um poderoso efeito no útero e, portanto, é contraindicado durante a gravidez.

**Obs.:** Para dores de cabeça em geral:

Se localizada na testa – área de reflexo do estômago, mais E.41.

Se temporal (de qualquer lado da cabeça) – área de reflexo da vesícula biliar, mais VB.41.

Se localizada no topo da cabeça – área de reflexo do fígado, mais F.2 e F.3.

## Principais pontos dos meridianos do fígado

F.1     Usado para diminuir vento interno e recuperar a consciência.

F.2     Dor de cabeça; perturbações no sono; irritabilidade.

F.3*    Excelente ponto para cãibras (independentemente da localização no corpo); particularmente bom para câimbras no músculo da panturrilha. Apenas um toque gentil é necessário, sem apalpamento ou excitação. Acalma os nervos; alivia a dor atrás dos olhos e a ressaca; bom para o cansaço muscular; insônia; infertilidade; menstruação irregular. Em resumo, é um ponto muito influente.

F.4     Menstruação dolorosa; corrimento vaginal; retenção da urina. Trata com eficácia a dor, o inchaço e a tensão dos tornozelos.

F.5     Ajuda na recuperação depois de um derrame (em combinação com outros "pontos" da bexiga, dos rins e do baço). É um ponto importante para problemas dos órgãos geniturinários.

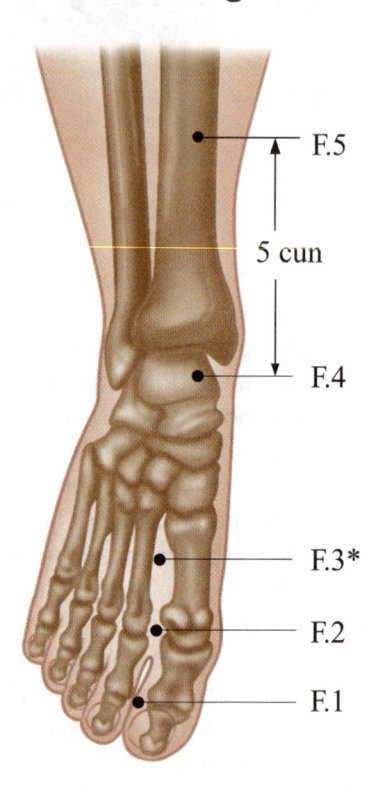

*Figura 5/14: Principais pontos dos meridianos do fígado.*

## Principais pontos dos meridianos da vesícula biliar

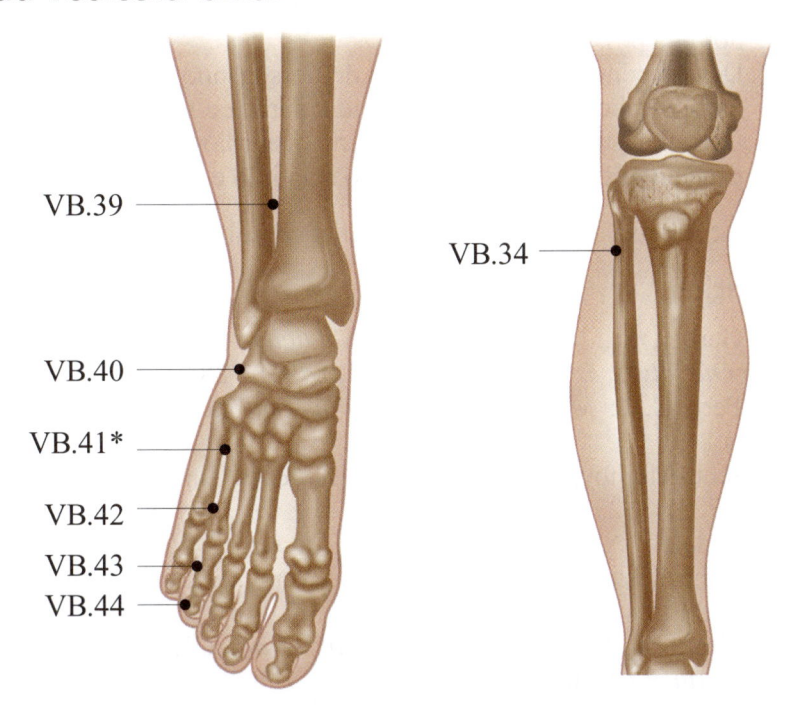

*Figura 5/15: Principais pontos dos meridianos da vesícula biliar.*

VB.34 Situado na depressão em frente (anterior) e abaixo (inferior) da cabeça da fíbula – o osso menor e lateral da canela. Um ponto muito importante no tratamento dos problemas músculo-esqueléticos em qualquer lugar do corpo. Se esse ponto estiver sensível, isso indica um problema no tendão e, como tal, é um bom instrumento de diagnóstico com as técnicas comuns de diagnóstico. Também dores abdominais, TPM, irritabilidade e dor ciática.

VB.39 Visto da parte de trás da fíbula. Distúrbios do tutano do sangue (por exemplo, leucemia linfática crônica); dor nas pernas e/ou tornozelos; dor no pescoço e torcicolo (pescoço/cabeça tortos, que é a contração do músculo esternocleidomastoide – o músculo do pescoço que tem sua origem no esterno (osso do peito) e na clavícula, e se insere no processo mastoide do temporal – o osso que podemos sentir acima da orelha.

VB.40 Artrite e distúrbios nos tornozelos; dor no pescoço.
VB.41* Mastite; dismenorreia (menstruação dolorosa – com frequência no primeiro dia de sangramento); problemas de lactação; dor nos pés.
VB.42 Dor no peito; dor e/ou inchaço do dorso (topo) do pé.
VB.43 Dor de cabeça e enxaqueca; tinido; surdez e vertigem.
VB.44 Derrame; surdez e tinido; vertigem; distúrbios nos olhos (**sempre consulte**); melhora a audição e a visão e acalma a mente.

**Obs.:** A baixa energia da vesícula biliar contribui para a indecisão.

## Referências

1. Gerber, R.: 1996. *Vibrational Medicine – New Choices for Healing Ourselves.* Bear & Co. (ISBN: 1 879181 28 2).
2. Pert, C.B.: *Molecules of Emotion.* Scribner. (ISBN: 0 684 8318 7 2).
3. Scott-Mumby, K.: 1999. *Virtual Medicine.* Thorsons, London. (ISBN: 0 7225 3823 5).
4. Jackson, A.: 1992. *Energetic Medicine: A New Science of Healing;* Entrevista com o Dr. Hiroshi Motoyama. *Share International Magazine,* 11 (7): 5-7.
5. *Electronic Evidence of Auras, Chakras in UCLA Study. Brain/Mind Bulletin,* 3 (9) (março de 1978).
6. William Collinge, W.: 1998. *Subtle Energy (Understanding the Life-Force Energies that Surround Us).* Thorsons, London. (ISBN: 0 7225 3668 2).
7. Rein, G.; Atkinson, M. e McCraty, R. *The physiological and psychological effects of compassion and anger. Journal of Advencement in Medicine.*
8. McCraty, R.; Atkinson, M. e Tiller, A.: 1994. *New electrophysiological correlates associated with intentional heart focus.* Manuscrito não publicado, Institute of Heartmath, 14700 West Park Ave., Boulder Creek, CA 95006.
9. Cross, J. R.: 2000. *Acupressure – Clinical Applications in Musculo-skeletal Conditions.* Butterworth-Heinemann, London. (ISBN: 0 7506 4054 5).

## Bibliografia

Page, C.: 1992. *Frontiers of Health – Healing of Wholeness.* Daniel, UK. (ISBN: 08527 256 2).

Arewa, C.S.: 1998. *Opening to Spirit.* Thorsons, UK. (ISBN: 0 7225 3726 3).

**Registro confidencial do paciente**

Nome do paciente: ........................ Sexo:......... Data de nascimento:

| Sintoma | Elemento/s | Órgão/s | Emoção/emoções |
|---|---|---|---|
| Angina | Fogo | CS | Alegria |
| Asma | Fogo/Água | R, CS | Medo/obsessões |
| Aumento da salivação | Terra | E | |
| Borborigmo | Fogo | ID | Alegria |
| Cansaço | Terra | B | Obsessões |
| Catarro | Terra | B | Obsessões |
| Cistite | Água | B | Medo |
| Compleição azulada/arroxeada | Fogo | C | Alegria |
| Compleição pálida | Fogo | C | Alegria |
| Comportamento irracional | Fogo | C | Alegria |
| Constipação | Metal/Terra | F, E | Angústia/obsessões |
| Contagem baixa de espermas | Água | R | Medo |
| Corpo dolorido | Terra | B | Obsessões |
| Dificuldade de concentração | Fogo | C | Alegria |
| Dismenorreia | Madeira | VB | Agressão/depressão |

| Dispneia | Metal | P | Angústia |
| --- | --- | --- | --- |
| Distúrbios digestivos | Fogo | E, ID | Alegria |
| Dor abdominal | Metal | F | Angústia |
| Dor cardíaca | Fogo | CS | Alegria |
| Dor de cabeça | Terra/Água | E, B | Obsessões/medo |
| Dor de dente | Metal | F | Angústia |
| Dor de garganta crônica | Terra | E | Obsessões |
| Dor de garganta | Metal | P | Angústia |
| Dor muscular | Terra | B | Obsessões |
| Dor na clavícula | Metal | P | Angústia |
| Dor na mama | Madeira | F | Agressão/depressão |
| Dor na parte de trás da cabeça | Água | VB | Medo |
| Dor nas axilas | Fogo | CS | Alegria |
| Dor nas costas, ref. testículos | Fogo | ID | Alegria |
| Dor nas pernas e nos tornozelos | Madeira | VB | Agressão/depressão |
| Dor nas têmporas | Madeira | F | Agressão/depressão |
| Dor no alto e atrás dos ombros | Metal | F | Angústia |
| Dor no braço/ mediano | Metal | P | Angústia |
| Dor nos joelhos | Terra | E | Alegria |

| | | | |
|---|---|---|---|
| Dor nos ombros | Metal | P | Angústia |
| Dor nos testículos | Fogo | ID | Alegria |
| Dor: tornozelo e parte inferior da perna | Madeira | VB | Agressão/depressão |
| Edema (parte inferior da perna) | Terra | B | Obsessões |
| Ejaculação precoce | Água | R | Medo |
| Emissões noturnas | Água | R | Medo |
| Enxaqueca | Metal | F | Angústia |
| Esquecimento | Fogo | C | Alegria |
| Face avermelhada; congestão | Fogo | C, CS | Alegria |
| Fadiga | Terra | B | Obsessões |
| Falta de apetite | Terra | B | Obsessões |
| Fezes soltas | Metal | F | Angústia |
| Gases | Terra | E | Obsessões |
| Gengivas inchadas | Metal | F | Angústia |
| Gosto amargo | Madeira | F | Agressão/depressão |
| Halitose | Metal | F | Angústia |
| Hemorroidas | Metal | F | Angústia |
| Histeria | Fogo | C | Alegria |
| Icterícia | Madeira | F | Agressão/depressão |
| Impotência | Água | R | Medo |

| Infertilidade | Água/Madeira | R, F | Medo/agressão/depressão |
|---|---|---|---|
| Inflamação na boca/lábio superior | Fogo | ID | Alegria |
| Inquietude/agitação | Fogo | C | Alegria |
| Insônia | Fogo | C | Alegria |
| Irritabilidade | Madeira | F | Agressão/depressão |
| Lassidão | Terra | B | Obsessões |
| Mastite | Água | R | Medo |
| Memória fraca | Fogo | C | Alegria |
| Movimento anormal do intestino | Fogo | ID | Alegria |
| Nariz escorrendo/entupido | Metal | F | Angústia |
| Obsessões | Fogo | CS | Alegria |
| Ofegação | Metal | P | Angústia |
| Olhos secos | Madeira | F | Agressão/depressão |
| Olhos vermelhos | Madeira | F | Agressão/depressão |
| Palpitações cardíacas | Fogo | CS | Alegria |
| Pensamento confuso | Fogo | C | Alegria |
| Perda da voz | Metal | P | Angústia |
| Perda de cabelo | Água | R | Medo |

| | | | |
|---|---|---|---|
| Problemas de lactação | Água | VB | Medo |
| Problemas de temperatura | Fogo | E, ID, B | Alegria |
| Problemas dentários | Água | R | Medo |
| Problemas ginecológicos | Madeira | F | Agressão/depressão |
| Problemas menstruais | Água | R | Medo |
| Problemas na pele | Metal | P | Angústia |
| Prostatite | Água | B | Medo |
| Raiva | Madeira | F | Agressão/depressão |
| Restrição do movimento da cabeça | Fogo | ID | Alegria |
| Retenção da urina | Água | B | Medo |
| Rigidez do pescoço | Água | B | Medo |
| Riso incontrolável | Fogo | CS | Alegria |
| Sangramento no nariz | Água | B | Medo |
| Sonhar em excesso | Fogo | C | Alegria |
| Surdez | Madeira/Água | VB, R, ID | Raiva/medo/alegria |

| Tinido | Madeira/Água/Fogo | VB, R, ID | Raiva/medo/alegria |
|---|---|---|---|
| Tontura | Água | R | Medo |
| Tosse seca | Fogo | CS | Alegria |
| Tosse | Água/Metal | R, P | Medo/angústia |
| TPM | Madeira | F | Agressão depressão |
| Unhas quebradiças | Madeira | F | Agressão/obsessão |
| Urinação dolorosa | Água | B | Medo |
| Urinação frequente | Água | B | Medo |
| Urinar na cama | Água | B, R | Medo |
| Vertigem | Madeira/Água | VB, R, F | Agressão/depressão/medo |
| Visão embaçada | Água/Madeira | B, VB | Medo/agressão/depressão |

# Capítulo 6

## Pesquisa – Por que e como?

Este capítulo tem o objetivo de apresentar uma breve introdução apenas do tópico de pesquisa, que mereceria um livro completo sobre o assunto.

Por que fazer pesquisas, afinal de contas? Eu sugiro que seja para aumentar nosso conhecimento e entendimento e apresentar o resultado de uma forma clara e concisa, capaz de aceitar réplicas dos outros e, assim, produzir o mesmo resultado, ou semelhante.

Parece que uma grande parte das pesquisas foca a verificação de resultados já conhecidos por muitos pacientes, cuja experiência coletiva é uma evidência anedótica, e que isso é considerado insuficientemente rigoroso. Suspeito que esse argumento mascara uma razão subjacente – que não se acredita na opinião e experiência coletivas e coletadas acerca de inúmeros benefícios aos pacientes obtidos com o tratamento. Algumas facções em nossa sociedade, portanto, se dedicam a provar, ou desacreditar, as alegações feitas chegando a um nível que as satisfaça. Só então elas estarão dispostas a dar seu apoio a uma terapia, um procedimento ou um tratamento específico. Em alguns casos, isso pode ser um modo custoso de "reinventar a roda". Com certeza, o papel da pesquisa é descobrir o porquê e o como, não o se; em especial quando há uma grande quantidade de evidências anedóticas de que uma determinada terapia funciona. Não faz sentido gastar dinheiro para provar o que muitos já sabem. Não apenas sabem, mas experienciaram por si mesmos – os pacientes não são tolos; os cínicos são tolos quando deixam de aceitar a evidência que está diante de seus olhos e ouvidos. Na verdade, eles estão insinuando que não acreditam na opinião, na experiência e no julgamento de mais ninguém!

É difícil eliminar o preconceito. Eliminar o interesse financeiro por um resultado também é difícil, e ele pode estar disfarçado por trás de uma organização que financia pesquisas. Eliminar a distorção do método é difícil também, porque não podemos evitar a individualidade da personalidade e constituição. Por exemplo, é fato bem conhecido que uma pessoa com uma atitude positiva, determinada a se curar, terá mais probabilidade de reagir ao tratamento do que uma pessoa negativa, totalmente desanimada. Por essas e outras razões da falibilidade humana, é errado falar em "pura" pesquisa. Muito daquilo que se alega ser científico é uma análise estatística escrita no jargão erudito.

Entretanto, isso não deve nos intimidar; minha posição é que aceitemos essas discrepâncias inevitáveis e estejamos determinados a reduzi-las de modo que qualquer resultado tenha uma distorção mínima. Meu argumento só é contra aqueles que querem que acreditemos que a pesquisa financiada em universidades é de algum modo "mais pura" do que a realizada por outro meios.

Assim, consideremos algumas questões-chave de maneira construtiva e com a mente aberta.

Os praticantes de qualquer tipo de disciplina da saúde são entusiastas de sua especialidade e têm, por conseguinte, uma parcialidade interna em relação a ela. Portanto, ao conduzir uma pesquisa, fica difícil se afastar dessa parcialidade; porém, se os outros precisam ser convencidos da validade de nossas descobertas, devemos nos esforçar para alcançar uma consistência imparcial. Outras armadilhas são erros e confusões que podem impedir que a pesquisa seja rigorosa e convincente.

Todo o cenário ou clima da pesquisa pode se tornar confuso simplesmente porque os pesquisadores desenvolveram uma linguagem e um procedimento próprios. Isso é um estratagema para manter a exclusividade. Para ser justo, pode ser a consequência da "novidade" de seu trabalho. Advogados, contadores, desenhistas, especialistas em tecnologia da informação – todos têm sua linguagem protetora, especializada. Por isso, devemos fazer um esforço para aprender a linguagem da pesquisa, e a seguir apresentarmos algumas palavras e terminologias que estão por trás da confusão.

As pesquisas apresentam duas abordagens amplas: a pesquisa *qualitativa* que se apoia na palavra escrita e na precisão da descrição.

A pesquisa *quantitativa* que afere as coisas e as expressa de forma numérica em resposta a perguntas específicas.

A terapia da reflexologia levanta muitas questões – em particular no esclarecimento do *protocolo* –, a base para as aplicações de apoio financeiro.

O protocolo é o cronograma de trabalho de um projeto de pesquisa e deve ser o mais claro e inequívoco possível. A grande quantidade de tempo, esforço e custo no desenvolvimento desse estágio traz uma posterior recompensa proporcional no processo completo.

Exemplos típicos das perguntas que são levantadas por um projeto de pesquisa de reflexologia incluem:

- Quanto tempo duraria cada tratamento?
- Quantos tratamentos devem ser ministrados a cada paciente?
- Qual gráfico dos pés seria usado como referência durante o tratamento?
- O tratamento incluiria as mãos e os pés?
- Que pressão deve ser usada?
- Que tipo de reflexologia, ou seja, técnica, deve ser usada?
- Quais são os limites de idade dos pacientes?
- Condições clinicamente diagnosticadas devem ser usadas?
- Em caso afirmativo, sob quais condições?
- Como estimularemos um tratamento para elas no grupo de controle?

A lista não está completa, e eu tenho certeza de que você pode pensar em muitas outras perguntas que seriam relevantes para um projeto de pesquisa.

Considerando algumas das perguntas que mencionamos ou sugerimos, encontraremos mais algumas palavras e frases dos pesquisadores.

Um meio de decifrar o que exatamente provocou a melhora da condição do paciente é usar um grupo de controle naquilo que é conhecido como *teste controlado*.

*Históricos de caso* – a descrição de pacientes que melhoraram seguindo o tratamento – são importantes. Mas podemos ter certeza de que a melhora se deu apenas graças à reflexologia? A dieta do paciente, por exemplo, não foi alterada? O paciente recebeu notícias boas e animadoras ao mesmo tempo? É difícil garantir que aspectos perfeitamente normais da vida não distorçam os resultados registrados.

Uma segunda abordagem seria ter um grupo de pacientes que apresentem os mesmos sintomas e sinais com os quais poderíamos comparar os resultados de tratamentos definidos especificamente. Isso forma um *estudo em conjunto* – aquele no qual tratamos uma série de pacientes com a mesma condição e aferimos aspectos definidos dessa condição antes e depois do tratamento. Isso exige um meio de medir a condição de modo preciso e com consistência suficiente para produzir *confiabilidade* e *validade*. Foram desenvolvidas *medidas especiais de resultados* que demonstram ser válidas e confiáveis, e devemos usar essas técnicas provadas sempre que possível.

*Estudos em conjunto* também apresentam a necessidade de que a população pesquisada seja de tamanho suficiente para ser estatisticamente significativa. Ou seja, a melhora do paciente é melhor do que se esperaria por uma variação ao acaso.

O *teste controlado* ajuda a esclarecer o que produziu o benefício. Os grupos de comparação devem ser alocados sem nenhuma parcialidade por seleção aleatória. Isso então nos dá um *Teste Controlado Aleatório (TCA)*. É possivelmente o procedimento mais preciso em termos do estabelecimento de uma eficácia *baseada em evidências* das terapias de toque utilizadas com a prática médica convencional.

A forma mais simples de TCA é quando um grupo recebe o tratamento de reflexologia e outro não. Qualquer melhora registrada entre o grupo que recebe o tratamento deve acontecer por causa da terapia. Ou não? E o que podemos dizer acerca do efeito de receber atenção solidária? E o efeito da empatia entre o terapeuta e o paciente; em particular, a confiança do paciente no profissionalismo do terapeuta? Mas esses *efeitos não específicos* se aplicam de modo igual à saúde alopática e aos tratamentos complementares de saúde; por isso, não vamos ficar muito entusiasmados com algo sobre o qual temos pouco controle.

Isso, todavia, levanta o aspecto de que a reflexologia – como a maioria das terapias "de toque" – tem três componentes. O efeito de tratar os vários pontos dos pés e mãos corretamente em relação às técnicas específicas do tratamento de reflexologia sendo usado durante o estudo; o conforto de ser tocado; o estado de relaxamento induzido pela combinação dos dois.

Uma maneira de controlar os *efeitos não específicos* é dar ao grupo de controle algo que eles pensam ser reflexologia, mas que não tem o mesmo efeito ou importância. Nesse caso, em minha experiência, existe um problema real. Um modo seria selecionar, de forma aleatória, pessoas que jamais ouviram falar de reflexologia e que, portanto, não saberiam o que esperar e, mais importante, não sentiriam que lhes foi recusado um tratamento genuíno. Mas como a reflexologia está cada vez mais conhecida, fica difícil, se não impossível, fazer isso. Se o problema de um "tratamento" substituto adequado puder ser superado, teremos um *teste controlado aleatório com paciente cegado por placebo*, e isso é bom o suficiente para terapias como a reflexologia. Confesso que, no momento em que escrevo este livro, não conheço nenhum tratamento substituto que resistiria a uma crítica construtiva e rigorosa de sua validade. Aplicar a terapia a pontos inapropriados no pé para a condição apresentada – como no estudo de Olsen e Flacco, com 35 mulheres com sintomas pré-menstruais – significa induzir uma distorção. Nosso conhecimento presente nos leva a acreditar que tratar os "pontos errados" não seria benéfico para o paciente. Mas, se isso melhorasse a circulação e, como consequência, a saúde das células do corpo, quem pode saber que benefícios serão alcançados e que impacto isso causaria sobre, por exemplo, a tensão pré-menstrual do estudo de Olsen e Flacco.

O Teste Controlado Aleatório (TCA) dentro de um protocolo bem definido parece ter a mais ampla aplicação válida para a reflexologia. Afinal de contas, ele é considerado o teste "padrão de ouro" da eficácia de tratamentos médicos e muito se fala acerca da necessidade da medicina baseada em evidências.

Uma coisa permanece clara. Planejamentos de pesquisas que sejam capazes de resistir ao escrutínio científico (ou será melhor dizer objetivo?) exigem uma grande quantidade de tempo, esforço e colaboração entre os praticantes e os pesquisadores e, acima de tudo, apoio financeiro e perseverança para enxergar um resultado que tenha importância e valor.

Pesquisas que procuram detalhes insignificantes, desafiando fatos sobre os quais há muitas evidências anedóticas que remontam há milhares de anos (não necessariamente no mundo ocidental), acrescentam muito pouco. Também não há valor nem interesse em aumentar o número de pessoas que já sabem que se sentem melhor como consequência da terapia recebida. Pesquisas que estendem as fronteiras do nosso conhecimento e, por conseguinte, levam ou contribuem para a cura de uma doença crônica ou que ameaça a vida, são verdadeiramente justificáveis e devem receber todo o apoio coletivo e encorajamento que esteja em nosso poder.

## Requisitos básicos de um projeto de pesquisa

O primeiro passo em um projeto de pesquisa é o planejamento e esclarecimento de sua descrição ou protocolo. É importante dedicar tempo e esforço a esse estágio – o que pode conflitar com nosso entusiasmo natural por começar as coisas.

O protocolo tem dois propósitos principais:

1. Ele forma a base de qualquer solicitação de apoio financeiro.
2. Ele funciona como o cronograma de trabalho do projeto.

Consequentemente, é uma grande vantagem que o protocolo seja o mais claro e inequívoco possível. A competição por financiamento pode ser intensa, e somente os projetos mais bem formulados obtêm apoio.

Para ajudar aqueles com envolvimento direto no projeto (o grupo do projeto), é útil que ele todo esteja apresentado em diretrizes e em forma escrita; isso nos mantém focados. É muito fácil deixar que a curiosidade, o entusiasmo ou uma "descoberta" ou visão inesperada nos desvie de nosso objetivo e/ou faça com que estouremos o orçamento.

Para que um projeto consiga o apoio público ou financeiro, o protocolo deve seguir certos critérios, explicados a seguir:

1. O *background* do projeto é delineado. Pesquisas existentes sobre as quais nossas hipóteses são fundamentadas são reconhecidas e a relevância do tema da pesquisa atual é discutida. A verificação de pesquisas existentes é necessária para descobrir qual foi o resultado e é uma boa ideia checar a literatura referenciada em um ou mais bancos de dados. Assim, para a reflexologia, verifique o que é dito pela Association of Reflexologists, ou Reflexology in Europe Network, em especial o trabalho realizado na Dinamarca, por exemplo. Verifique também o que existe na China, no Extremo Oriente e nos Estados Unidos. No Reino Unido, pesquise nas universidades, por exemplo, no Department of Complementary Medicine [Departamento de Medicina Complementar], Exeter. Igualmente em Lancaster, Southampton, Westminster e Manchester.
2. O tipo do projeto. Para a reflexologia, o TCA é provavelmente o mais adequado porque, como acontece com qualquer terapia de toque, o *Teste Controlado Aleatório Duplamente Cego* (TCADC)

é muito difícil de aplicar na prática. Mas, mesmo sendo difícil, isso não significa que não devamos considerá-lo.
3. Os problemas ou limites do projeto devem ser apresentados com clareza. Pode ser uma declaração explicando o que o projeto não verificará ou explorará. Mais especificamente, pode ser uma hipótese que desejamos validar, por exemplo. No trabalho de reflexologia, seria um estágio em que especificaríamos o tipo de terapia usada.
4. Se um sintoma ou doença específica estiver envolvido; por exemplo, a eficácia da terapia de reflexologia no alívio dos sintomas da Síndrome do Intestino Irritável (SII), então os sintomas devem ser explicados com clareza. Essas informações formam os critérios pelos quais resultados, tempo e custo serão aferidos. Além disso, quem ou o que deve ser incluído ou excluído do estudo? Por exemplo, quais serão os limites de idade dos pacientes que participam do grupo de estudo, etc.? Que medicação essas pessoas estão tomando? Ou limitaremos o estudo àqueles que não estão tomando nenhum remédio? Como agiremos se a medicação for alterada enquanto o estudo estiver em progresso? Ou esse fato excluirá os participantes? Esses são os tipos de critério que precisamos abordar e esclarecer logo de início. É claro que existem outros, mas os descritos acima devem gerar ideias.
5. O método de pesquisa aplicado é definido e descrito em detalhes, incluindo uma explicação das teorias no início e quais fatos são aceitos e tomados como certos.
6. Uma declaração sobre o método de coleta de dados; questionários, entrevistas, amostras de sangue, medições objetivas (pressão arterial, por exemplo), gravações em vídeo. Existem alguns questionários padrão e entre eles um alcançou grande confiabilidade – o *Measure Your Own Medical Outcome Profile* (MYMOP) [Meça seu Próprio Perfil de Resultado Médico], criado pela dra. Charlotte Patterson (com quem eu tive o privilégio de trabalhar como clínico geral, em Somerset, Reino Unido, no início da década de 1990). Como o próprio nome já diz, o questionário envolve a concordância e a participação voluntárias de um grupo de pacientes em número suficiente para que tenha relevância, e durante certo período de tempo.
7. Apresentação dos parâmetros que iremos acessar, por exemplo, pressão arterial, dor em uma escala definida de gravidade e/ou tipo – constante, aguda, intermitente, variável, ocasional (se for esse o

caso, com que frequência?), etc.; qualidade de vida, mobilidade, etc. Ao estudar os efeitos dos tratamentos de reflexologia, lembre-se de analisar os parâmetros de possíveis efeitos colaterais.

8. Uma demonstração do modo como essas teorias, parâmetros e métodos são relevantes para o problema, doença, sintomas e hipóteses que desejamos examinar.
9. Uma discussão acerca do modo como teorias e métodos influenciam o resultado do estudo. O que pode ou não pode ser estudado com os métodos escolhidos?
10. Uma apresentação da informação escrita aos pacientes participantes, explicando:

    - O propósito do estudo;
    - Os métodos aplicados;
    - Implicações para os participantes individuais;
    - Que qualquer pessoa pode se retirar a qualquer momento;
    - Que a participação é inteiramente voluntária.

11. Uma discussão das implicações éticas para os participantes; por exemplo, confidencialidade a respeito da participação e do resultado; participação voluntária (pagamentos desviariam o propósito) e anonimato garantido.
12. Uma lista de pesquisadores com seus currículos, pesquisas passadas e trabalhos publicados, com uma lista dos pacientes participantes.
13. Uma descrição de como o resultado será publicado e uma indicação do escopo, população e a quem ele será aplicado ou interessará.
14. Um cronograma detalhado.
15. Um orçamento detalhado e índices nos quais o financiamento será usado; por exemplo, previsão do fluxo de caixa.
16. O nome de dois líderes do projeto (dois para dar cobertura) escolhidos para serem responsáveis por todos os aspectos do projeto e a quem todas as questões relevantes devem ser reportadas.

## Conselho útil

Não é útil declarar, por exemplo, que o objetivo do projeto é provar que o tratamento X é bem-sucedido. Em vez disso, talvez seja melhor escrever que o propósito é estudar se o tratamento X funciona de acordo com os parâmetros específicos escolhidos, com uma contínua avaliação dos critérios durante o curso do projeto.

Adote sempre uma atitude desapegada (o máximo possível) e investigativa em relação ao sujeito a ser estudado. Um projeto confinado a "uma única verdade" não receberá o apoio de grandes fundações, e seu resultado não terá o respeito de estabelecimentos de pesquisas contemporâneos.

Com frequência as universidades contam com pessoas academicamente treinadas que estão sem trabalho, ou para quem a realização de pesquisas faz parte de seu treinamento. Elas podem estar disponíveis para ajudar. Além disso, elas terão uma abordagem imparcial e desapegada, sem influência direta nem interesse financeiro no resultado.

## Algum material de referência

Agradeço a Anthony Porter, diretor da ART, pelo resumo, a seguir, das técnicas usadas por reflexologistas praticantes (*ver* Apêndice do capítulo 6). Originalmente, ele foi produzido para o Reflexology Research Trust; a ideia é de Hazel Goodwin, ex-presidente da Association of Reflexologists (UK).

Um resumo do trabalho de pesquisa realizado na Dinamarca e na China está incluído no Apêndice apenas para referência. A Avaliação (ver Apêndice do capítulo 7) serve como um elo entre esses estudos e entre este capítulo e o próximo.

## Uma consideração acerca dos vários tipos de contato de reflexo para comparação na pesquisa da reflexologia

É imperativo que os vários tipos e técnicas da reflexologia usados pelos reflexologistas sejam reconhecidos por seu valor terapêutico, antes que se possa estabelecer quais devem ser usados em um programa de pesquisa.

Em vez de discutir as diferentes organizações de ensino dessas técnicas, foi decidido simplificar o assunto listando os próprios procedimentos. Para tal propósito, seguem os principais tipos de contato; é bem possível que existam outros que não se encaixem nessas esferas.

## Método Ingham

Forma a base da prática reflexológica ocidental. É um método muito específico que é mais bem descrito como dedo e polegar passando por todas as áreas dos pés. Combinado com ele há uma variedade de métodos que dão apoio e controle para as mãos e os pés enquanto esses diferentes contatos são feitos. O método Ingham (copyright) é a técnica que foi formulada por Eunice Ingham, conhecida como a "Mãe" da reflexologia na década de 1930. Essa técnica é ensinada (oficialmente) apenas pelo International Institute of Reflexology. Usada de maneira apropriada, é uma forma muito eficaz de reflexologia que promove um contato firme e positivo. Esse método de passar o "dedo e polegar" é a técnica mais comum em uso, principalmente no mundo ocidental. Infelizmente, os princípios-chave desse método foram diluídos por um ensino desencaminhado praticado por escolas que não pertencem ao IIR.

## Técnicas de toque suave

Criadas por Patricia Morrell, como o próprio nome explica, o contato é muito suave e gentil. O paciente não sente nenhum desconforto oriundo dos reflexos "perturbados". Essa técnica alcançou sucesso considerável no tratamento pós-operatório de problemas ortopédicos, como substituição de quadril e joelho.

## Ligação

Trata-se de mais uma técnica de toque leve que aplica contato a dois ou mais pontos de reflexo ao mesmo tempo, usando pressão leve *constante*, diferente da técnica mais ortodoxa do movimento do dedo e polegar. É um tipo de abordagem muito relaxante. Os pacientes dessa terapia costumam ter uma sensação de calor nas áreas correspondentes de reflexo que estão sendo tratadas.

## Reflexologia energética

Esse tipo de reflexologia (se é que pode ser chamada de reflexologia) é bem conhecido em Israel e até certo ponto na Alemanha. Não há contato físico com os pés – as mãos ficam próximas da pele, às vezes paradas e às vezes fazendo movimentos lentos ao redor dos pés.

## Reflexologia vertical (RV)

Essa técnica, desenvolvida por Lynne Booth, é um método singular de tratar problemas ortopédicos, como os da coluna lombar, dos joelhos e do quadril. Por meio do desenvolvimento, outros problemas além desses mencionados estão começando a reagir à técnica. É singular porque o paciente é tratado enquanto permanece em pé.

É essa posição vertical, que sustenta o peso, que parece ampliar a situação reflexiva. O tratamento é curto e intenso, durando cerca de cinco minutos. Evidências iniciais mostram que a RV é altamente eficaz. Testes controlados estão em progresso, e aqueles que experimentaram esse tratamento o consideraram muito terapêutico, em especial para os problemas na coluna lombar.

## Técnicas positivas/dinâmicas de reflexologia

Esse tipo de contato de reflexo, realizado por um reflexologista treinado adequadamente, pode provocar fortes reações terapêuticas. O tratamento pode ser usado em conjunto com o método mais ortodoxo de passar o dedo e polegar, promovendo um contato mais profundo aos reflexos. Alguns praticantes do Extremo Oriente usam tipos especiais de bastões de reflexologia para proporcionar um contato mais profundo e concentrado aos reflexos, ao passo que outros usam as articulações. Para praticar esses tipos de técnicas, usa-se um lubrificante nos pés.

Uma grande parcela da reflexologia que é usada hoje não é o que podemos chamar de reflexologia *clínica*. Isso acontece por causa dos padrões variados de ensinamento e da falta de entendimento e experiência de muitos professores. Com frequência, significa que em muitos casos a reflexologia às vezes, na melhor das hipóteses, nada mais é do que uma leve massagem nos pés.

A experiência demonstra que um contato positivo e concentrado (quando apropriado) aos reflexos em geral produz reações terapêuticas mais rápidas que um contato suave.

## Tratamento avançado de reflexologia (TAR)

Esse tratamento utiliza uma série de técnicas que incluem um contato positivo e às vezes concentrado. Evidências anedóticas mostram que o uso de uma combinação dessas técnicas tem produzido muita satisfação nos pacientes, em especial no tratamento de diferentes problemas ginecológicos.

## Metodologia de considerações de pesquisa

O programa em geral aceito é uma vez por semana. Para um tratamento geral essa frequência é satisfatória, mas para um tratamento clínico, para um problema específico, esse tratamento não é satisfatório, e como a pesquisa provavelmente será baseada no tratamento de problemas clínicos, programas diferentes terão de ser considerados.

A reflexologia clínica pode ser praticada por um terapeuta experiente e adequadamente treinado em uma base *diária*; ou seja, cinco dias, parando dois dias, quatro dias na semana seguinte, e depois três, antes de rever os resultados do tratamento. Com esse modo de tratamento, a duração não deve exceder uma hora. Às vezes, 15-20 minutos são suficientes.

## Requisitos para os pesquisadores

É vital que os participantes da pesquisa tenham trabalhado em tempo integral pelo menos nos últimos cinco anos. O termo "tempo integral" também precisa ser definido. Por exemplo, um praticante pode trabalhar em tempo integral, mas atender apenas cinco pacientes por semana. Além disso, é importante determinar que tipo de tratamento eles estão acostumados a ministrar: clínico ou geral?

O pesquisador ideal é aquele que pratica pela duração definida, ministra pelo menos 15 tratamentos por semana e está acostumado a trabalhar com tratamentos clínicos. Idealmente, deve ter experiência em todos os aspectos e estilos de reflexologia.

# Capítulo 7

## Tratamento de pacientes que sofreram derrame*

Um grupo de pacientes que merece nossa extrema solidariedade e compreensão é formado por aqueles que sofreram um derrame debilitante. Em uma fração de segundo, a vida deles virou de cabeça para baixo. Imagine que, no estalar dos dedos, você não consiga mais usar metade de seu corpo; sua fala pode ficar perdida ou gravemente afetada; você nem mesmo sabe se está ereto, pendendo para o lado, para trás ou para a frente; perdeu toda a noção espacial. Não é de estranhar que a palavra *stroke* (termo em inglês que significa derrame) derive do inglês antigo para "golpe" ou "calamidade".

O choque para a constituição pode ser comparado apenas ao moral despedaçado da vítima. É por isso que devemos respeitar sua dificuldade e nos esforçar para fazer com que eles consigam a mobilidade e restaurar-lhes a melhor qualidade de vida possível.

As mudanças de humor dessas pessoas, durante o longo processo de recuperação, são mais extremas do que as dos indivíduos saudáveis. É importante, portanto, dar encorajamento realista e jamais dizer que, porque um determinado período de tempo se passou desde o derrame, elas não podem esperar mais nenhuma melhora significativa. Minha experiência é que tal opinião é não apenas falsa, mas também desencorajadora para a pessoa. Como pode, mesmo o mais eminente consultor, saber o grau em que o corpo é capaz de se curar? Isso permanece um dos mais fascinantes elementos desconhecidos no mundo do tratamento da saúde.

---

*N.E.: Manteremos o termo do original, derrame embora atualmente o termo mais usual seja AVC (Acidente Vascular Cerebral) ou AVE (Acidente Vascular Encefálico).

Derrames podem acontecer com aqueles que "são responsáveis" – seja pela posição profissional ou por ter uma personalidade que gosta de ser responsável por pessoas e acontecimentos. Os derrames podem, é claro, ocorrer com qualquer um de nós, mas uma tendência tem sido observada entre os tipos "responsáveis". Estatisticamente, um quinto de todas as vítimas de derrames no Reino Unido está abaixo dos 40 anos de idade. Podemos usar esses números de outra maneira: 80% das vítimas de derrame estão além dos 40 anos de idade – isso significa que as pessoas com menos de 40 anos não ficam muito ansiosas.

Derrames, conhecidos como ataques cerebrais nos Estados Unidos, que afetam o lado esquerdo do cérebro e causam hemiplegia do lado direito e perda da fala são, talvez, os mais frustrantes para o paciente. Ouvir e estar ansioso por responder ou participar de uma conversa (pensar as palavras) e, no entanto, ser incapaz de proferi-las deve ser algo muito difícil de aguentar.

A recuperação da hemiplegia do lado esquerdo requer que se aprenda tudo de novo; colocar um pé na frente do outro. Do mesmo modo que pacientes em recuperação da hemiplegia do lado direito têm de aprender a colocar uma palavra na frente da seguinte. Cada "passo" exige uma enorme quantidade de força de vontade e determinação.

Consequentemente, qualquer paciente sentirá, de vez em quando, que jamais se recuperará, e isso leva a períodos de depressão profunda e raiva. Alguns dos aspectos emocionais da recuperação de um derrame estão listados adiante.

Para evitar repetição e fornecer uma referência abrangente, a avaliação seguinte (*ver* Apêndice do capítulo 7) aborda muitos dos aspectos de um programa de recuperação de um derrame.

Eu continuo completamente convencido do valor do otimismo cauteloso em nosso encorajamento e apoio aos pacientes, ao mesmo tempo em que os ajudamos a aceitar que o programa de recuperação será longo e, em alguns momentos, árduo. A determinação, a paciência, os poderes constitucionais de recuperação dos pacientes e o contínuo apoio e encorajamento dos familiares e amigos próximos são de suma importância.

## Uma definição

Dano a uma parte do cérebro causada pela interrupção do suprimento de sangue a ele, ou pelo derramamento de sangue através das paredes dos vasos sanguíneos nele.

## Introdução

O cérebro é muito sensível mesmo a uma isquemia temporária e, se a perda de oxigênio nos tecidos (anoxia) for grave ou total, as células nervosas serão danificadas sem possibilidade de recuperação. Em apenas alguns minutos os nervos do córtice do cerebelo podem ser afetados.

No início de meu trabalho com pacientes de derrame, eu ainda não entendia que o principal "alimento" do cérebro é a glicose, que é transportada no suprimento de sangue das artérias carótidas ao cérebro. A glicose capacita os neurônios cerebrais a armazenar e depois secretar os elementos químicos mensageiros: os *neurotransmissores* e os *neuropeptídeos*. Ela também energiza as células gliais dentro do cérebro – são células neurais que têm um tecido conectivo que apoia a função no sistema nervoso central. Essas células gliais agem de modo semelhante aos macrófagos do sistema imunológico – "limpadores" peptídeos que se movem, às vezes destruindo e às vezes nutrindo as terminações nervosas. Somente quando existe um fluxo sanguíneo suficiente para suprir o cérebro com glicose e oxigênio é que os neurônios e as células gliais funcionam com propriedade.

Eu me lembro bem quando a esposa de um paciente me pediu para tratá-lo enquanto ele ainda estava nas primeiras 48 horas da hospitalização, após sofrer um grave derrame. Durante o tempo necessário para obter autorização para entrar na ala, presumiu-se que o paciente estava tomando warfarin e/ou heparin (ambos anticoagulantes), até que o consultor informou, de maneira um tanto rude, que ele estava recebendo glicose.

Na primeira visita, na qual a chefe das enfermeiras deixou suas observações médicas disponíveis para mim, a gravidade de sua condição era óbvia. A glicose estava sendo injetada de modo intravenoso, pois o paciente recobrava e perdia a consciência. Quando, subsequentemente, a consciência total foi restaurada, o suprimento de glicose cessou. É ponto de conjetura se a continuação da dieta suplementada com glicose teria sido uma ajuda adicional para ele, ou de fato para outros pacientes.

Há dois fatores principais que afetam a quantidade de sangue que alcança o cérebro:
1. A condição do coração e sua habilidade de bombear com eficiência, e;
2. A condição das artérias.

A quantidade de oxigênio e outros nutrientes no sangue e a viscosidade dele também podem influenciar a boa qualidade do suprimento de sangue ao cérebro.

Um desmaio simples (síncope) é uma suspensão temporária da consciência por causa da isquemia cerebral generalizada tão breve que não chega a causar dano estrutural duradouro.

Ataques isquêmicos transientes (AIT) são semelhantes e podem se dever a uma oclusão temporária, parcial das artérias. Os sintomas duram menos de 24 horas e são um alerta de suprimento insuficiente de sangue chegando ao cérebro.

## Tipos de derrame

*Trombose cerebral (coágulo "estático")*

Esse tipo corresponde a cerca de 45% dos casos. Leva a uma cessação do suprimento de sangue a uma parte do cérebro por causa de um coágulo (trombose) que se adere à parede de uma artéria no cérebro, e nela cresce. Causa infarto; morte de tecido devido à falta de oxigênio e nutrição da célula.

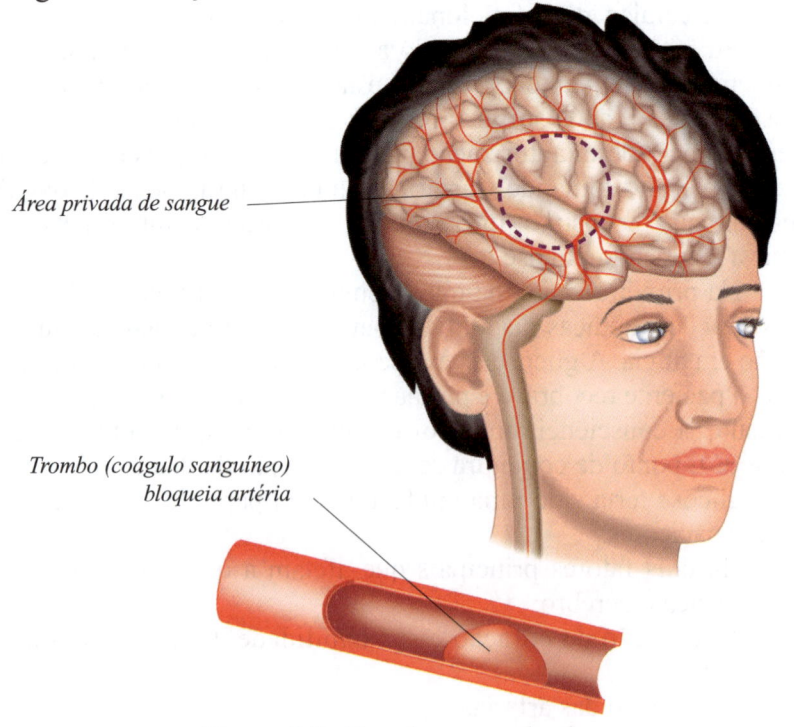

*Figura 7/1: Trombose cerebral*

## Embolia cerebral

De modo semelhante, o suprimento de sangue bloqueado por um êmbolo percorrendo uma artéria até chegar a um ponto em que impede o fluxo sanguíneo. Isso também causa morte de tecido localizado. É responsável por 32% dos casos de derrames.

Área sem suprimento devido de sangue

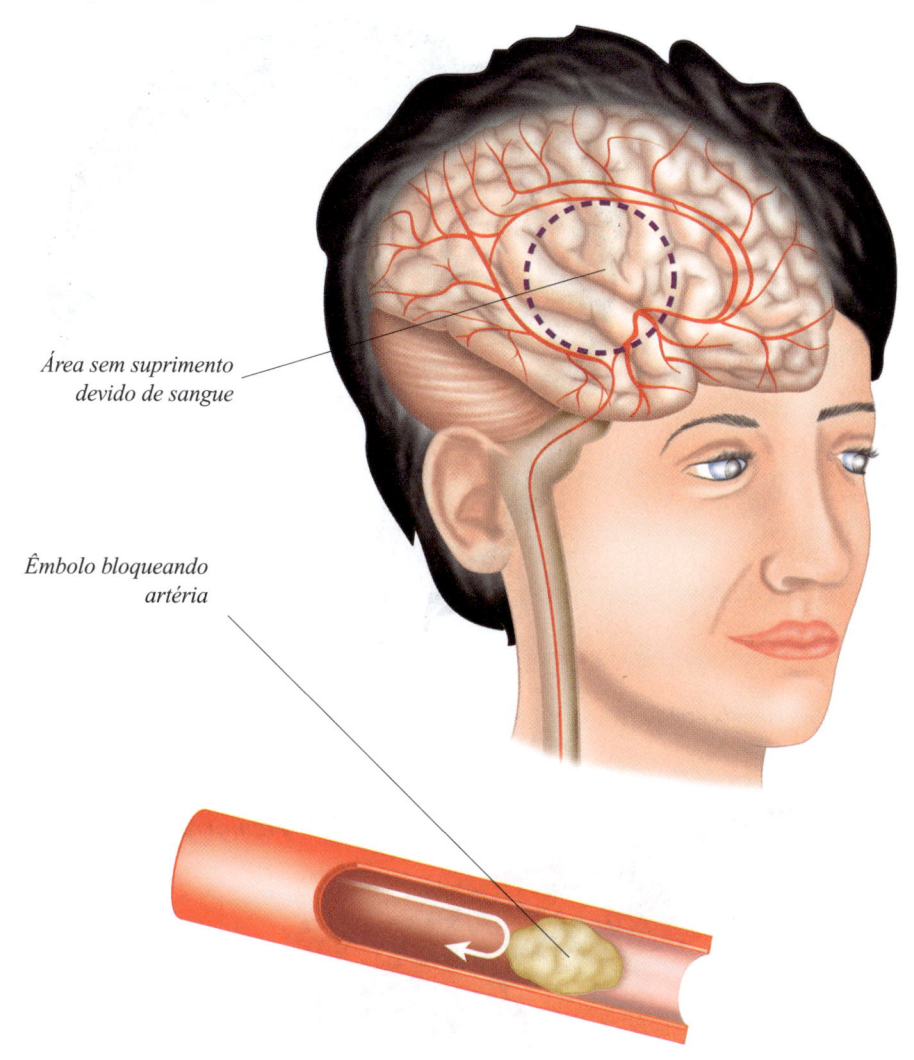

Êmbolo bloqueando artéria

*Figura 7/2: Embolia cerebral*

*Hemorragia*

É a consequência da ruptura de um vaso sanguíneo que provoca sangramento dentro ou na superfície do cérebro, sendo a causa de cerca de 23% dos derrames.

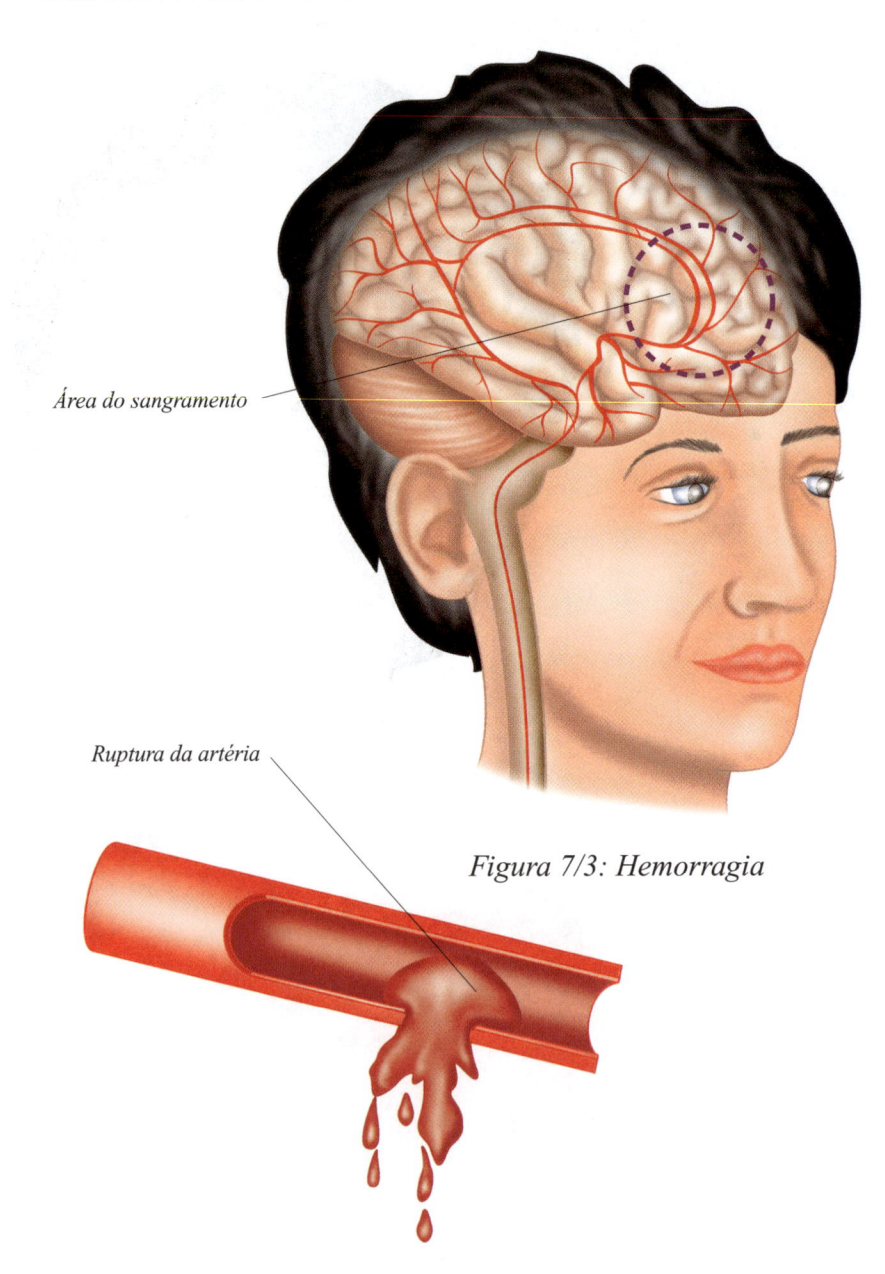

Área do sangramento

Ruptura da artéria

*Figura 7/3: Hemorragia*

A aparência patológica de um derrame é exibida na ressonância magnética (MR) ou em uma fotografia (Raios X) como uma área escura sangrando e a privação de oxigênio nessa área.

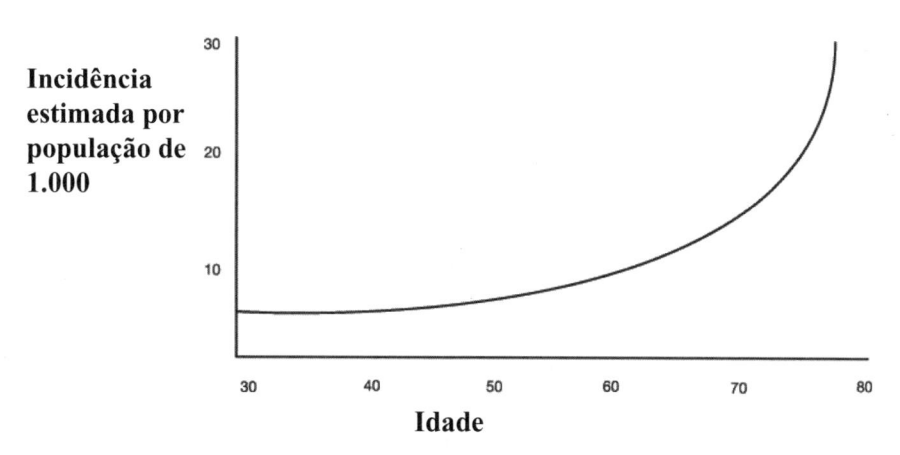

*Figura 7/4: Incidência de derrames em relação à idade.*

No Reino Unido, a quantidade geral de derrames é cerca de 200 por população de 100.000 ao ano (0,02%). A incidência aumenta abruptamente com a idade (como exibido acima) e é mais alta nos homens do que nas mulheres.

Prováveis fatores de contribuição que podem aumentar as chances de sofrer um derrame são:
- Pressão arterial alta (hipertensão), que coloca uma pressão extra nas paredes das artérias.
- Estreitamento das artérias (arteriosclerose) – por depósitos de gordura.
- Irregularidade dos batimentos cardíacos (fibrilação arterial).
- Válvula do coração danificada ou com mau funcionamento.
- Ataque cardíaco recente (infarto do miocárdio)

Esses três fatores podem levar à formação de coágulos de sangue no coração, que podem se separar e chegar ao cérebro.

- Altos níveis de substâncias gordurosas no sangue (hiperlipidemia).
- Diabetes melito e o hábito de fumar também podem aumentar o risco, aumentando as chances de hipertensão e arteriosclerose.

Todos os fatores citados podem ser reduzidos ou influenciados por uma dieta nutritiva, redução de estresse, exercícios físicos regulares e muita água pura e ar fresco. Igualmente, pode-se argumentar que um estilo de vida semelhante é a melhor chance de evitar doenças em geral.

## Sinais e sintomas

Sabemos que a sensação e o movimento em um lado do corpo são controlados pelo hemisfério cerebral do lado oposto. Por isso, um dano causado ao hemisfério cerebral direito causa perda de sensação e movimento do lado esquerdo do corpo. Como o controle da fala está no hemisfério cerebral esquerdo, aqueles que são afetados do lado esquerdo por um derrame no lado direito do cérebro em geral retêm o poder da fala, que pode ser afetado no início por causa da paralisia de um lado das cordas vocais, da língua, dos lábios e da boca. Com frequência, o sinal facial de um derrame é a boca pender para um lado.

Uma fraqueza unilateral ou paralisia de um dos lados do corpo é chamada de *hemiplegia*; e o distúrbio da fala é conhecido como *afasia*.

De um modo geral, o dano causado a uma área específica do cérebro por um derrame (ou contusão) compromete a sensação física, o movimento ou função controlada por aquela parte do cérebro.

## Resumo de sinais e sintomas de um derrame – começo

- Dor de cabeça
- Tontura ou confusão
- Distúrbio visual

} pode ser apenas antes ou ocorrer no começo

- Perda da fala ou fala dificultosa
- Dificuldade para engolir (disfagia)

Embora os sintomas de um derrame possam ocorrer durante vários dias, é mais provável que se desenvolvam de maneira abrupta e inesperada, com a duração de minutos ou horas.

Dependendo do local, da causa e da extensão do dano, qualquer um ou todos os sintomas listados acima podem estar presentes em diferentes graus de severidade.

Casos graves envolvem a perda da consciência e podem terminar em coma e morte. Alternativamente, o paciente pode ter sequelas físicas ou mentais sérias. No outro extremo dos resultados, o derrame pode ser tão fraco que seus sintomas mal são percebidos, como por exemplo mancar levemente.

Aproximadamente um terço dos derrames sérios é fatal; um terço deixa sequelas debilitantes e um terço parece não deixar efeitos duradouros.

## Emoções pós-derrame

A observação atenta de meus pacientes em um período significativo de tempo me levou à seguinte conclusão a respeito das mudanças emocionais (alterações do estado de espírito) sofridas pelos pacientes.

- Descrença
- Choque
- Medo
- Raiva
- Desespero
- Frustração
- Depressão
- Solidão
- Sentimento de inutilidade

## Qualidades de recuperação pós-derrame

- Saúde constitucional
- Determinação
- Coragem
- Paciência
- Perseverança
- Reconciliação consigo mesmo
- Crença em si mesmo

Com o auxílio (uma "mistura" necessária para alcançar o melhor para o paciente) de:

- Medicina convencional
- Fisioterapia
- Terapia ocupacional
- Terapia complementar

Pode-se dizer que os mesmos sintomas pré- e pós-emocionais se aplicam a todos os pacientes que sofreram o infortúnio de uma doença severa. Mas, em minha experiência, esses sintomas são muito mais pronunciados nas vítimas de derrame – como se fossem proporcionais ao choque súbito e severo da ocorrência, sua natureza instantânea. Só podemos imaginar um ferimento de guerra ou um acidente automobilístico grave exercendo semelhante choque ou impacto adverso no bem-estar físico e emocional de uma pessoa.

# Apêndice do Capítulo 6

## Dados de pesquisa

### Pesquisa – Dinamarca

O Departamento de Farmácia Social, a Escola Real Dinamarquesa de Farmácia, em cooperação com cinco sociedades de reflexologia, completaram um estudo de três meses sobre o tratamento de 200 pacientes com *enxaqueca e dor de cabeça por tensão*.

Resultado (inicial): Eficaz em 78% dos pacientes, dos quais 23% alegaram "cura" e 55% afirmaram ter obtido "alívio".

Resultado (três meses depois): 16% relataram estar "curados"; 65% relataram sentir alívio; 18% relataram não ter sentido mudança alguma; 1% nada relatou.

### Referência

*Reflexions,* **42***, International Journal of Alternative & Complementary Med.,* maio de 1996.

### Pesquisa – China

Uma análise recente de 8.096 casos clínicos feita pelo dr. Wang Liang afirmou, no Relatório do Simpósio de Reflexologia da Associação Chinesa de Reflexologia, que a reflexologia podal apresentou 93,63% de eficácia no tratamento de 63 transtornos.

O dr. Liang concluiu que a reflexologia se mostrou significativamente eficaz (cura) em 48,68% de todos os casos; eficaz ou proporcionou melhora em 44,95%; não teve efeito em 6,37%.

O dr. Liang concluiu que a reflexologia foi 100% eficaz no tratamento de sete transtornos; 90% eficaz para 45 dos transtornos; significativamente eficaz – 50% ou mais – para 22 transtornos.

## Critérios de avaliação

Os critérios de avaliação de efeito clínico seguiram três padrões típicos da medicina moderna:
1. Cura ou eficácia significativa: *"A doença desaparece ou não retorna em tempo relativamente longo"*.
2. Melhora ou eficácia: *"A maioria dos sintomas desaparece totalmente ou em partes e o paciente sente que os sintomas se amenizam e há uma melhora acentuada... se o tratamento for interrompido, os sintomas e sinais originais podem recorrer"*.
3. Sem efeitos ou ineficaz: *"Não há melhoria dos sintomas e sinais de uma doença, ou a melhoria é muito insignificante"*.

## Referência

Liang, Wang. (1996). *An exploration of the Clinical Indication of Foot Reflexology. A Retrospective Analysis of Its Clinical Application of 8096 Cases*. China Reflexology Symposium Report. China Reflexology Association, outubro de 1996, Pequim.

# Apêndice do Capítulo 7

## Panorama da contribuição da reflexologia para os programas de recuperação de pós-derrames

### Propósito

**Principal:** Avaliar, em termos medidos (ou seja, *quantitativos*), a recuperação de um número de pacientes que sofreram derrame e que receberam tratamento de reflexologia como parte, ou complemento, do programa usado pela medicina convencional.

**Secundário:** Alertar aos interessados que considerem os possíveis benefícios de incluir a reflexologia ao desenvolver um programa de recuperação pós-derrame.

### Introdução

1. Estatísticas importantes.
2. Uma definição de derrame.

## 1. Estatísticas importantes

• Mais de 12.500 vítimas de derrame morrem ou ficam parcialmente incapacitadas por causa da falta de cuidado especializado.
• Apenas uma entre três vítimas passa algum tempo em uma unidade especializada.
• Apenas um pouco mais da metade passa a maior parte da internação hospitalar em uma unidade especializada.
• O derrame é a terceira maior causa de mortalidade no Reino Unido – cerca de 130 mil pessoas sofrem um ataque a cada ano e o índice está aumentando.
• Pesquisas revelam: 19% dos pacientes são salvos por tratamento em unidades de derrame; e 29% dos sobreviventes evitam se tornar dependentes de cuidadores.
• De 1999-2001/2: Um paciente em cada cinco não fez uma tomografia da cabeça.
• Um paciente em cada 10 não recebeu a medicação que deveria ter sido receitada ao deixar o hospital.
• Quatro entre cinco (80%) dos hospitais mantêm agora um especialista trabalhando aproximadamente oito horas por semana – equivalente a 33 médicos em período integral na Inglaterra e no País de Gales. Deveriam ser 418 (digamos, "especialistas").
• A meta do governo de unidades especializadas em derrame em todos os hospitais em 2004 não será alcançada (fonte: artigo em Royal College of Physicians, Jenny Hope, *Daily Mail* – (24/07/02).

## 2. Uma definição de derrame

Dano a uma parte do cérebro causado por uma interrupção do suprimento de sangue a ele ou por vazamento de sangue através das paredes dos vasos sanguíneos nele.

### Extratos de nossos quatro estudos de casos

- Detalhes pessoais
- Profissão
- Histórico médico
- Medicação, incluindo Reação Adversa à Medicação (RAM)
- Quando foi atendido por um reflexologista pela primeira vez
- Sinais/sintomas/informações apresentados
- Áreas sensíveis dos pés na primeira consulta

- Apresentação de indicações referentes às áreas descritas
- Objetivo do paciente
- Objetivo do terapeuta
- Eventos significativos no resultado do tratamento
- Resumo do resultado

## Dados gráficos

Os dados anteriores são apoiados por estudos de casos; gráficos, ou seja, movimento medido (polegadas acima da horizontal) da perna até então paralisada, em relação ao tempo (dias depois do derrame).

## Alguns resultados gerais

Todos os pacientes receberam tratamento nos pés, usando o Método Ingham, que consiste em uma pressão firme a maior parte do tempo (a pressão é variada para se adequar à condição, saúde e idade do paciente).

- O paciente A recebeu 44 tratamentos distribuídos em 636 dias.
- O paciente B recebeu 71 tratamentos distribuídos em 625 dias.
- O paciente C recebeu 22 tratamentos distribuídos em 298 dias.
- O paciente D recebeu 68 tratamentos distribuídos em 368 dias.

Descobriu-se que algumas áreas em comum eram sensíveis ou muito sensíveis no início. Mas a amostra é muito pequena para formar quaisquer conclusões válidas. Para registro, as áreas mais comuns no início foram: olhos; rins; ouvidos; área parietal do cérebro; seios (da face); tireoide; adrenais (75% da amostra); coluna; pâncreas; pituitária; válvula ileocecal.

Os dados acima sugerem de maneira ampla que os sistemas endócrino e digestivo e os nervos cranianos são os que mais podem ser afetados, com o sistema urinário como influência "secundária".

## Estudos de casos de pacientes que sofreram derrame (Paciente "A")

| | |
|---|---|
| Detalhes pessoais: | Homem; altura 1,78 metro; peso 114,3 quilos. |
| Profissão: | Fazendeiro aposentado. |
| Histórico médico: | Idade quando sofreu o derrame: 60 anos. |

Hemorragia subaracnoide, dois anos e dois meses antes da primeira consulta. Inicialmente admitido no Frenchay Hospital, Bristol; sofreu cirurgia de emergência, seguida por um período na Unidade de Tratamento Intensivo (UTI) e reabilitação na Bristol Royal Infirmary (BRI) (ambos no Reino Unido).

- Sofreu epilepsia ocasional, pós-derrame.
- Deu os primeiros passos (apoiado em andador) 14 meses depois da primeira consulta.
- Paralisia total do braço esquerdo; limitação dos movimentos da perna esquerda.
- Fala – levemente afetada.

Obs.: Apetite insaciável – como se o estômago não tivesse a sensação de estar cheio.

Não fumante; não sofre de diabetes; consumo moderado de álcool por semana (antes do derrame).

## Medicação

1. Tegretol (carbamazepina), 200mg.
   Função: analgésico e anticonvulsivo (tendência à epilepsia).
   RAM: tontura e distúrbios gastrintestinais.
2. Adalat Retard (nifedipina).
   Função: vasodilatador bloqueador de cálcio.
   RAM: ruborização (presente); dor de cabeça; edema no tornozelo (presente).

## Primeira consulta

Dois anos e dois meses depois do derrame, quando o paciente tinha 62 anos.

## Sinais/sintomas/informações apresentados

- O paciente e a esposa concordaram que ele sofria de flatulência.
- Redução da visão do olho esquerdo, depois do derrame.
- O paciente relatou certa dor na coluna e desconforto em geral.
- O paciente citou "barriga nervosa", ou seja, ataques de diarreia (RAM Tegretol).
- Braço esquerdo, sem sensação ou movimento.
- Perna esquerda, algum movimento voluntário, mas controle motor prejudicado.

- O paciente parecia estar acima do peso e ruborizado (ref. RAM Adalat Retard) e apresentava edema no tornozelo (esquerdo e direito) (ref. RAM Adalat Retard).

## Áreas sensíveis dos pés na primeira consulta (dois anos e dois meses depois do derrame)

- Ouvidos e olhos esquerdo e direito e área do ouvido médio.
- Seios (frontais e maxilares).
- Vesícula biliar.
- Adrenais, pituitária e pâncreas.
- Válvula ileocecal e flexura sigmoide.
- Rins.
- Área parietal direita do cérebro (lado da hemorragia e subsequente cirurgia).

## Apresentação de indicações referentes às áreas descritas acima

Possível fraqueza na região dos ouvidos, nariz e garganta, tendência a tonturas e "cabeça pesada". Provável intolerância a alimentos com alto teor de gordura. Energia constitucional baixa e tendência a problemas digestivos. Suspeita de falta de função normal do intestino.

O paciente e a esposa confirmaram a precisão dos dados acima, indicados por uma "exploração" reflexológica inicial dos pés e tornozelos.

## Objetivo do paciente

Recuperar mobilidade e independência totais.

## Objetivo do terapeuta

Alcançar o maior nível de recuperação de mobilidade permitido pela constituição do paciente, além de levantar o moral do paciente – restaurar a habilidade para desfrutar a vida novamente dentro dos limites de certa perda de função/sensação.

## Eventos significativos no resultado do tratamento

| | |
|---|---|
| No terceiro tratamento, (14 dias depois do primeiro) | paciente relatou sensação de formigamento ("alfinetes e agulhas") no calcanhar esquerdo. |
| 4º (21 dias) | A perna esquerda está menos "pesada" (palavras do paciente). |

| | |
|---|---|
| 5º (28 dias) | Com a Terapia Ocupacional, o paciente andou sem auxílio da bengala, e o terapeuta comentou que os músculos do paciente estavam funcionando melhor – mais coordenados. |
| 6º (35 dias) | O paciente experimentou mais energia e aumento da percepção mental – tendência menor de dormir durante o dia. |
| 9º (49 dias) | O paciente andou até o banheiro, apoiando-se na cadeira de rodas (aproximadamente 18 metros no nível do chão). |
| 10º (56 dias) | O paciente sentado levantou temporariamente a perna esquerda, 25,5 centímetros verticalmente (medido do calcanhar). O paciente conseguiu flexionar a perna e o joelho esquerdos. Progresso do movimento de levantar a perna esquerda exibido no gráfico. |
| 18º (97 dias) | O paciente pediu para ver se conseguia levantar o joelho esquerdo; conseguiu um movimento de "tremor" de 13 milímetros verticalmente. |
| 20º (111 dias) | Braço esquerdo menos "pesado" (palavras do paciente). |
| 21º (118 dias) | Levantou o joelho esquerdo 5 centímetros verticalmente. |
| 23º (132 dias) | Observei que o paciente conseguia falar com coerência e clareza por aproximadamente 45 minutos, sem se cansar. Levantou a perna esquerda, como exibido no gráfico. |
| 27º (153 dias) | O paciente não praticou sua fisioterapia/ exercícios de Terapia Ocupacional. Aparente falta de força de vontade. |
| 38º (461 dias) | O paciente tenso (não se exercita). O paciente "forçado" a agir para não perder os bons resultados da fisioterapia, Terapia Ocupacional e reflexologia. O paciente entrou para um clube de boliche e um clube social (vida social novamente)! |
| 41º (552 dias) | Duas semanas de intervalo – sem exercício, e uma queda, retrocesso na mobilidade e no moral do paciente, diminuição da confiança para andar. |

| | |
|---|---|
| 42º (580 dias) | Aumento de fluidos: área de reflexo dos rins muito sensíveis. O paciente atingiu um "platô"; perdeu a motivação e parece estar conformado com o que alcançou. |
| 44º (636 dias) | O paciente não estava mais preparado para melhorar. O período de intervalo parece ter provocado um efeito adverso duradouro. |

### Resumo do resultado

• Clareza, duração e coerência da fala melhoraram (a 45 minutos sem cansaço).
• Habilidade para levantar a perna esquerda verticalmente, enquanto sentado, melhorou.
• Portanto, houve um aumento da força muscular.
• Esperança associada a uma autoevidência positiva de um grau de melhora física.
• Levantou o moral.
• Até certo ponto, uma proporção do progresso descrito acima regrediu durante o período de intervalo.
• Como consequência, o paciente se conformou com o que tinha alcançado e, em minha opinião, se cansou de nosso "encorajamento" para se esforçar em atingir uma melhora ainda maior.

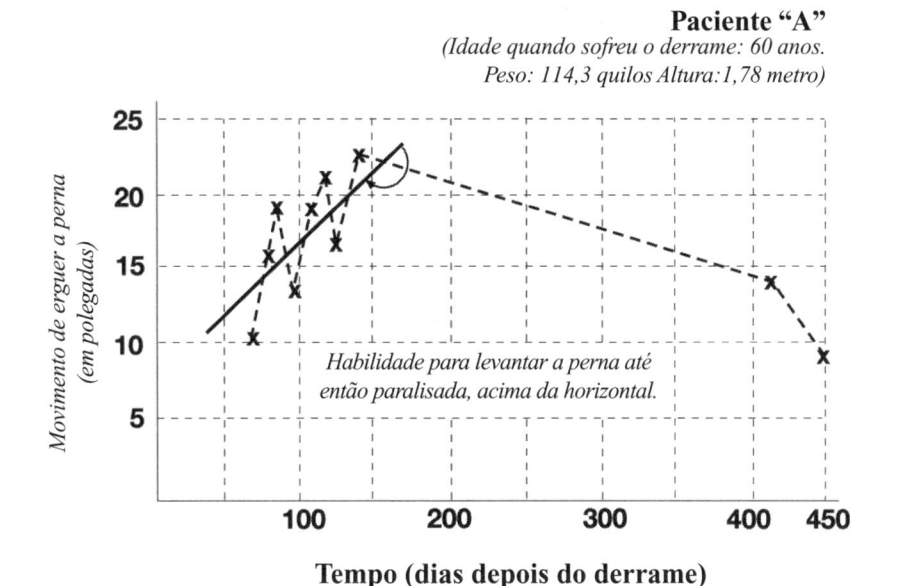

**Paciente "A"**
*(Idade quando sofreu o derrame: 60 anos.
Peso: 114,3 quilos Altura: 1,78 metro)*

*Habilidade para levantar a perna até então paralisada, acima da horizontal.*

Movimento de erguer a perna (em polegadas)

Tempo (dias depois do derrame)

## Estudos de casos de pacientes que sofreram derrame (Paciente "B")

Detalhes pessoais: Homem; altura 1,78 metro; peso 70 quilos.
Profissão: Motorista de veículo pesado.
Histórico médico: Idade quando sofreu o derrame: 52 anos e 8 meses.

Antecedente de boa saúde em geral. Preocupa-se muito, irascível e tem opiniões muito fortes, beirando a perfeição.

Hospitalizado com trombose cerebral na área temporal direita, resultante de uma oclusão quase completa da artéria carótida direita.

Hemiplegia do lado esquerdo – ou seja, completa paralisia do lado esquerdo do corpo, afetando as áreas da garganta e faringe, de maneira que o paciente foi alimentado via gotejamento de glicose. Seu equilíbrio e reações do lado direito foram prejudicados a ponto de, depois do tempo inicial passado na cama, ele não conseguir ficar sentado sem ajuda. De fato, ele não tinha noção de "onde estava". Necessitava de acompanhamento de enfermeiros em tempo integral e o prognóstico do hospital duvidava de que seria capaz de voltar para casa.

No início, o paciente sofria de dor de cabeça, com visão embaçada e dor irradiando da área frontal à área occipital.

## Medicação

1. Epilim 200mg (comprimidos), 300mg (valproato de sódio)
   Função: anticonvulsivo e antiepilético.
   RAM: náusea e irritação gástrica; andar incerto e tremor muscular; aumento de apetite e ganho de peso; perda temporária de cabelo; edema; mudanças no sangue; função hepática prejudicada; erupção cutânea, crescimento da mama em homens!
   Alerta: não deve ser administrado a pacientes com doenças no fígado ou histórico familiar de disfunção hepática (será que o paciente sabe disso?). Deve ser administrado com cuidado a pacientes grávidas ou que estejam amamentando, ou que tenham lupo eritematoso.

2. Aspirina (comprimidos) (ácido acetilsalisílico); 75mg
   Função: Medicamento anti-inflamatório não esteroide; analgésico não narcótico; e antirreumático e antipirético (redutor de temperatura) para resfriados e febre. Em uma dosagem baixa, atua como tratamento antiplaqueta para pacientes em risco.
   RAM: desconforto gastrintestinal; dispepsia (indigestão); náusea; diarreia; sangramento e ulceração. Pode provocar reações de

hipersensibilidade, incluindo erupção cutânea, broncoespasmo, edema, dor de cabeça, distúrbios no sangue, tinido nos ouvidos e retenção de líquido. A reação gastrintestinal pode ser minimizada tomando a medicação com leite ou alimentos.

## Primeira consulta

No hospital, três dias depois do derrame, ou seja, segunda-feira à tarde; o derrame ocorreu na manhã do sábado anterior.

## Sinais/sintomas/informações apresentados

- Paciente preso à cama e gravemente doente.
- Recobrava e perdia a consciência.
- Displasia (dificuldade para engolir) – sem sensação na língua, boca, garganta, etc.

## Áreas sensíveis dos pés na primeira consulta

Pouca "reação" por causa do estado do paciente. Mas havia um local sensível no lado direito da área do cérebro, coincidente com o lado da trombose. Trabalhei nas seguintes áreas: ombros, cervical, coluna inteira, diafragma e relaxante do diafragma. (O paciente teve uma boa tosse após tratar essa área).

## Objetivo do terapeuta

Recuperar o maior grau de mobilidade possível e retornar à saúde normal possível – por um longo período de tempo.

## Eventos significativos no resultado do tratamento

| | |
|---|---|
| 1º tratamento (três dias após o derrame) | Pós-tratamento imediato (deliberadamente breve); todo o hálux esquerdo e áreas cervicais e torácicas superiores apresentaram uma cor vermelha inflamada. O paciente murmurou que o tratamento "dava uma sensação ótima". |
| 2º tratamento | O paciente teve uma boa noite de sono após o primeiro tratamento e aumentou o controle para engolir. |
| 3º (18 dias) | O paciente foi transferido para a reabilitação. Sessões de fisioterapia pelas manhãs e tardes (aproximadamente uma hora de sessão). Tratamento breve de reflexologia (paciente muito cansado). |

Naquela noite o paciente moveu os dedos do pé esquerdo, leve e voluntariamente; conseguiu repetir os movimentos quando desejava para os membros da família que o visitaram.

| | |
|---|---|
| 4º (25 dias) | O paciente levantou a perna esquerda (calcanhar) 13 centímetros acima da superfície horizontal da cama e "dobrou" o joelho 2 centímetros acima da horizontal. |
| 6º (39 dias) | Rosto do paciente com uma aparência mais normal. **O paciente pôde ficar em pé sem apoio cerca de 10 segundos** (os fisioterapeutas estão fazendo um trabalho maravilhoso). |
| 7º (46 dias) | **O paciente se levantou, sem ajuda, da posição sentada** durante a sessão de fisioterapia observada. |

– O paciente voltou para casa –

| | |
|---|---|
| 9º (74 dias) | A perna esquerda levantou 23 centímetros acima da horizontal (paciente sentado). |
| 10º (81 dias) | O paciente moveu o polegar esquerdo e teve sensação sensória no ombro esquerdo. |
| 15º (117 dias) | O paciente teve o que ele chamou de mau momento (isso acontece a cada seis/sete semanas); a paralisia retornou aos músculos faciais e houve perda de sensação quanto à localização da comida dentro da boca. |
| 16º (124 dias) | O paciente levantou o braço esquerdo, contra a gravidade, a um ângulo de 90° da dobra do cotovelo, antebraço reto. |
| 17º (132 dias) | O paciente pôde entrar e sair do banho. A perna esquerda levantou 26 centímetros acima da horizontal. |
| 19º (144 dias) | O paciente tinha feito muitas caminhadas e exercícios (subir e descer escadas, etc.). **A cama volta para o andar de cima na semana que vem.** |

| | |
|---|---|
| 22º (174 dias) | Paciente desesperado – o tratamento de fisioterapia não é mais tão atento, vantajoso ou desafiador. |

**– Aumento progressivo do movimento de levantar a perna esquerda, como demonstrado no gráfico –**

| | |
|---|---|
| 36º (272 dias) | O paciente pode segurar as coisas com a mão esquerda, mas não consegue soltá-las. |
| 38º (293 dias) | O paciente sofreu um ataque epilético três dias depois do tratamento anterior. O médico receitou Epilim 150mg. |
| 39º (301 dias) | O paciente está calmo e não perdeu a confiança. |
| 47º (385 dias) | A perna esquerda levantou a uma altura máxima de 68,5 centímetros acima da horizontal! **Agora o paciente consegue manter a perna erguida** (alcançou 35,5cm por 4 segundos). |
| 54º (488 dias) | O paciente está deprimido – apoio para parte de baixo da perna é inútil – o paciente se recusa a usá-lo. Observações médicas não transferidas entre hospitais. |
| 70º (618 dias) | Levantou a perna esquerda, dando um chute, 91,5 centímetros acima da horizontal. O paciente manteve a perna erguida 30,5 - 35,5 centímetros acima da horizontal por 25 segundos. **A mão esquerda pôde fazer movimento de pinça com o indicador e o polegar.** |
| 71º (625 dias) | Paciente com boa saúde e disposição; consegue andar mais e de maneira coordenada e cuidadosa; balança as pernas e a força aumenta de modo uniforme. |

## Resumo do resultado

• Ataques epiléticos não frequentes, dois em três anos, segundo bem menos grave.

• O aumento da força permitiu que o paciente andasse mais de 1,5 quilômetro e permanecesse em pé pela metade do dia.

- Constitucionalmente, o paciente aparenta estar saudável.
- Sente-se solitário, com depressão proporcional, ocasionalmente.
- A esposa não consegue mais lidar com a situação, após dar 100% de ajuda e encorajamento inicial, e se separou do paciente três anos e meio depois do derrame.
- Paciente em repouso do tratamento por duas semanas, depois da separação, depois teve permissão de voltar para casa para "ir em frente" (palavras do paciente).
- Paciente provou que pode lidar com a situação (seis semanas depois da separação) e está encarando o divórcio e a venda da casa sem apresentar sinais de regressão, ou seja, é autossuficiente três anos e meio depois do derrame.

Observação: Posteriormente, esse homem obteve de novo sua carteira de habilitação (para um veículo adaptado). Isso foi um acontecimento muito importante. Também aprendeu a montar a cavalo e ganhou prêmios com essa atividade (ele jamais tinha montado antes na vida).

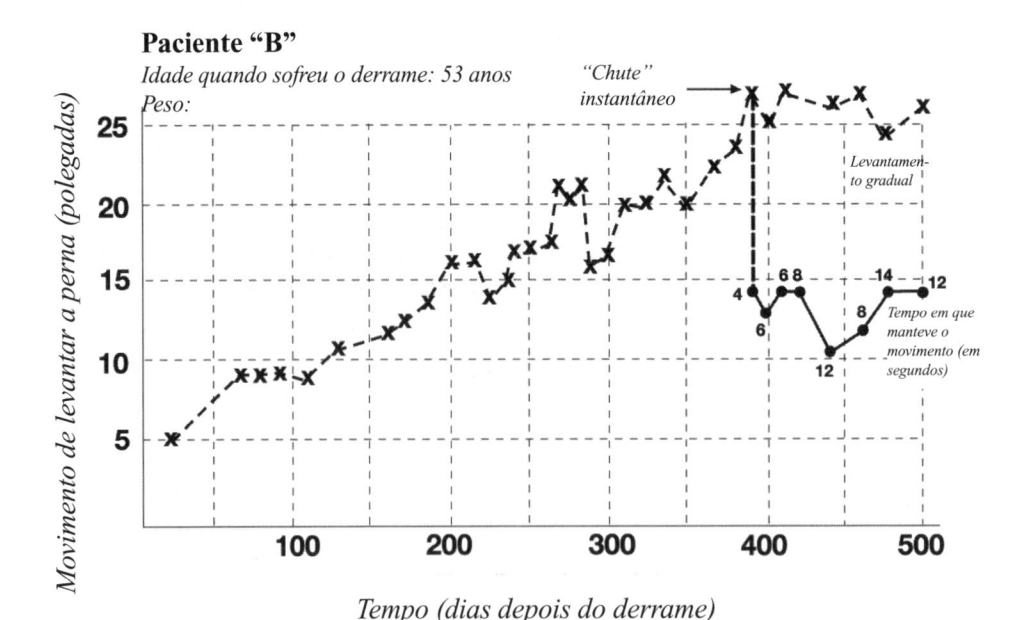

**Paciente "B"**
*Idade quando sofreu o derrame: 53 anos*
*Peso:*

## Estudos de casos de pacientes que sofreram derrame (Paciente "C")

Detalhes pessoais  Homem; altura 1,85 metro; peso 95,25 quilos.
Profissão  Aposentado.
Histórico médico  Idade quando sofreu o derrame: 73 anos. O derrame paralisou todo o lado esquerdo e, por duas semanas, afetou a fala. O paciente é destro.

Não fumante; não diabético; consumo muito moderado de álcool por semana (antes do derrame). Fisioterapia e Terapia Ocupacional pararam cerca de dois anos depois do derrame.

## Medicação

1.  Digoxina 5mg, à noite.
    Função: fibrilação arterial; taquicardia supraventricular; falência do coração.
    A medicação promove a entrada de cálcio nas células; permitindo a contração cardíaca e um prolongado período refratário do nodo atrioventricular (AV).
    Precauções: hipocaliemia; hipotireoidismo; recente infarto do miocárdio; prejuízo renal; pessoas mais idosas.
    Contraindicação: Síndrome de Wolff-Parkinson-White.
    RAM: anorexia; fadiga; náusea e vômito; dor abdominal; distúrbios visuais, arritmia e bloqueios no coração.
    Interações: vasos sanguíneos aumentados com: Verapamil, Nifedipina, Amiodarona e Quinidina.
    Aumento da toxicidade com hipocaliemia.
    Aumento do risco de bloqueio AV com betabloqueadores, Verapamil.
2.  Celevac (methylcellose, agente laxativo) 500mg.
    Função: Aumenta a massa geral de fezes e retém líquido, estimulando o funcionamento do intestino.
    Pode ser administrado a pacientes com intolerância a farelo.
    Limitações: O efeito completo pode não durar muitas horas. **Não deve ser administrado a pacientes com obstrução intestinal**, falta de tônus do cólon ou prisão de ventre. A ingestão de fluidos durante o tratamento deve ser maior que a habitual.

**Não deve ser a última coisa que o paciente ingere à noite.**
As RAM são suaves e incluem flatulência, distensão abdominal, prisão de ventre e falta de tônus no cólon.

3. Ditropan (cloridrato de oxibutinina), 5mg, à noite.
Função: Anticolinérgico. Pode ser usado como antiespasmódico no tratamento da frequência e incontinência urinária.
RAM: boca seca; visão embaçada; constipação; náusea; desconforto abdominal; dificuldade para urinar; rubor na face; dor de cabeça; tontura; diarreia; pele seca e irregularidades no coração.
Alerta: Não deve ser administrado a pacientes com: obstrução intestinal; grave colite ulcerosa; megacólon tóxico; glaucoma ou obstrução da bexiga.
É necessário cuidado com pacientes que apresentam certos distúrbios do coração, fígado ou rins; hipertireoidismo; hipertrofia prostática; hérnia de hiato com esofagite de refluxo ou que estejam grávidas ou amamentando.

## Primeira consulta

Seis anos depois do primeiro derrame.

## Sinais/sintomas/informações apresentados

O paciente, quando mais jovem, era ciclista de alto nível, participante de corridas. A determinação, típica de competidores de alto nível, era óbvia. Mas traz com ela a frustração – neste caso, causada pela necessidade de arrastar o pé esquerdo que arranhou a biqueira do sapato esquerdo. O braço esquerdo permaneceu paralisado.

## Áreas sensíveis dos pés na primeira consulta

Áreas muito sensíveis: pituitária; tireoide; adrenais; coluna (L1, T6/7, C5, C6/7); canal do reto medial/ciático; ombro direito (movimento físico limitado).

Áreas sensíveis: ouvidos/olhos; cólon transversal; válvula ileocecal.

## Apresentação de indicações referentes às áreas descritas acima

Sistema endócrino e tireoide com mau funcionamento/sensibilidade da adrenal indicavam fadiga constitucional.

Paciente sofre de dor nas costas onde L1 pode estar influenciando a condição do cólon transversal/constipação (se houver), etc. Suspeita de tontura ocasional (confirmada pelo paciente – *ver* também RAM). Problema com o ombro direito.

## Objetivo do paciente

Restaurar a capacidade normal de andar da perna esquerda, evitando assim arranhar a biqueira do sapato.

## Objetivo do terapeuta

Reequilibrar a constituição e verificar até que ponto a paralisia pode ser aliviada – incluindo o objetivo declarado do paciente.

## Eventos significativos no resultado do tratamento

| | |
|---|---|
| 2º dia (8 dias após o 1º) | Por dois dias após o primeiro tratamento, o paciente não tinha se sentido bem "em geral" por anos. Isso desapareceu após quatro dias. |
| 3º (14 dias) | A perna esquerda levantou 25,5 centímetros acima da horizontal. Noite ruim após o último tratamento – diarreia; isso costumava acontecer em dias alternados, mas esse foi o primeiro ataque em 14 dias. O ombro direito permaneceu muito dolorido e tinha movimento apenas limitado. |
| 4º (22 dias) | Perna esquerda levantou 20 centímetros. |
| 5º | O paciente disse: "sinto as pernas como geleia logo pela manhã, e isso acontece desde o derrame", ou seja, nos últimos seis anos. |
| 8º (60 dias) | Perna esquerda levantou 30,5 centímetros. |
| 9º (77 dias) | Perna esquerda levantou 35,5 centímetros e o paciente sentiu "pressão" ao urinar. |
| 10º (91 dias) | Perna esquerda levantou 38 centímetros. |
| 11º (112 dias) | Perna esquerda arrastando novamente. Paciente desesperado. |
| 12º (117 dias) | O paciente conseguiu fechar o dedo indicador e o polegar com força e coordenação suficientes para pegar uma fina folha de papel. |

| | |
|---|---|
| 13º (129 dias) | Paciente sentindo-se letárgico: "não me importo se vivo ou morro", e o estado de depressão continuou nos últimos sete/dez dias. Diferente da personalidade que demonstrou até então. |
| 14º (143 dias) | Dor no quadril esquerdo causa dificuldade para andar. |
| 15º (157 dias) | Perna esquerda levantou 43 centímetros – a perna não arrasta mais. O paciente perguntou ao terapeuta se seria possível recuperar o movimento do braço esquerdo. |
| 16º (171 dias) | Paciente sentiu uma forte dor no peito (não irradiando para o braço esquerdo) cerca de sete dias atrás. Raios X subsequentes não indicaram nada de errado. O médico receitou Digoxina – para ajudar a respirar. **Ombro com mais movimento; braço esquerdo balança quando o paciente anda (não fica mais mantido no bolso esquerdo o tempo todo).** |
| 17º (185 dias) | O médico reduziu o Digoxina que, de modo geral, causou um efeito adverso no paciente. Paciente foi aconselhado a informar a RAM ao médico. |
| 18º (199 dias) | O paciente parece mais saudável e disposto. |
| 19º (208 dias) | Paciente animado. Um dia depois do último tratamento – "o melhor dia que tive em anos"; movimento do intestino regular de novo após muitos anos. |
| 20º (232 dias) | Paciente mantém melhora do estado de saúde. |
| 21º (260 dias) | Paciente agora desfruta boa saúde – em especial dormindo bem à noite, e isso vem acontecendo nas últimas duas semanas; dorme sem acordar até as 5/6h da manhã, **sem necessidade de urinar.** |
| 22º (e último) (298 dias) | O paciente declarou que deu a si mesmo um ano para ver o que poderia ser alcançado. A perna esquerda levantou 38 centímetros. |

O paciente continua feliz e expressou gratidão.

## Resumo do resultado

- Alívio da diarreia frequente.
- Recuperação do movimento da perna esquerda – capacidade para levantar e não arrastá-la.
- Uso da biqueira do sapato do pé esquerdo não é mais necessário.
- Habilidade para levantar a perna esquerda a 38,1 centímetros acima da horizontal, enquanto sentado; incapacidade total no início.
- Sono profundo e não perturbado pela necessidade de urinar.
- Desfrute de boa saúde e paciente muito agradecido pelo progresso alcançado.
- Resultado não distorcido pela fisioterapia nem terapia ocupacional – que foram retiradas cerca de quatro anos antes da primeira consulta.

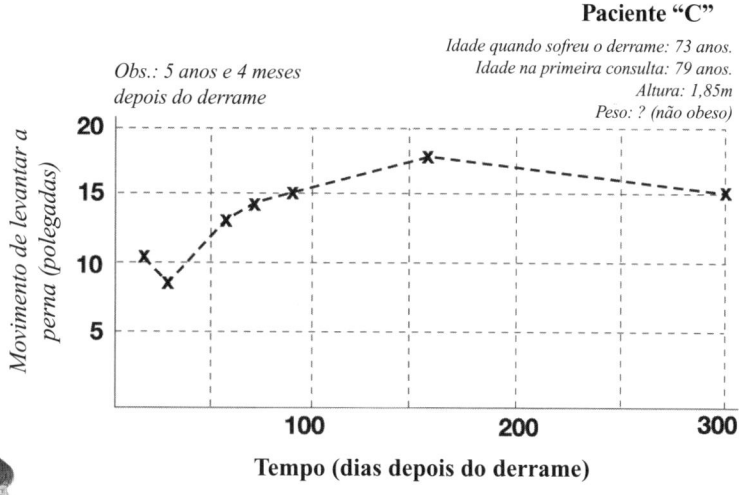

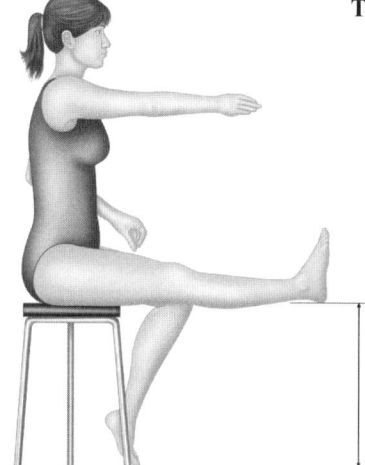

**Paciente "C"**
*Idade quando sofreu o derrame: 73 anos.*
*Idade na primeira consulta: 79 anos.*
*Altura: 1,85m*
*Peso: ? (não obeso)*

*Obs.: 5 anos e 4 meses depois do derrame*

*Medidas usadas para avaliar e registrar o progresso do movimento físico.*

## Estudos de casos de pacientes que sofreram derrame (Paciente "D")

| | |
|---|---|
| Detalhes pessoais | Homem; altura 1,90 metro; peso 108 quilos. |
| Profissão | Veterinário aposentado. |
| Histórico médico | Idade quando sofreu o derrame: 77 anos e 9 meses. |

Antecedentes de boa saúde, robusto. Personalidade fleumática.

Prostatectomia seis anos antes do derrame. O derrame causou paralisia do lado esquerdo. Dois últimos anos – tratamento osteopático para dor nas costas.

## Medicação

Paracetamol.

## Primeira consulta

Na primeira semana após o derrame e a hospitalização.

## Sinais/sintomas/informações apresentados

- Hemiplegia do lado esquerdo.
- Paciente confinado à cama no início.
- Cansado, resignado a descansar.
- Paciente reclamou de dor na coluna lombar.

## Áreas sensíveis dos pés na primeira consulta

- Tireoide.
- Seios frontais e maxilares.
- Adrenais.
- Pâncreas.
- Rim direito.
- Quadril esquerdo.
- T5/6 e L3/4 da coluna.
- Área do cóccix (lado esquerdo comprometido).

## Apresentação de indicações referentes às áreas descritas acima

Letargia (tireoide e adrenais – esposa confirmou!). Sugestão de seios congestionados; cabeça "pesada" ocasionalmente (paciente confirmou). Possível desconforto, logo acima da cintura do lado direito. Dor nas costas.

## Objetivo do paciente
Recuperar o maior nível de mobilidade possível.

## Objetivo do terapeuta
Tranquilizar o paciente, explicando "as coisas como são", ou seja, necessidade de um longo período de tratamento, paciência e determinação são vitais, etc., para recuperar o maior nível de mobilidade e boa saúde possíveis.

## Eventos significativos no resultado do tratamento

| | | | |
|---|---|---|---|
| | ) | 4º tratamento (14 dias) | Espasmo na perna esquerda paralisada. Paciente experimentou sensação pela primeira vez. |
| Hospital (42 dias) | ) | | |
| | ) | 8º tratamento (35 dias) | Paciente sentiu-se melhor: compleição mais saudável. Paciente dormiu no fim do tratamento – apesar das canções de Natal entoadas bem alto na ala! |
| 11º (49 dias) | | | Moveu a perna esquerda – leve movimento do joelho (para cima) (paciente deitado na cama). |
| 13º (56 dias) | | | Paciente levantou a perna esquerda 13 milímetros acima da horizontal, na altura do calcanhar (paciente deitado na cama). |
| 15º (63 dias) | | | Constipação anterior do paciente "desapareceu" depois do primeiro tratamento. Perna esquerda levantou 37 milímetros. |
| 18º (75 dias) | | | Joelho esquerdo levantou 75 milímetros acima da horizontal – provocado pelo paciente. |

| | |
|---|---|
| | Consegui fazer com que o paciente "padronizasse" o movimento, ou seja, "1, 2, e levante" x três vezes – para desenvolver coordenação de força muscular. |
| 19º (79 dias) | Joelho esquerdo levantou 23 centímetros pelo movimento padronizado, e 75 milímetros do estático. |
| 22º (90 dias) | Joelho esquerdo levantou 28 centímetros verticalmente; 9 centímetros do estático. |
| 30º (119 dias) | Perna esquerda levantou 23 centímetros verticalmente, na altura do calcanhar, da cama (paciente deitado na cama); paciente pode dobrar a perna por completo na altura do joelho e mover a perna medianamente; ou seja, abdução da perna. Edema do pé e tornozelo esquerdos. |
| 35º (145 dias) | O paciente ficou em pé, apoiado de cada lado e segurando na cabeceira da cama. Permaneceu em pé por 30 segundos. Interrompido por um surto de risada. |
| 37º (152 dias) | O paciente disse que a perna esquerda estava "mais leve", não era mais um peso morto. |
| 285 dias | O paciente ficou em pé (apoiado de cada lado) por 15 minutos ininterruptos. Infecção viral; provavelmente foi transmitida por um visitante com boas intenções. |
| 59º (305 dias) | O médico verificou a pressão arterial (normal). |
| 60º (312 dias) | O trabalho na região reflexa do sigmoide fez com que a perna esquerda saltasse em direção ao tronco! Trabalho com o lado temporal/frontal do lado direito do cérebro. Espasmo na perna esquerda. Repetição várias vezes – para eliminar possibilidade de reação aleatória. |
| 66º (354 dias) | O paciente ficou em pé por 5 minutos. |
| 68º (368 dias) & resumo | O paciente irá para casa em seis dias (re: venda/relocação da casa). Perna |

esquerda com boa mobilidade. O paciente ficou em pé por cinco minutos. O paciente permanece na cadeira de rodas logo pela manhã – parece filosófico, feliz e satisfeito com o que conseguiu (o cansaço da mulher é uma preocupação).

Obs.: Não há representação gráfica do movimento desse paciente durante o tratamento porque as medições contidas nestas observações foram feitas com ele deitado na cama.

Os outros gráficos se referem ao paciente sentado. Portanto, nesse aspecto somente, incluir um gráfico para o "Paciente D" seria uma distorção enganosa da avaliação.

## Derrames – Resumo

A avaliação se refere a apenas quatro pacientes, mas tem o objetivo de mostrar a extensão e as limitações da reflexologia usada para complementar os procedimentos estabelecidos pela terapia ocupacional e a fisioterapia. Em um caso apenas (Paciente C), o lapso de tempo de seis anos depois do derrame significou que a fisioterapia e a terapia ocupacional tinham cessado quatro anos antes. Qualquer melhora parece ter se devido ao tratamento de reflexologia.

O outro objetivo da avaliação (além do esclarecimento e apresentação das informações contidas anteriormente nos registros dos pacientes) é encorajar uma pesquisa bem mais exaustiva e completa de cada benefício potencial da inclusão da reflexologia em um programa de tratamento pós-derrame.

Embora o pequeno número contido na avaliação limite qualquer alegação de que ela seria significativa, espera-se que contribua um pouco para o entendimento e tratamento dessa condição que pode ter um efeito dramático e desmoralizante em suas vítimas.

*Estatísticas:* No total, sete pacientes tratados; um paciente experienciou um aumento parcial e pequeno na mobilidade do braço afetado; dois pacientes não mostraram nenhuma melhora depois de sete tratamentos; quatro pacientes demonstraram sinais de aumento de mobilidade e restauração de uma melhor qualidade de vida (como detalhado por paciente, ou seja, 57%).

## Resumo factual da situação geral no Reino Unido

• 1/5 de todas as vítimas de derrame tem menos de 40 anos de idade.
• Quando você ler este apêndice, mais cinco pessoas terão sofrido um derrame.
• Uma em três terá morrido.
• Derrames são a causa principal de graves inabilidades.
• Derrames são a terceira causa mais comum de morte no mundo ocidental.
• A maioria daqueles que sobrevive a um derrame ficará com um braço paralisado.
• A cada ano, 10 mil pessoas em idade produtiva sofrerão um derrame.
• Aproximadamente 1/3, entre 35 e 65 anos de idade, fica incapaz de trabalhar novamente.
• O custo estimado no Reino Unido é de 2,8 bilhões de libras a cada ano.
• Até 50% dos pacientes sofrem depressão clínica.

## Uma visão positiva da situação geral no Reino Unido

Os fatos acima deixam o leitor deprimido, por isso concluiremos o capítulo com uma visão positiva dos mesmos dados.
• É provável que 80% da população abaixo dos 40 anos de idade não sofra derrame.
• Quando você terminar de ler este capítulo, apenas cinco pessoas em uma população de 58/60 milhões no Reino Unido terão sofrido um derrame.
• Dessas, apenas uma em três terá morrido e entre elas algumas serão bem idosas.
• Derrames, embora seja a principal causa de inabilidade grave, podem ser tratados e, quando diagnosticados logo cedo, existem casos de recuperação total.
• Embora os derrames sejam a terceira causa mais comum de mortes no mundo ocidental, graves reações adversas à medicação agora se encontram em quarto lugar, e é mais provável que soframos um infarto ou uma forma de câncer.
• A maioria das pessoas que sobrevivem a um derrame terá um braço paralisado, mas, por outro lado, é possível que elas desfrutem muitos anos de boa qualidade de vida.

• Aproximadamente 2/3, entre 35 e 65, conseguem trabalhar novamente – embora alguns morram de tédio.
• O custo estimado de 2,8 bilhões de libras é um incentivo a tomar medidas preventivas para tratar de imediato e de forma abrangente.
• 50% dos pacientes não sofrerão depressão clínica.

Com frequência somos vítimas de notícias que acentuam as desgraças e tristezas. O infortúnio pode ser notícia no mundo da mídia, mas aqueles que estão se recuperando de problemas que causam inabilidade precisam de uma abordagem positiva, alegre da vida para auxiliar sua recuperação.

## Pesquisa futura

O tempo considerável de tempo não pago que foi necessário para produzir a embora limitada avaliação nos dá uma explicação por que existem tão poucas "pesquisas" ou estudos que validem terapias complementares. Praticantes ocupados não têm tempo suficiente em comparação com os departamentos de pesquisas das faculdades de Medicina. É necessário lidar com essa divergência se pretendemos alcançar resultados "baseados em evidência" suficientes e significativos das terapias complementares.

## Fontes

The Stroke Association, London, EC1Y 8JJ.
*Different Strokes*, London, E8 4QJ.
Experiências pessoais de "toque das mãos" obtidas em trabalhos com pacientes no Briston General Hospital; Weston-Super--Mare General Hospital (ambos no Reino Unido) e tratamentos de acompanhamento.

# Apêndice do livro

## Condições que reagiram aos tratamentos de reflexologia

Para registro, este resumo foi compilado durante mais de quinze anos de prática. Não está apresentado em nenhuma ordem de prioridade e, portanto, está em ordem alfabética apenas para uma fácil referência. Abaixo estão listados os problemas que aparecem com mais frequência.

**Alergias** – Reagiram ao tratamento em geral, em particular do sistema endócrino.

**Câncer** – Intestinos; cervical; sempre deixei claro para o paciente e parentes próximos que o propósito era tornar a qualidade de vida a melhor possível enquanto eles permanecessem sob nossos cuidados; nem mais, nem menos. Gratidão muito humilde pelo que a terapia foi capaz de fazer pelo paciente.

**Congestão dos brônquios** – Com frequência suspeita de ambiente de trabalho adverso.

**Congestão dos seios faciais** – Resultado excelente, benéfico, para a maioria dos pacientes.

**Constipação** – Com frequência relacionada ao estresse e à ingestão insuficiente de água.

**Debilitação** – Em termos simples, nenhum outro problema admitido além de "a bateria descarregou". Quatro tratamentos eram a norma, com melhora significativa depois de três tratamentos – quase uma "lei de três tratamentos".

**Derrames** – *ver* capítulo 7 e apêndice do capítulo 7.

**Dor nas costas** – Mais frequentemente lombar e/ou áreas no meio do tórax.

**Edema (membros inferiores)** – A maioria dos pacientes mediu (usando fita métrica) o inchaço e verificou redução. Cinco a seis tratamentos para alcançar um benefício definitivo.

**Enxaqueca** – Pacientes em geral reagiram de maneira rápida e favorável. Mais uma vez, o aumento da ingestão de água provou ser uma grande ajuda.

**Esclerose Múltipla (EM)** – Sucesso limitado; melhora (aumento da mobilidade) com frequência atingia um platô. Ao que parece, o resultado dependia da atitude do paciente para com a doença.

**Estresse** – Nenhuma surpresa aqui, exceto por alguns diretores de empresas que frequentaram as sessões quando estavam sobrecarregados com suas responsabilidades. Esse tipo de pessoa positiva, "responsável", com frequência reluta em admitir os benefícios alcançados com tratamentos regulares de reflexologia ou terapias alternativas (em geral, uma série de três tratamentos foi suficiente para todos os pacientes).

**Febre do feno** – Todos os pacientes reagiram de maneira positiva; a gratidão deles levou a *check-ups* anuais em abril/maio de cada ano – antes da alta contagem de pólen. Área adrenal sempre sensível.

**Gravidez** – Aparentemente ajudou as pacientes a conceber. Grande sucesso com pacientes grávidas, em atraso (em 48 horas), início do parto natural; recebi fotografias de mães felizes e bebês sorridentes (provavelmente gases!).

**Hemorroidas** – Redução do desconforto (dor) alcançada em todos os casos após três tratamentos.

**Manutenção** – Tratamentos ministrados aos "convertidos" – pacientes que, no passado, experimentaram os benefícios da reflexologia e que desejavam usar a terapia para se manter saudáveis e vigorosos. Atendimento uma vez a cada três, seis ou 12 meses, de acordo com a necessidade individual.

**Náusea** – Frequentemente vertigem, mas também pode ser um problema aparente no pescoço. Em um caso, o paciente sentiu náusea após um ferimento que reagiu bem ao tratamento (quatro tratamentos).

**Ouvidos congestionados** – Pacientes em idade escolar.

**Problemas de crescimento** – Crianças não tão grandes, altas, como os pais esperavam: criança aparentemente saudável e com certeza ativa. Suspeita de ansiedade dos pais em vez de problemas com a criança. Resultados encorajadores, no entanto, resultantes do estímulo de áreas correspondentes ao sistema endócrino – particularmente a pituitária.

**Síndrome do Intestino Irritável (SII)** – Com frequência por causa de ansiedade; resultados excelentes em todos os casos.

**Sintomas múltiplos** – Refere-se a uma série de indicações de desequilíbrio constitucional e, portanto, requer um tratamento geral para alcançar o reequilíbrio. Na maioria dos casos, o tratamento foi muito bem-sucedido; a frequência e quantidade de tratamentos para alcançar uma melhora contínua na saúde provaram ser variáveis. A "regra dos quatro tratamentos" foi aplicada com frequência.

# Glossário de termos médicos

## Contém termos não incluídos no índice remissivo

**Abdução** – movimento de um osso afastando-se da linha axial do corpo (membro).
**Adstringente** – uma substância que causa contração dos tecidos quando aplicada.
**Adução** – movimento de um osso em direção à linha axial do corpo (membro).
**Almofada farádica** – uma almofada pela qual é possível passar uma corrente elétrica baixa por um tempo determinado, e em uma área específica do corpo, como usada na fisioterapia e quiropodia (podiatria).
**Aminoácido** – um composto químico orgânico de um ou mais aminogrupos básicos e um ou mais grupos acidíferos carboxílicos.
**Anabolismo** – transforma as moléculas dos alimentos em compostos moleculares maiores, mais complexos, e ao fazer isso usa energia.
**Analgésico** – (i) alívio da dor; (ii) um medicamento que alivia a dor.
**Anemia** – uma diminuição da hemoglobina no sangue em níveis abaixo do índice normal de 4,2 milhões/mm³ a 6,1milhões/mm³.
**Anestésicos** – medicamentos ou agentes capazes de produzir uma perda completa ou parcial de sensação (anestesia).

**Antraz** – uma doença que afeta primeiramente os animais de fazenda (gado, cabras, porcos, ovelhas e cavalos), causada pela bactéria *bacillus anthracis*. Os seres humanos são infectados pelo contato direto com animais infectados ou pela inalação dos esporos da bactéria, o que provoca uma forma pulmonar da doença. As duas formas são tratáveis com antibióticos apropriados.

**Arritmia** – qualquer desvio do padrão normal do batimento cardíaco.

**Asma** – um distúrbio respiratório caracterizado por episódios ou ataques repetidos de dificuldade para respirar/ limitação da respiração e ofegação ao expirar/inspirar causados por constrição dos brônquios, tosse e secreções bronquiais mucosas viscosas.

**Ataxia** – uma condição anormal caracterizada pela habilidade prejudicada em coordenar os movimentos, por exemplo, cambalear ou desequilíbrio postural.

**Atópico** – relativo a uma tendência hereditária a sofrer reações alérgicas imediatas (como asma, dermatite alérgica) pela presença de um anticorpo na pele e às vezes na corrente sanguínea.

**Átrio** – uma câmara ou cavidade, como no átrio esquerdo e direito do coração, ou a cavidade nasal.

**Autoimune** – referente ao desenvolvimento de uma reação imunológica ao próprio tecido.

**Beribéri** – uma doença dos nervos periféricos causada por uma deficiência ou inabilidade em assimilar tiamina.

**Bioeletrônico** – referente à corrente elétrica que é gerada pelos tecidos vivos, como os nervos e músculos.

**Bócio** – aumento da glândula tireoide, geralmente evidente como um nítido inchaço no pescoço.

**Cãibra** – uma contração espasmódica e em geral dolorosa de um ou mais músculos.

**Calcâneo** – osso do calcanhar.

**Carboidrato** – um grupo de compostos orgânicos, dos quais os mais importantes são os sacarídeos, goma, glicose e glicogênios.

**Carbúnculo** – uma grande área de infecção estafilocócica que contém material purulento nas bolsas subcutâneas profundas e interligadas.

**Carótida** – relativa às artérias que fornecem sangue para a cabeça e o pescoço.

**Catabolismo** – um processo metabólico no qual substâncias complexas são rompidas por células vivas, criando compostos simples. O processo produz dióxido de carbono e água, e libera energia para trabalho, armazenamento de energia e produção do coração. (2)

**Catalisador** – uma substância que influencia o índice de reação química sem ser consumida ou alterada permanentemente pelo processo.

**Catarata** – uma condição anormal progressiva do cristalino do olho, caracterizada pela perda da transparência. Uma opacidade branco-acinzentada que pode ser observada por trás da pupila.

**Ceratólise** – o afrouxamento e descamação da camada externa da pele.

**Cerebelo** – parte do cérebro localizada na fossa craniana posterior, atrás do tronco cerebral.

**Ciática** – inflamação do nervo ciático, em geral marcada por dor e sensibilidade ao longo do nervo, da coluna lombar, passando pela coxa e descendo pela perna.

**Clorofórmio** – um líquido volátil não inflamável; o primeiro anestésico por inalação a ser descoberto. Tem baixa margem de segurança e alta toxicidade. A droga não é usada nos Estados Unidos.

**Colágeno** – uma proteína que consiste em grupos de pequenas fibras reticulares que se combinam para formar as fibras brancas reluzentes, não elásticas, dos tendões, ligamentos e fáscias.

**Cólera** – uma grave infecção bacteriana do intestino delgado, caracterizada por grave diarreia e vômito, cãibras musculares, desidratação e falta de eletrólitos.

**Colite** – uma inflamação do intestino grosso caracterizada por grave diarreia, sangramento e ulceração da mucosa do intestino.

**Conjuntivite** – inflamação da conjuntiva (membrana mucosa que forra as superfícies internas da pálpebra e a parte interna da esclerótica). É causada por infecção bacteriana ou viral; alergia ou fatores ambientais.

**Córtex cerebral** – uma camada de neurônios e sinapses (matéria cinza) na superfície dos hemisférios e dobras cerebrais. Cerca de 2/3 de sua área está enterrada em fissuras.

**Diabetes Melito (DM)** – um distúrbio complexo do metabolismo de carboidratos, gordura e proteína que resulta principalmente de uma deficiência ou completa falta de secreção da insulina pelas células beta do pâncreas, ou de defeitos dos receptores de insulina.

**Difteria** – uma doença grave, contagiosa, causada pela bactéria *corynebacterium diphtheriae.*

**Doença celíaca** – uma condição caracterizada por intolerância ao glúten.

**Doença de Raynaud** – ataques intermitentes de isquemia das extremidades do corpo, especialmente dos dedos das mãos e dos pés, orelhas e nariz, causados pela exposição ao frio ou estímulo emocional.

**Doença de Weil** – a mais grave forma de leptospirose que é muito infecciosa e transmitida pela urina de animais silvestres ou domésticos – principalmente ratos e cães. A Doença de Weil é conhecida também como *"Febre de Outono"*.

**Dorsiflexão** – em relação ao pé, curvar a superfície superior do pé em direção ao corpo.

**Edema** – o acúmulo anormal de fluido nos espaços intersticiais dos tecidos.

**Efeito placebo** – uma mudança física ou emocional que ocorre depois que uma substância é tomada ou administrada, e que não é o resultado de nenhuma propriedade da substância.

**Eficácia** – a habilidade máxima de uma medicação ou tratamento para produzir um resultado, independentemente da dosagem.

**Eletrocardiógrafo (ECG)** – um aparelho usado para registrar a atividade elétrica do miocárdio para detectar a transmissão do impulso cardíaco pelo tecido condutivo do músculo do coração.

**Eletroencefalograma (EEG)** – um gráfico no qual é traçado o potencial elétrico produzido pelas células cerebrais, detectadas por eletrodos colocados na cabeça.

**Eletromiografia (EMG)** – um registro da atividade elétrica intrínseca no músculo do esqueleto em repouso.

**Embolia** – uma condição circulatória anormal na qual um corpo estranho passa pela corrente sanguínea e se aloja em um vaso sanguíneo.

**Êmbolo** – um objeto estranho, quantidade de ar ou gás, um pedaço de tecido ou tumor, ou um pedaço de coágulo sanguíneo que circula na corrente sanguínea até se alojar em um vaso.

**Epilepsia** – um grupo de distúrbios neurológicos caracterizados por episódios recorrentes de ataques convulsivos, perturbações sensórias, comportamento anormal, perda de consciência, ou todos eles.

**Esclerose** – uma condição caracterizada pelo endurecimento do tecido resultante de qualquer uma de várias causas, incluindo inflamação, o depósito de sais minerais e inflamação de fibras de tecidos conectivos.

**Estreptococo** – referente a qualquer das espécies de bactérias *streptococcus*.

**Eversão** – virar a sola do pé para fora.

**Fáscia** – tecido fibroso conectivo do corpo que pode ser separado de outras estruturas organizadas especificamente, como os tendões e ligamentos. Varia em espessura e densidade, e na quantidade de gordura, fibra de colágeno, fibra elástica e fluido de tecido que contém.

**Fibrocístico** – a presença de um ou múltiplos cistos que são palpáveis nas mamas.

**Fíbula** – o osso lateral na parte de baixo da perna.

**Fisioterapeuta** – um profissional com licença para examinar, testar e tratar problemas físicos com o uso de exercícios especiais, aplicação de calor ou frio e outras modalidades físicas.

**Flato/Flatulência** – ar ou gás no intestino que é expelido pelo reto.

**Flexão plantar** – flexão do lado de baixo do pé, para baixo, afastando-o do corpo.

**Folículo** – (i) uma depressão em forma de bolsa, como os folículos dentais que envolvem os dentes antes da erupção, ou os folículos capilares dentro da epiderme; (ii) fluido ou bola cheia de coloide de células em algumas glândulas como a tireoide.

**Gânglio cervical** – um agrupamento de neurônios associado a uma rede de nervos formada pelas divisões ventrais primárias dos quatro primeiros nervos cervicais dos oito pares de nervos do pescoço, entre a atlas e a sétima vértebra.

**Gangrena** – necrose ou morte do tecido, em geral por causa da perda do suprimento de sangue, invasão bacteriana e subsequente putrefação. Em geral, as extremidades são afetadas, mas pode ocorrer no intestino ou na vesícula biliar.

**Glândula paratireoide** – qualquer uma de várias estruturas pequenas, em geral quatro, ligadas às superfícies dorsais dos lobos laterais da glândula tireoide.

**Glândula pineal** – uma estrutura em forma de cone no cérebro. Sua função precisa não foi estabelecida. Ela pode secretar um hormônio, melatonina, que parece inibir a secreção do hormônio luteinizante.

**Glândula pituitária** – uma glândula endócrina abaixo do cérebro, na sela túrcica e coberta por uma extensão da dura-máter, chamada diafragma pituitária. É dividida em adeno-hipófise anterior e uma neuro-hipófise posterior menor. É a "condutora" do sistema endócrino, secretando muitos hormônios por meio de um sistema de *feedback* equilibrado.

**Glaucoma** – uma condição anormal de pressão elevada no olho.

**Glicosídeo** – um dos vários carboidratos que produzem açúcar e não açúcar em hidrólise. A planta *digitalis purpurea* produz um glicosídeo usado no tratamento de doenças do coração.

**Gota** – uma doença associada a um erro inato do metabolismo do ácido úrico que aumenta a produção ou interfere na secreção do ácido úrico. O excesso de ácido úrico é convertido em cristais de urato de sódio que se precipitam do sangue e são depositados em articulações e outros tecidos.

**Hálux** – o dedo grande de cada pé.

**Hepatite** – uma inflamação do fígado, caracterizada por icterícia, fezes com cor de argila e urina com cor de chá. Pode ser causada por infecção bacteriana, viral, ou parasitária, álcool, drogas, toxinas ou transfusão de sangue incompatível.

**Hérnia de hiato** – protrusão de uma porção do estômago para cima, através do diafragma. Acontece em aproximadamente 40% da população.

**Hidrocele** – um acúmulo de fluidos em qualquer cavidade ou duto parecido com uma bolsa – especificamente na túnica vaginal, nos testículos ou ao longo do cordão espermático.

**Hipertireoidismo** – hiperatividade da glândula tireoide, que em geral é aumentada. Ela secreta quantidades maiores que as normais de hormônios da tireoide e o processo metabólico do corpo é acelerado.

**Hipocaliemia** – uma condição em que há uma quantidade anormalmente baixa de potássio circulando na corrente sanguínea.

**Hipoglicemia** – quantidade de glicose menor do que a normal no sangue, usualmente causada pela administração de muita insulina, secreção excessiva de insulina pelas ilhas de células do pâncreas, ou deficiência na dieta.

**Histamina** – um composto encontrado em todas as células, produzido pela ruptura da histidina (um aminoácido encontrado em muitas proteínas). É liberado em condições alérgicas, inflamatórias, e causa dilatação dos capilares, diminuição da pressão arterial, aumento na secreção do suco gástrico e constrição dos músculos macios dos brônquios e útero.

**Homeopatia** – um sistema de terapia baseado na teoria "os iguais se curam", apresentada no fim do século XVIII pelo dr. Samuel Hahnemann.

**Hormônios androgênicos** – referentes ao desenvolvimento das características masculinas.

**Impetigo** – uma infecção por estreptococo ou estafilococo, ou combinada, da pele. Caracterizada por discretas vesículas frágeis com uma borda eritematosa. Tornam-se pustulentas. Lesões se formam principalmente no rosto e se espalham no local. Altamente contagiosa por meio do contato com a descarga das lesões.

**Infarto** – o desenvolvimento de um infarto que inclui o do miocárdio ("ataque cardíaco") e pulmonar.

**Infarto** – uma área localizada de necrose em um tecido, vaso, órgão, ou parte.

**Inoculação** – o processo de introduzir uma substância (*inoculum*) no corpo para produzir ou aumentar a imunidade a uma doença ou condição associada à substância.

**Insulina** – (i) um hormônio de ocorrência natural secretado pelas células beta das Ilhas de Langerhans no pâncreas, em resposta ao aumento dos níveis de glicose no sangue; (ii) um preparo farmacológico do hormônio administrado no tratamento do diabetes melito.

**Lateral** – distante da linha axial do corpo.

**Lípase** – qualquer de várias enzimas produzidas pelos órgãos do sistema digestivo que catalisam a quebra dos lipídios por meio de hidrólise das ligações entre ácidos gordurosos e glicerol em triglicérides e fosfolipídios.

**Lombar** – referente à parte do corpo entre o tórax e a pélvis.

**Macrófago** – qualquer célula capaz de envolver outras células e dejetos nos tecidos. Parte de um sistema amplamente espalhado de células realizando funções vitais, em especial no fígado e no baço.

**Maléolo** – um processo arredondado ósseo como uma protuberância em cada lado do tornozelo.

**Mastite** – inflamação da mama, em geral causada por infecção por estreptococo ou estafilococo.

**Melanina** – um pigmento preto ou marrom – escuro que ocorre naturalmente na pele, no cabelo e na íris do olho.

**Metabolismo** – o agregado de todos os processos químicos que ocorrem nos organismos vivos, resultando em crescimento, geração de energia, eliminação de dejetos e outras funções do corpo que se relacionam com a distribuição de nutrientes no sangue depois da digestão.

**Mitocôndria** – uma pequena organela granular parecida com uma vara ou linha dentro do citoplasma, que funciona no metabolismo celular e na respiração, e ocorre em quantidades variáveis em todas as células vivas, exceto bactérias, vírus, algas azul esverdeadas e eritrócitos maduros.

**Mixedema** – a forma mais grave de hipertireoidismo (baixa função da tireoide). É caracterizada por inchaço das mãos, dos pés, do rosto e da área ao redor da órbita ocular (tecido periorbital).

**Mucilagem** – uma mistura viscosa de carboidratos produzida pela atividade celular das plantas.

**Neuralgia** – uma condição anormal caracterizada por dor forte e lancinante, causada por uma variedade de distúrbios que afetam o sistema nervoso.

**Obstetrícia** – um ramo da medicina voltado para a gravidez e o parto.

**Occipital** – referente ao osso occipital – um osso em forma de xícara na parte de trás da cabeça.

**Osso cuboide** – osso tarsal na parte lateral do pé, próximo do quarto e quinto ossos metatarsos.

**Osso talo** – o segundo maior osso tarsal. Apoia a tíbia e se apoia no calcâneo.

**Ossos cuneiformes** – três ossos tarsais em forma de cunha, medial ao osso cuboide.

**Osteomalacia** – uma condição anormal do osso caracterizada pela perda de calcificação da matriz, resultando no amolecimento do osso, fraqueza, fratura, dor, anorexia e perda de peso.

**Osteopatas** – praticantes que reconhecem e corrigem problemas estruturais usando massagem e manipulação. O processo é importante tanto no diagnóstico quanto no tratamento dos problemas de saúde.

**Osteoporose** – um distúrbio caracterizado pela perda anormal da densidade do osso.

**Pelagra** – uma doença resultante de uma deficiência de niacina ou triptofano, ou um defeito metálico que interfere na conversão do precursor do triptofano para niacina. Comumente vista em pessoas cuja dieta consiste principalmente em milho. Aparece como dermatite escamosa.

**Pepsina** – uma enzima secretada no estômago que catalisa a hidrólise da proteína.

**Péptico** – referente à digestão ou às enzimas ou secreções essenciais à digestão.

**Piorreia** – (i) descarga de pus; (ii) inflamação purulenta dos tecidos envolvendo os dentes.

**Plexo cardíaco** – um dos vários agrupamentos nervosos situados perto do arco da aorta.

**Polissacarídeo** – um carboidrato que contém três ou mais moléculas de carboidratos simples, por exemplo, goma, glicogênio e celulose.

**Próstata** – uma glândula nos homens que cerca o istmo da bexiga e a parte mais profunda da uretra, e produz uma secreção que liquefaz o sêmen coagulado.

**Prostatite** – inflamação aguda ou crônica da glândula próstata, com ou sem inchaço.

**Prurítico** - referente à coceira que é acompanhada pela necessidade de arranhar a região.

**Queratina** – enxofre fibroso que contém proteína, que é o principal componente da epiderme, do cabelo, das unhas, do esmalte dos dentes e do tecido dos chifres de animais.

**Raiva** – uma doença viral aguda (com frequência fatal) do sistema nervoso dos animais. Transmitida por animais às pessoas por sangue, tecido ou, na maioria dos casos, saliva infectada.

**Raquitismo** – uma condição causada pela deficiência de vitamina D principalmente na infância, e caracterizada por uma formação óssea anormal.

**Reflexologia** – uma técnica baseada no princípio de que existem áreas nos pés e nas mãos que correspondem a todas as glândulas, órgãos e partes do corpo. É um método singular de usar o polegar e os dedos sobre essas áreas, para encorajar a habilidade inata do corpo a se curar e produzir homeostase.

**Renina** – uma enzima proteolítica (qualquer substância que promove a quebra de uma proteína).

**Reumatismo** – (i) qualquer uma das muitas inflamações da bursa, articulações, ligações ou músculos, caracterizadas por dor, limitação de movimento e degeneração estrutural de partes simples ou múltiplas do sistema músculo-esquelético; (ii) a síndrome da dor, limitação de movimento e degeneração estrutural dos elementos no sistema músculo-esquelético, como pode ocorrer nos casos de gota, artrite reumatoide e muitas outras doenças.

**Sacral** – referente ao sacro – o grande osso triangular na parte dorsal da pélvis inserido como uma cunha entre os dois ossos do quadril.

**Saponina** – um material parecido com sabão encontrado em algumas plantas. Em geral foi substituída por preparados sintéticos.

**Sarcoidose** – um distúrbio crônico de origem desconhecida, caracterizado por formação de tubérculos (nódulos).

**Seborreica** – referência a qualquer das várias condições da pele nas quais uma produção excessiva de sebo resulta em excesso de oleosidade ou escamação seca.

**Síndrome Stevens-Johnson** – uma doença inflamatória grave, às vezes fatal, que afeta crianças e jovens.

**Síndrome Wolff-Parkinson-White** – um distúrbio da condição atrioventricular, caracterizado por dois caminhos de condução atrioventricular.

**Síntese** – forma combinada que significa "reunião ou formação de", por exemplo, a síntese da vitamina D da luz do sol.

**Subaracnoideo** – espaço ao redor do cérebro e da medula espinhal, preenchido com fluido cerebroespinhal que age como um travesseiro protetor do cérebro e da medula espinhal.

**Subcutâneo** – abaixo da pele.

**Tanino** – uma substância obtida da casca e do fruto de várias árvores e arbustos.

**Taquicardia** – uma condição na qual o miocárdio contrai em um índice superior a 100 batimentos por minuto.

**Tartarato** – de ácido tartárico; um pó sem cor ou branco encontrado em várias plantas.

**Técnica de Bowen** – uma série de movimentos suaves, rolantes, sobre o músculo e o tecido conectivo por todo o corpo, usando o polegar e os dedos em áreas precisas, sem pressão mais forte do que poderia ser usada sobre o globo ocular, por exemplo, sem causar desconforto.

**Triplo aquecedor (SANJIAO)** – um conceito *yang* consistindo em aberturas no estômago, intestino delgado e bexiga, formando um sistema de energia ligado ao fluxo livre de fluidos e nutrientes.

**Tuberculose** – uma infecção crônica, granulomatosa, causada por um bacilo: *mycobacterium tuberculosis*. Em geral é transmitida pela inalação ou ingestão de gotas infectadas. Afeta os pulmões, embora ocorra infecção de múltiplos sistemas de órgãos.

**Ureia** – um diurético osmótico sistêmico e queratolítico tópico.

**Válvula mitral** – uma válvula bicúspide situada entre o átrio esquerdo e o ventrículo esquerdo; a única válvula com duas em vez de três cúspides.

**Varíola** – uma doença viral altamente contagiosa caracterizada por febre, e uma erupção cutânea vesicular e pustulenta.

**Veia pulmonar** – um ou dois pares dos vasos grandes que retornam sangue oxigenado de cada pulmão para o átrio esquerdo do coração.

**Ventrículo** – uma pequena cavidade, como o ventrículo direito e o esquerdo do coração, ou uma das cavidades cheias de fluido cerebroespinhal no cérebro.

**Xeroftalmia** – condição das córneas e áreas conjuntivais do olho secas e sem brilho, em geral como resultado da deficiência de vitamina A e associada à cegueira noturna.

## Referências

1. Glanze, W.D. (ed.): 1998. *Mosby's Medical, Nursing, and Allied Health Dictionary,* 5ª ed. Mosby, London. (ISBN: 0 8151 4800 3).

2. Warrier, G. e Gunawant, D.: 1997. *The Complete Illustrated Guide to Ayurveda: The Ancient Indian Healing Tradition,* Element, UK. (ISBN: 1 85230 952 0).

3. Anthony, C.P.: 1983. *Textbook of Anatomy and Physiology.* Mosby, London. (ISBN: 0 8016 0289 0).

4. Webster's: 1980. *New Webster's Dictionary – Encyclopedic Edition.* Delair Publ., USA. (ISBN: 0 8326 0001 6).

# Endereços úteis

**Reflexologia**

Ann Gillanders
Healing Points
BS Reflexology Sales
92 Sheering Road
Old Harlow, Essex, CM17 0JW, UK
Tel: 44 (0) 1279 429060
E-mail: info@footreflexology.com
Site: www.footreflexology.com

International Council of Reflexologists
P O Box 78060
Westcliffe Postal Outlet
Hamilton, ON L9C 7N5
Ontario, Canada
Tel: 00 (1) 905 387 8449
E-mail: icr@mountaincable.net
Site: www.icr-reflexology.org

International Institute of Reflexology
Head Office
P O Box 12642
St. Petersburg
Florida 33733-2642, USA
Tel: 00 (1) 727 343 4811
E-mail: iir@tampabay.rr.com
Site: www.reflexology-usa.net

UK Head Office
146 Upperthorpe
Walkley, Sheffield
South Yorkshire, S6 3NF, UK
Tel: 44 (0) 1142 812100
E-mail: info@reflexology-uk.net
Site: www.reflexology-uk.net

Reflexology in Europe Network (RIEN)
Bovenover 59
1025 JJ Amsterdam
The Netherlands
Tel: 00 (31) 20 636 3915
E-mail: h.van.der.werff@freeler.nl
Site: www.reflexeurope.org

Reflexology Forum
PO Box 2367
South Croydon, Surrey, CR2 7ZE, UK
Tel: 44 (0800) 0370130

Association of Reflexologists
27 Old Gloucester Street,
London, WC1N 3XX, UK
Tel: 44 (0) 870 567 3320
E-mail: info@aor.org.uk
Site: www.aor.org.uk

ART (Advanced Reflexology Training)
Director: Mr. Anthony Porter
28 Hollyfield Ave, London, N11 3BY, UK
Tel: 44 (0) 208 368 0865
E-mail: artreflex@btinternet.com
Site: www. artreflex.com

Booth VRT (Vertical Reflex Therapy) Ltd.
Suite 205
60 Westbury Hill, Bristol, BS9 3UJ, UK
Tel: 44 (0) 117 9626746
E-mail: contact@boothvrt.com
Site: www.boothvrt.com

Manual Neuro-Therapy & Neuro-Reflexology
Diretor: Nico Pauly
IRSK-WINGS
Oude Veurnestratt 75
8900 Leper
Belgium
Tel: (00) 32 57 33 60 83
E-mail: irsk-wings@itinera.be

## Nutrição

Muitas das seguintes empresas proporcionam aconselhamento profissional e seminários que permitem aos terapeutas expandir seus conhecimentos ou manter-se atualizados, além de fornecer seus produtos suplementares.

Biocare LTD.
Lakeside
180 Lifford Lane
Kings Norton, Birmingham, B30 3NU, UK
Tel: 44 (0) 121 433 3727
E-mail: biocare@biocare.co.uk
Site: www.biocare.co.uk

Uma empresa independente e baseada na ciência, fundada por profissionais com muitos anos de experiência em ciências biológicas e nutrição.

Bioforce (UK) Ltd.
2 Brewster Place
Irvine, Scotland, KA11 5DD
Tel: 44 (0) 294 277 344
E-mail: enquiries@bioforce.co.uk
Site: www.bioforce.co.uk

Enzyme Process (UK)
Broadgate House
Westlode Street, Spalding, Lincolnshire
PE11 2AF, UK
Tel: 44 (0) 845 1300 776

Apenas profissionais da saúde ou por prescrição.

Lamberts Healthcare Ltd.
Century Place
Lamberts Road, Tunbridge Wells, Kent
TN2 3EH, UK
Tel: 44 (0) 1892 552121

Nutri Ltd.
Meridian House
Botany Business Park, Whaley Bridge
High Peak, SK23 7DQ, UK
Tel: 44 (0) 1663 718 850
E-mail: webmaster@nutri.co.uk
Site: www.nutri.co.uk

Potters Herbal Medicines
Leyland Mill Lane
Wigan, Lancashire, WN1 2SB, UK

Solgar Vitamins Ltd.
Beggar's Lane, Aldbury
Tring, Herts, HP23 5PT, UK
Tel: 44(0) 1442 890 335
E-mail: solgarinfo@solgar.com
Site: www.solgar.com

The Dr. Edward Bach Centre
Mount Vernon, Brightwell-cum-Sotwell
Wallingford, Oxfordshire, OX10 0PZ, UK
Tel: 44 (0) 1491 834 678
Site: www.bachcentre.com

The Nutri Centre
7 Park Crescent
London, W1B 1PF, UK
Tel: 44 (0) 207 436 5122
E-mail: customerservices@nutricentre.com
Site: www.nutricentre.com

## Energia

Energy Works
Diretores: Anna Jeoffroy e Philip Salmon
P.O. Box 145
Potters Bar
Hertfordshire, EN6 1TY, UK
Tel: 44 (0) 1707 657 577
E-mail: enquiries@energyworks.co.uk
Site: www.energyworks.co.uk

Workshops sobre o livro de energia corporal: *Dr. Bach's Flower Remedies & the Chakras*

Electronic Medicine Association
Diretor do Reino Unido: John Morley-Kirk, FEMA
The Other End
1 Dragon Street, Granby
Nottinghamshire, NG13 9PN, UK
Tel: 44 (0) 1949 850068
E-mail: jmk@electronicmed.freeserve.co.uk
Site: www.electronicmed.com

*Nos Estados Unidos*
409 Marquette Drive, Louisville
KY40 222, USA
Tel: 00 (1) 502 423 1188
E-mail: holistic@aol.com

The British Acupuncture Council
63 Jeddo Road
London, W12 9HQ, UK
Tel: 44 (0) 208 735 0400
E-mail: info@acupuncture.org.uk
Site: www.acupuncture.org.uk

Ayurvedic Company of Great Britain Ltd.
50 Penywern Road
London, SW5 9SX, UK

Lilian Tibshraeny-Morten
Diretor, JLM Educational Training
Reflexology & Meridian Therapy
15462 Gulf Blvd #906
Madeira Beach
FL 33708, USA
Tel: 091 (727) 319 6818
E-mail: lilian@reflexologyusa.com
Site: www.reflexologyusa.com

Livro: *Moving The Energy – Reflexology and Meridian Therapy – Introducing the Wand Reflex Method.*

Jan de Vries
Healthcare Ltd.
Auchenkyle
Southwood Road, Troon
Ayrshire, KA10 7EL, Scotland
Tel: 44 (0) 1292 311414
E-mail: info@jandevrieshealth.co.uk
Site: www.jandevrieshealth.co.uk

## Fisioterapia/Osteopatia

Chartered Society of Physiotherapy
14 Bedford Row
London, WC1R 4ED, UK
Tel: 44 (0) 207 306 6666
E-mail: enquiries@csp.org.uk
Site: www.csp.org.uk

General Osteopathic Council
Osteopathy House
176 Tower Bridge Road
London, SE1 3LU, UK
Tel: 44 (0) 207 357 6655
E-mail: info@osteopathy.org.uk
Site: www.osteopathy.org.uk

The Northern Institute of Massage
14-16 St. Mary's Place
Bury, Lancashire, BL9 0DZ, UK
Tel: 44 (0) 161 797 1800
E-mail: information@nim.co.uk
Site: www.nim.co.uk

Register of Remedial Masseurs & Manipulative Therapies
330 Lytham Road, Blackpool, FY4 1DW, UK
Tel: 44 (0) 1253 408443
E-mail: admin.lcsp@ic24.net
Site: www.lcsp.uk.com

Treinamento conduz à qualificação por uma série progressiva de exames escritos e práticos para associar-se ao LCSP

## Pesquisa

Medical Research Council (MRC)
20 Park Crescent
London, W1N 1AL, UK
Tel: 44 (0) 207 636 5422
E-mail: firstname.surname@headoffice.mrc.ac.uk
Site: www.mrc.ac.uk

Research Council for Complementary Medicine
60 Great Ormond Street
London, WC1N 3JF, UK
Tel: 44 (0) 207 833 8897

Centre for Complementary Health Studies
University of Exeter
Amory Building
Exeter, EX4 4RJ, UK
Tel: 44 (0) 1392 661000
Site: www.ex.ac.uk

Lancaster University
Bailrigg
Lancaster, LA1 4YW, UK

Tel: 44 (0) 1524 65201
Site:wwww.lancs.ac.uk

University of Manchester
Oxford Road
Manchester, M13 9PL, UK
Tel: 44 (0) 161 306 6000
Site: www.manchester.ac.uk

University of Southampton
University Road
Highfield, Southampton, SO17 1BJ, UK
Tel: 44 (0) 23 8079 5000
Site: www.soton.ac.uk

University of Westminster
Headquarters
309 Regent Street
London, W1B 2UW, UK
Tel: 44 (0) 20 7911 5000
Site: www.wmin.ac.uk

## Acidete Vascular Cerebral (AVC)/Derrame

The Stroke Association
Stroke House
Whitecross Street
London, EC1Y 8JJ, UK

Resposta à auditoria. Citação do diretor executivo: "Transmiti detalhes desta para colegas que trabalham neste campo de pesquisa".

Different Strokes
*Sir* Walter Scott House
2 Broadway Market
London, E8 4QJ, UK

Resposta à auditoria. Citação do diretor: "Obrigado pela apresentação útil. Vamos colocá-la para o melhor uso que podemos". Junto à resposta, havia uma cópia do seu balanço anual e último boletim.

## Endereços úteis adicionais

British Medical Association (BMA)
BMA House
Tavistock Square
London, WC1H 9JP, UK
Tel: 44 (0) 207 387 4499
E-mail: info.web@bma.org.uk
Site: www.bma.org.uk

General Medical Council (GMC)
Regent's Place
350 Euston Road
London, NW1 3JN, UK
Tel: 44 (0) 8453 578001
E-mail: gmc@gmc-uk.org
Site: www.gmc-uk.org

Royal College of General Practitioners
14 Princes Gate
Hyde Park
London, SW7 1PU, UK
Tel: 44 (0) 207 581 3232
E-mail: info@rcgp.org.uk
Site: www.rcgp.org.uk

# Índice remissivo

## A

Ácido fólico 106, 108
Acne vulgar 6, 68, 69
Água 6, 43, 128, 130, 150, 169, 170, 171, 172, 173, 174
Alcachofra 111
Alergias 223
Alho 112, 128
Ar 43, 150

## B

Baço 156
Bexiga 156
Bioflavonoides 103, 107, 108

## C

Cálcio 106, 108
Câncer 223
Candidíase 78
Candidíase genital 78
Candidíase oral 78
Chacras 143
Chi ver Qi 46

Ciclo Ko 149
Cobre 94, 107, 108
Coenzima Q-10 104, 107, 108
Coiloníquia 84
Constipação 130, 169, 217, 223
Coração 149, 156
Cravos 69
Cromo 107, 108

# D

Debilitação 223
Dente-de-leão 113
Dermatite 6, 68, 70
Dermatologia 67
Derme 67
Dor nas costas 170, 217, 224
Doshas 43

# E

Eczema 70, 71, 72, 73
Eczema atópico 71
Eczema de contato 72
Eczema discoide 72
Eczema numular 73
Eczema seborreico 71
Eczema venoso 72
Edema 171, 218, 224, 230
Elemento 127, 150, 169
Elétrons (-) 87
Embolia cerebral 191
Energia ambiental 6, 135
Energia do coração 6, 147
Energia sazonal 6, 136
Enxaqueca 171, 224
Enxofre 126
Enzimas 105, 109
Epiderme 67

Equilíbrio ácido/alcalino 125
Eritema 6, 68, 73, 74, 75
Eritema ab igne 74, 75
Eritema multiforme 73, 74
Eritema nodoso 74, 75
Erva-de-são-joão 113
Ervas 6, 111
Estômago 149, 156
Estresse 224
Estrutura da pele 5, 67, 68
Estudos de casos 201, 206, 211, 216
Éter 43, 150

# F

Febre do feno 224
Ferro 108
Fígado 156
Florais de Bach 6, 119
Fogo 43, 149, 150, 169, 170, 171, 172, 173, 174
Fotoeczema 73

# G

Gengibre 114
Ginseng 114
Gravidez 224

# H

Hawthorn 115
Hemiplegia 206, 216
Hemorragia 192, 202
Hemorroidas 171, 224
Hera 115
Hipócrates 21, 24, 39, 41, 42, 43, 45
Hormônios androgênicos 233
Hortelã (hortelã-pimenta) 115
Humores 43

## I

Inositol 103, 107, 108
Intertrigem 78
Intestino delgado 156
Intestino grosso 156
Iodo 108

## J

Juramento hipocrático 39, 41

## K

Kapha 43

## L

Linhas de Beau 84
Lister, Joseph (1837-1912) 24, 25, 26, 37

## M

Madeira 149, 150, 169, 170, 171, 172, 173, 174, 244
Magnésio 106, 108
Manchas brancas nas unhas 84
Manganês 107, 108
Manutenção 224
Melanoma 6, 68, 78, 79, 80
Melanoma lentiginoso acral 80
Melanoma metastático superficial 79
Meridianos 145
Metal 149, 150, 169, 170, 171, 172, 173, 174
Método Ingham 184, 201
Minerais 6, 93, 106, 108
Molibdênio 107, 108

## N

Náusea 224
Nódulos 69
Núcleo 87

## O

Onicatrofia 83
Onicauxe 83
Onicólise 83

## P

Pápulas 69
Pasteur, Louis (1822-1895) 21, 22, 25, 36
Pericárdio 156
Peso 130, 205, 210, 215
Pesquisas 96, 101, 110, 111, 148, 179, 180, 200
Pitta 43
Pontos de acupuntura 43
Potássio 106, 108
Problemas de crescimento 224
Prostatite 173, 235
Psoríase 6, 68, 80, 81
Pulmões 156
Pústulas 69, 81

## Q

Qi 46, 152, 153

## R

Radicais livres 6, 86
Reflexologia energética 184
Rins 149, 156, 203

## S

Sais dos tecidos 6, 125, 126
Sálvia 117
Selênio 107, 108
Sena 117

## T

Terra 43, 147, 149, 150, 169, 170, 171, 172
Timo 143, 155
Tinea capitis 76, 77
Tinea corporis 76, 77
Tinea pedis 76, 77
Tinea unguium 76, 77
Tônus muscular 130
Trombose cerebral 190

## U

Urticária 6, 82
Urtiga 119

## V

Varíola 236
Vata 43, 44
Vesícula biliar 156, 203
Vitamina A 106
Vitamina B1 (tiamina) 106
Vitamina B2 (riboflavina) 106
Vitamina B3 (niacinamida) 106
Vitamina B5 (ácido pantotênico) 106
Vitamina B6 (piridoxina) 106
Vitamina B12 (cobalamina) 106
Vitamina C (ácido ascórbico) 106
Vitamina D 106
Vitamina E (tocoferol) 106
Vitamina K (menadiona) 106

## Y

Yang 6, 46, 149, 150, 152
Yin 6, 46, 149, 150, 152

## Z

Zinco 107, 108

**MADRAS Editora**

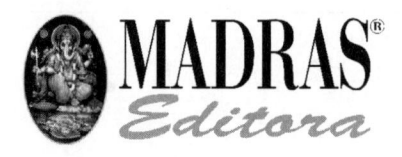

Para mais informações sobre a Madras Editora, sua história no mercado editorial e seu catálogo de títulos publicados:

Entre e cadastre-se no site:

www.madras.com.br

Para mensagens, parcerias, sugestões e dúvidas, mande-nos um e-mail:

marketing@madras.com.br

**SAIBA MAIS**

Saiba mais sobre nossos lançamentos, autores e eventos seguindo-nos no facebook e twitter:

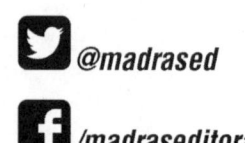

@madrased

/madraseditora